乳腺癌病例集锦
2021

主 编 陆劲松 胡夕春

中华医学电子音像出版社
CHINESE MEDICAL MULTIMEDIA PRESS
北 京

图书在版编目（CIP）数据

乳腺癌病例集锦 .2021 ／陆劲松，胡夕春主编 . —北京：中华医学电子音像出版社，2021.8

ISBN 978-7-83005-358-1

Ⅰ . ①乳… Ⅱ . ①陆…②胡… Ⅲ . ①乳腺癌-病案 Ⅳ . ①R737.9

中国版本图书馆 CIP 数据核字（2021）第 129264 号

网址：www.cma-cmc.com.cn（出版物查询、网上书店）

乳腺癌病例集锦2021
RUXIAN'AI BINGLI JIJIN 2021

主　　编：	陆劲松　胡夕春
策划编辑：	史仲静
责任编辑：	宫宇婷
校　　对：	张娟
责任印刷：	李振坤
出版发行：	中华医学电子音像出版社
通信地址：	北京市西城区东河沿街69号中华医学会610室
邮　　编：	100052
E-mail：	cma-cmc@cma.org.cn
购书热线：	010-51322677
经　　销：	新华书店
印　　刷：	北京云浩印刷有限责任公司
开　　本：	889mm×1194mm　1/16
印　　张：	12.75
字　　数：	380千字
版　　次：	2021年8月第1版　2021年8月第1次印刷
定　　价：	90.00元

版权所有　　侵权必究

购买本社图书，凡有缺、倒、脱页者，本社负责调换

《乳腺癌病例集锦2021》
编委会

主　　编	陆劲松　胡夕春
副 主 编	孙　涛　欧阳取长　王碧芸　殷文瑾
主编助理	林燕苹　蒋一维　张　捷　许雅芹　马嘉忆　周伟航
病例提供者	（按姓氏笔画排序）

王　霞　王禹铮　方凤奇　尹清云　白俊文　成小姣
吕　燕　刘永智　刘新兰　齐晓伟　许雅芹　孙　杰
孙　涛　苏俊澄　巫　姜　李　轩　李　佳　李　珺
李佳思　李建文　李南林　杨青峰　杨继鑫　汪　洁
初钊辉　张　晔　张凤春　张远起　张俊美　张海霞
陆劲松　罗康维　郑凯峰　赵艳姣　赵海东　贺晓兰
袁春秀　徐正阳　徐迎春　徐玲玉　高媛媛　黄宝怡
黄胜超　曹　慧　龚益平　梁忠锟　薛　妍

病例点评者（按姓氏笔画排序）

王　殊	北京大学人民医院
王红霞	上海市第一人民医院
王佳玉	中国医学科学院肿瘤医院
王晓稼	浙江省肿瘤医院
王朝斌	北京大学人民医院
王碧芸	复旦大学附属肿瘤医院
邓甬川	浙江大学医学院附属第二医院
田　璨	湖南省肿瘤医院
刘　强	上海交通大学医学院附属仁济医院
孙　涛	辽宁省肿瘤医院
吴　晖	湖南省肿瘤医院
吴克瑾	复旦大学附属妇产科医院
汪　洁	复旦大学附属华山医院
张　剑	复旦大学附属肿瘤医院
张凤春	上海交通大学医学院附属苏州九龙医院
张莉莉	江苏省肿瘤医院
张雪晴	上海交通大学医学院附属仁济医院
陈占红	浙江省肿瘤医院
陈宏亮	复旦大学附属妇产科医院
林　琳	中国科学技术大学附属第一医院
欧阳取长	湖南省肿瘤医院
周美琪	浙江大学医学院附属第二医院
郝春芳	天津医科大学肿瘤医院

徐迎春	上海交通大学医学院附属仁济医院
黄伟翼	上海市第一人民医院
葛 睿	复旦大学附属华东医院
谢 宁	湖南省肿瘤医院
管秀雯	中国医学科学院肿瘤医院
滕月娥	中国医科大学附属第一医院
潘跃银	中国科学技术大学附属第一医院

内容提要

本书编者在全国范围内收集了大量乳腺癌真实病例,并诚邀乳腺外科、肿瘤科、放疗科、影像科及病理科等科室的知名专家对病例进行多层次、多维度剖析,重点对病例的诊疗经过、治疗方案的选择、治疗效果及预后情况进行详细阐述,同时回顾诊治各类乳腺癌的基本原则及最新的国际临床研究进展,旨在通过对病例的分析和点评,将乳腺癌诊治的完整信息展现给读者,让读者有最大获益。本书适合乳腺外科、肿瘤科及其他相关科室的医务人员阅读。

前言

在过去几十年里，新发乳腺癌病例数量在全球范围内显著增加。世界卫生组织（WHO）国际癌症研究机构（IARC）发布的全球最新癌症统计数据显示，2020年全球新发乳腺癌病例高达约226万，已取代肺癌跃居全球恶性肿瘤发病率之首，故全球范围内的乳腺癌防治形势依然十分严峻。

乳腺癌并不是单一类型的恶性肿瘤，而是包含多种亚型的一类恶性肿瘤。因此，乳腺癌的临床实践需要更加规范化、个体化及精准化的诊治方案以适应时代需求。多学科综合治疗模式最大限度地整合了多个学科的治疗理念和先进技术，可为病情复杂或特殊的患者提供科学的全程化诊疗管理。上海交通大学医学院附属仁济医院乳腺疾病诊治中心于2013年成立多学科协作团队，至今已顺利举办多学科病例会诊近400场，诊治患者高达2800余人次。群英荟萃的多学科协作团队勠力同心，不仅为患者提供了个性化、高水平的诊疗方案，还以各种复杂的罕见病例为契机，进一步提升了团队水平。

21世纪是医学高速发展的时代，许多新兴概念都已逐渐从理论阶段迈入临床实践阶段。几年前，循环肿瘤DNA的概念才问世；如今，体液检测这一指标已经能够较为高效地用于辅助评估患者的预后和复发/转移风险。基因的奥秘也向医务工作者敞开了大门，明确一个基因或一组基因的突变情况能够指导治疗用药，改善患者的预后，如*BRCA1/2*基因突变或同源重组修复缺陷的乳腺癌患者使用多腺苷二磷酸核糖聚合酶（PARP）抑制剂等。与此同时，中国的科学家们也从"me-too"到"me-better"，不断研发出许多属于中国人的新药、好药，并不断投入临床实践中，其中部分优秀的国产原创性新药也在本书的部分病例中得到很好的应用且取得了很好的疗效。

临床实践源于医疗知识、诊治指南、循证证据、试验结果和个人经验的有机结合。本书反映了乳腺癌一线临床工作者的探索和实践，通过全国各级医院征集的优秀乳腺癌诊疗真实案例，向广大同道提供乳腺癌专业最实用的临床实践指导。每个病例都反映了患者的真实诊疗过程，具有独特性、罕见性、难治性等特点，并配有相关的指南背景和循证背景作为参考。此外，我们还邀请了全国著名的乳腺癌专家，他们结合自身丰富的临床实践经验，参考国际重大的临床试验进展和科学研究成果，对病例的诊治方案和诊疗思路等进行点评，揭示病例背后的潜在规律和机制。我们力争使本书具有权威性、实用性和创新性，以帮助读者在较短的时间内快速提高乳腺癌诊疗水平。

另外，临床实践亦能反哺科学研究。本书的姐妹篇《乳腺癌临床与转化性研究进展2021》系统性地介绍了最近一年内重大的科学研究突破、临床进展及临床转化成果,并邀请国内乳腺癌领域的著名专家进行鞭辟入里的点评和解读,十分有利于读者了解国际上乳腺癌最新、最前沿的诊疗突破,深入理解乳腺癌诊疗的内在规律和思路。数据引发思考,文字引导感悟,汲取理论知识后再回到本书中来,可进一步碰撞出更具创新性和可行性的临床"火花"。

在此,我们衷心希望本书能结合时代发展和科学成果,达到提高乳腺癌诊疗水平的科学目标,给予临床医师思考和进步的空间。虽然病例具有空间和时间上的局限性,但诊疗思路和方法没有局限,没有固定的答案,还有待广大乳腺癌领域的医务人员进一步探索。望各位同道将本书中的实际病例和专家的分析点评融会贯通,结合循证背景和指南背景,不断激发并锤炼自身的临床思维,将乳腺癌的预防、诊断和治疗理念提高至新境界。

本书受上海申康医院发展中心临床三年行动计划(立项项目编号:SHDC2020CR3003A)支持。

本书虽经编者多次校对,但仓促付梓间仍恐有鲁鱼亥豕之误和力所不逮之处,祈望读者不吝指教。

陆劲松　胡夕春
2021 年 8 月于上海

目 录

病例 1　局部巨大肿物三阴性乳腺癌术后近 3 年无复发 1 例 …………………………………（ 1 ）
病例 2　HR 阳性、HER-2 阴性乳腺癌术后多发淋巴结、骨和肝转移 1 例 ……………………（ 6 ）
病例 3　初治Ⅳ期乳腺癌 1 例——右侧乳房巨大肿物伴肺、肝、骨及淋巴结等多处转移 …（ 15 ）
病例 4　HR 阳性、HER-2 阴性乳腺癌新辅助化疗过程中出现肺部小结节 1 例 ……………（ 26 ）
病例 5　三阴性乳腺癌局部复发后综合治疗 1 例 ………………………………………………（ 34 ）
病例 6　HER-2 阳性乳腺癌新辅助治疗后 pCR 1 例 …………………………………………（ 40 ）
病例 7　左侧乳腺癌伴多发转移 1 例 ……………………………………………………………（ 49 ）
病例 8　三阴性乳腺癌新辅助化疗 1 例 …………………………………………………………（ 59 ）
病例 9　乳腺淋巴上皮瘤样癌合并甲状腺癌 1 例 ………………………………………………（ 69 ）
病例 10　*BRCA* 1 基因突变三阴性乳腺癌新辅助化疗 1 例 …………………………………（ 76 ）
病例 11　首发锁骨上淋巴结转移的乳腺癌 1 例 ………………………………………………（ 83 ）
病例 12　HR 阳性、HER-2 阴性乳腺癌骨转移的内分泌治疗联合靶向治疗 …………………（ 88 ）
病例 13　HR 阳性晚期乳腺癌 1 例 ………………………………………………………………（ 95 ）
病例 14　Luminal B 型（HER-2 阴性）乳腺癌肝转移 1 例 …………………………………（102）
病例 15　晚期三阴性乳腺癌免疫联合治疗 1 例 ………………………………………………（108）
病例 16　HR 阳性、HER-2 阴性转三阴性乳腺癌 1 例 ………………………………………（117）
病例 17　首诊 HER-2 阳性晚期乳腺癌 1 例 ……………………………………………………（126）
病例 18　晚期三阴性乳腺癌 1 例 ………………………………………………………………（132）
病例 19　右侧乳腺癌保乳术后复发 1 例 ………………………………………………………（140）
病例 20　三阴性乳腺癌 1 例 ……………………………………………………………………（152）
病例 21　HER-2 阳性晚期乳腺癌多线治疗 1 例 ………………………………………………（159）
病例 22　蒽环类药物联合抗 HER-2 双靶向新辅助治疗 1 例 …………………………………（171）
病例 23　乳腺癌术后新发成纤维细胞源性肿瘤 1 例 …………………………………………（178）
病例 24　原发性 HER-2 耐药晚期乳腺癌靶向治疗 1 例 ………………………………………（184）

病例 1 局部巨大肿物三阴性乳腺癌术后近 3 年无复发 1 例

杨青峰 龚益平*

武汉大学人民医院

【关键词】

乳房局部巨大肿物；三阴性；转移皮瓣修复；卡培他滨

【病史及治疗】

➢ 患者，女性，57 岁，已绝经。

➢ 2014-11 患者发现右侧乳房肿物。近 3 个月逐渐增大，破溃伴渗液，遂于 2017-11-21 至武汉大学人民医院就诊。查体发现，右侧乳房肿物，大小为 19.0 cm×16.0 cm，外侧破溃、结痂（图 1-1A）；右侧腋窝可触及一枚最大径约 1.5 cm 的肿大淋巴结，锁骨上未触及肿大淋巴结。

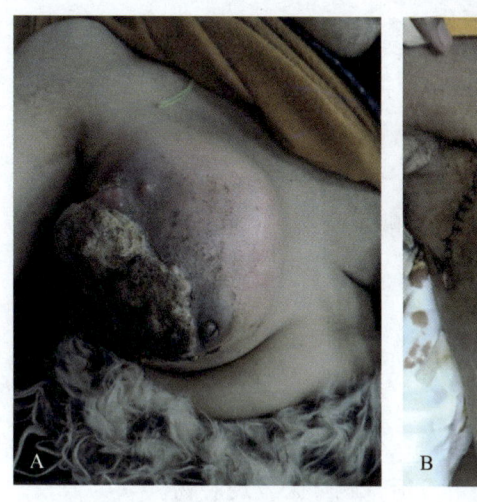

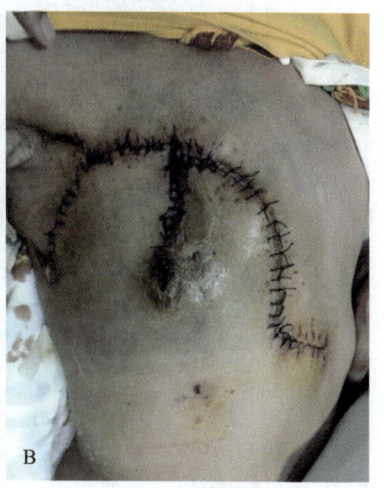

图 1-1 患者右侧乳房外观

注：A. 2017-11-21 术前；B. 2017-12-04 术后

➢ 2017-11-21 肿瘤标志物显示癌胚抗原（carcinoembryonic antigen，CEA）1.03 μg/L、癌抗原（cancer antigen，CA）12-5 127.20 U/ml（↑）、CA15-3 158.00 U/ml（↑）。

➢ 2017-11-22 胸部计算机体层成像（computed tomography，CT）显示右肺多发大小不等的结

---

* 通信作者，邮箱：carmalt@qq.com

节影，较大者最大径为 0.5 cm，转移瘤待排除。

➤ 2017-11-24 患者在全身麻醉下行右侧乳腺癌改良根治术+局部转移皮瓣修复术。术后病理显示右侧非特殊型浸润性乳腺癌（Ⅲ级），可见神经侵犯，未见明确脉管癌栓，环形皮肤切缘组织未见癌，乳腺四周切缘及基底切缘组织未见癌；右侧腋窝淋巴结（2/21 枚）可见癌转移。免疫组织化学显示雌激素受体（estrogen receptor，ER）（-）、孕激素受体（progesterone receptor，PR）（-）、人表皮生长因子受体 2（human epidermal growth factor receptor 2，HER-2）（+）、Ki-67（约 80%，+）。

➤ 2017-12-04 患者出院（图 1-1B），回当地医院治疗。

【病史及治疗续】

➤ 2017-12-04 至 2018-06-04 患者出院后口服卡培他滨（1.5 g，每天 2 次，服药 2 周停药 1 周），无其他治疗。

➤ 2018-12-08 患者复查，未诉不适。查体发现，右侧乳房呈术后改变（图 1-2），手术区域未触及肿物，左侧乳房正常，双侧腋窝及锁骨上未触及肿大淋巴结。

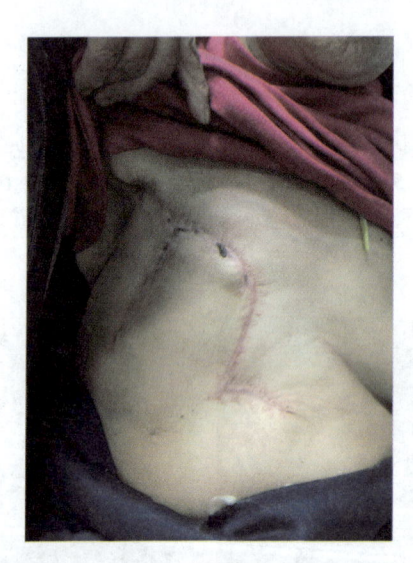

图 1-2　2018-12-08 患者术后右侧乳房外观

➤ 2018-12-08 胸部 CT 显示右肺多发大小不等的结节影，较大者最大径为 0.7 cm，与 2017-11-22 胸部 CT 相比，总体稳定。

➤ 2018-12-08 肿瘤标志物显示 CEA 0.91 μg/L、CA12-5 11.40 U/ml、CA15-3 5.40 U/ml。

➤ 2020-07-30 医院电话随访，患者未诉不适，胸壁未发现肿物。

【本阶段小结】

相对于其他实体肿瘤，乳腺癌的中位生存期较长。如果不对局部晚期乳腺癌患者的病灶进行处理，随着肿瘤的生长，患者经常会出现病灶皮肤溃疡、出血、感染及疼痛等严重局部并发症，对患者的生理和心理造成严重打击。对这类患者的病灶进行手术，不仅可起到控制局部症状的作用，还对改善其生活质量具有重要意义。首先，对于原发灶、孤立转移灶及区域淋巴结转移，手术切除能有效消除肿瘤负荷，提高化疗效果，阻止原发性肿瘤继续通过血液播散；手术切除肿瘤可以减少原发性肿瘤产生促进转移灶生长的炎性因子、促血管生长因子等。其次，切除原发性肿瘤会使转移灶对化疗更敏感，乳腺癌干细胞也会减少，限制了化疗抵抗性细胞的出现。再次，手术切除原发性肿瘤有助于恢复患者的免疫力和改善营养状况。此外，即使患者存在转移灶，手术切除原发性肿瘤也可以促进免疫应答的恢复。最后，手术或完全性放疗可有效防止不受控制的胸壁症状出现。至少存在2种机制：一是切除原发性肿瘤可减少肿瘤负荷；二是减少肿瘤细胞的播散和较好的局部控制。本例患者手术切除右侧乳房巨大肿物且消除肿瘤负荷后，升高的肿瘤标志物水平降低至正常，生活质量明显提高，取得了良好的近期治疗效果。

【专家点评】

本例患者就诊时肿瘤级别高、肿物体积大（表现为右侧乳房巨大肿物伴破溃）、有丝分裂系数高、病情分期晚，经手术后确诊为三阴性乳腺癌（triple-negative breast cancer，TNBC）。三阴性乳腺癌与非三阴性乳腺癌相比，以恶性程度高、复发风险大、有效治疗手段少为主要特点，是临床的难治性乳腺癌。由于缺乏治疗靶点，三阴性乳腺癌的系统治疗以化疗为主。多项临床研究表明，三阴性乳腺癌患者接受新辅助治疗若获得病理完全缓解（pathologic complete response，pCR），则预后明显改善。新辅助治疗的重要意义在于：①通过新辅助化疗，争取达到pCR，进而转化为生存获益。②提供一个自身药敏平台，为患者提供药物敏感性信息。③针对本例患者，新辅助化疗还可以缩小肿瘤体积和手术范围，起到有利于手术的目的。

本例患者起病时已达局部晚期（病理分期为$cT_4N_1M_0$期，临床分期为Ⅲb期），基于肿物体积大、临床分期晚等特点，2020年美国国家综合癌症网络（National Comprehensive Cancer Network，NCCN）指南、《中国临床肿瘤学会（Chinese Society of Clinical Oncology，CSCO）乳腺癌诊疗指南2020》及《中国晚期乳腺癌规范诊疗指南（2020版）》均推荐首选新辅助治疗。对于有新辅助治疗指征的患者，医师应在明确其临床分期及病理分型后根据具体情况给予相应的方案推荐。目前，三阴性乳腺癌的新辅助治疗方案仍以蒽环类药物和紫杉类药物化疗为主，并不断被探索和优化，包括铂类药物、免疫检查点抑制剂及多腺苷二磷酸核糖聚合酶（poly ADP-ribose polymerase，PARP）抑制剂的应用，改善了一部分患者的预后。虽然对在常规化疗的基础上联合铂类药物或免疫抑制剂提高的pCR率是否可以完全转化为生存获益仍存在疑虑，但针对单例患者，尤其是对于更换多个治疗方案仍不能获益的患者来说，目前的循证医学证据为临床提供了更多的治疗选择。本例患者治疗前可考虑行*BRCA*基因检测和程序性死亡配体1（programmed death ligand-1，PD-L1）等生物标志物的检测，以获得更多联合用药的证据支持。

本例患者接受新辅助治疗期间应定期进行疗效评估，若连续更换2个新辅助化疗方案仍不能缓解病情，且换药治疗效果仍欠佳，为改善生活质量，可考虑行手术，但手术切缘及术后的局部复发风险是医师需要与患者提前讨论的问题。例如，手术无法达到切缘阴性、切口无法愈合、乳腺肿物切除后短期复发风险高等情况发生的可能性。

目前，针对三阴性乳腺癌经新辅助治疗后未达pCR的患者，相关指南基于CREAT-X研究的结论，建议给予卡培他滨强化治疗，可带来无进展生存（progress free survival，PFS）和总生存（overall survival，OS）获益。

本例患者在行右侧乳腺癌改良根治术+局部转移皮瓣修复术后被诊断为右侧非特殊型浸润性乳腺癌（$pT_4N_1M_0$期，Ⅲb期；Ⅲ级；三阴性）。国内外相关指南推荐此类患者术后可行的标准辅助化疗方案为剂量密集EC-T方案，但本例患者仅选用卡培他滨作为术后辅助化疗，并非标准的治疗方案。且根据术后分期，本例患者有行辅助放疗的指征，旨在降低局部的复发风险。本例患者为三阴性乳腺癌，起病时已达局部晚期，临床表现为右侧乳房巨大肿物，未经新辅助治疗直接选择手术治疗，术后病理提示淋巴结（2/21枚）转移，就生物学行为来看，原发性肿瘤的体积大且局部破溃（T_4），淋巴结转移尚处于 N_1 状态，提示转移倾向性可能没那么强，结合后续的治疗方案及预后转归，也间接佐证了肿瘤特性。但在临床实践中，缺乏大型循证医学证据提示如何针对局部晚期尤其是肿物非常大的患者正确选择局部及全身治疗的顺序。虽然三阴性乳腺癌患者中有小部分患者会在新辅助治疗期间出现疾病进展，从而丧失手术机会，但对于总人群，这是小概率事件，不能因为小概率事件而影响总体治疗选择的判断。因此，建议医师在临床工作中应仔细甄别患者的临床特性，可以借助多学科团队的力量，讨论并制订最佳的治疗方案，最终达到缓解疾病、改善生存的目标。

【指南背景】

1. 2020 年美国 NCCN 指南（第 6 版） ①患者术前全身治疗的 pCR 与 PFS、OS 密切相关，特别是术前给予一定周期治疗的情况下，pCR 和长期预后间的相关性在三阴性乳腺癌中最高。②患者在接受术前治疗期间，医师应通过临床检查和影像学检查常规评估肿瘤反应，首选在术前给予患者完整的标准方案治疗。如果患者在术前未完成所有的计划，则可在术后接受额外的化疗以完成治疗计划。③对于术前全身治疗期间出现肿瘤进展的可手术乳腺癌患者，可考虑更换全身治疗或立即进行手术。④局部-区域治疗原则应与接受全身辅助治疗的患者相同。

2.《中国临床肿瘤学会（CSCO）乳腺癌诊疗指南 2020》 ①术前新辅助治疗的指征包括：肿物体积较大（最大径>5.0 cm）；腋窝淋巴结转移；HER-2 阳性；三阴性乳腺癌；患者有保乳意愿，但肿瘤大小与乳房体积比例大难以保乳。②三阴性乳腺癌患者完成术前治疗若未达 pCR，术后可给予 6~8 个周期的卡培他滨治疗。

（湖南省肿瘤医院　田　璨　欧阳取长）

【循证背景】

1. GeparSixto（GBG66）研究 该研究为一项 Ⅱ 期临床研究，探索在蒽环类药物联合紫杉类药物的基础上加入或不加入卡铂的新辅助治疗疗效。结果表明，在传统的紫杉醇+多柔比星方案中加入卡铂，可提高 pCR 率（53.2% vs. 36.9%，$P=0.005$）和 3 年的无病生存（disease free survival，DFS）率（85.5% vs. 76.1%，$P=0.035$），但中性粒细胞减少（65% vs. 27%）和血小板减少（14% vs. 1%）的发生率更高。Hahnen 等对 GeparSixto 研究中所有患者进行了同源重组修复的检测，发现存在同源重组缺陷的患者在加用卡铂后 pCR 率明显升高。

2. 一项 meta 分析 Schneeweiss 等对 9 项含铂类药物方案的三阴性乳腺癌新辅助治疗研究进行 meta 分析，发现含铂类药物方案可以提高患者的 pCR 率，但并未转化为生存获益，且 Ⅲ~Ⅳ 度中性粒细胞减少和血小板减少的发生率明显增加。

3. KEYNOTE-522 研究 该研究是首项关于免疫检查点抑制剂用于三阴性乳腺癌新辅助治疗的大样本随机对照研究，纳入新诊断为 $T_{1c}N_{1~2}$ 或 $T_{2~4}N_{0~2}$、组织样本可评估 PD-L1 的三阴性乳腺癌患者，分别给予帕博利珠单抗（pembrolizumab）+化疗（卡铂+紫杉醇序贯多柔比星+环磷酰胺）和安慰剂+化疗（卡铂+紫杉醇序贯多柔比星+环磷酰胺），术后序贯帕博利珠单抗或安慰剂，主要研究终点为 pCR（$ypT_{0/is}N_0$）和 DFS。结果显示，帕博利珠单抗组得到了 pCR 获益（64.8% vs. 51.2%，$P=0.00055$），无论 PD-L1 状态；随访 18 个月的 DFS 获益达 6%（91.3% vs. 85.3%）。

4. Impassion031 研究（$n=333$ 例） 该研究是一项全球、多中心、随机双盲的 Ⅲ 期临床研究，旨在评估阿特利珠单抗（atezolizumab）联合化疗（先使用白蛋白结合型紫杉醇，随后使用多柔比星和环磷酰胺）和安慰剂联合化疗（先使用白蛋白结合型紫杉醇，随后使用多柔比星和环磷酰胺）用于未经治疗的早期三阴性乳腺癌患者的疗效和安全性。主要研究终点为意向性治疗（intent to treat，ITT）或 PD-L1 阳性［PD-L1 的抑制常数（inhibition constant，IC）≥1%］患者的 pCR；次要研究终点为无事件生存（event free survival，EFS）和安全性。截至 2020-04-03，阿特利珠单抗-化疗组的中位随访时间为 20.6 个月，安慰剂-化疗组为 19.8 个月。结果显示，阿特利珠单抗-化疗组的 pCR 率优于安慰剂-化疗组［57.6% *vs.* 41.1%，单侧 $P=0.004\,4$（显著性边界，0.018 4）］。该研究提示，无论 PD-L1 表达的状态如何，阿特利珠单抗+化疗（新辅助治疗）为 Ⅱ～Ⅲ期三阴性乳腺癌患者带来了有临床意义的 pCR 获益，pCR 率提高了 16.5%，且具有可接受的安全性。

（湖南省肿瘤医院　田　璨　欧阳取长）

【核心体会】

三阴性乳腺癌是一类异质性强的特殊类型乳腺癌，具有不同于其他类型乳腺癌的独特生物学特征及病理学特征，由于缺乏相应的 HR 及 HER-2 表达，化疗是目前主要的治疗方法。三阴性乳腺癌的早期治疗和术后的主要治疗方法为含蒽环类药物和紫杉类药物的新辅助化疗。目前，新辅助治疗在临床上的应用越来越广泛，主要目的是从实际的临床需求出发，以治疗的目的为导向。当患者被确诊为三阴性乳腺癌且伴有较高的肿瘤负荷时，可优选新辅助治疗。三阴性乳腺癌的亚型分类方法正在不断探索中，免疫治疗、同源重组修复缺陷相关机制在三阴性乳腺癌中的重要作用也在不断探索中，基于不同亚型分类的治疗是三阴性乳腺癌未来的治疗方向。

（湖南省肿瘤医院　欧阳取长）

参 考 文 献

［1］Sanchez AM, Franceschini G, Orlandi A, et al. New challenges in multimodal workout of locally advanced breast cancer. Surgeon, 2017, 15（6）：372-378.

［2］Gunter von M, Andreas S, Sibylle L, et al. Neoadjuvant carboplatin in patients with triple-negative and HER2-positive early breast cancer（GeparSixto；GBG 66）: a randomised phase 2 trial. Lancet Oncology, 2014, 15（7）：747-756.

［3］Hahnen E, Lederer B, Hauke J, et al. Germline mutation status, pathological complete response, and disease-free survival in triple-negative breast cancer. JAMA Oncology, 2017, 3（10）：1378-1385.

［4］Poggio F, Bruzzone M, Ceppi M, et al. Platinum-based neoadjuvant chemotherapy in triple-negative breast cancer: a systematic review and meta-analysis. Annals of Oncology, 2018, 29（7）：1497-1508.

［5］Schmid P, Cortes Castan J, Bergh J, et al. 233TiPKEYNOTE-522: phase Ⅲ study of pembrolizumab（pembro）+chemotherapy（chemo）vs placebo+chemo as neoadjuvant followed by pembro vs placebo as adjuvant therapy for triple-negative breast cancer（TNBC）. Annals of Oncology, 2017, 28（suppl 5）：72.

［6］Gatalica Z, Snyder C, Maney T, et al. Programmed cell death 1（PD-1）and its ligand（PD-L1）in common cancers and their correlation with molecular cancer type. Cancer Epidemiology, Biomarkers & Prevention, 2014, 23（12）：2965-2970.

病例 2　HR 阳性、HER-2 阴性乳腺癌术后多发淋巴结、骨和肝转移 1 例

王禹铮[1]　苏俊澄[1]　徐迎春[1*]　张凤春[2*]

上海交通大学医学院附属仁济医院[1]
上海交通大学医学院附属苏州九龙医院[2]

【关键词】

多脏器转移；内分泌治疗继发性耐药；氟维司群；哌柏西利；抗血管形成治疗；白蛋白紫杉醇；顺铂

【病史及治疗】

➢ 患者，女性，44 岁，绝经前。

➢ 2016-02-01 患者行右侧乳房单纯切除术+前哨淋巴结活检。术后病理显示右侧乳腺浸润性导管癌，Ⅱ~Ⅲ级，大小为 2.2 cm×1.5 cm×1.0 cm，乳头、剥离面均呈阴性；右侧乳腺前哨淋巴结（1/5 枚）见癌转移。免疫组织化学显示激素受体（hormone receptor，HR）（+）［ER（80%，+）、PR（90%，+）］、HER-2（++）、Ki-67（40%，+）、E-钙黏附素（E-cad）（+）、高分子细胞角蛋白（34βE12）（+）；肿瘤周围肌上皮标志物显示 P63（-）、CD10（-）；肿瘤细胞 HER-2 基因状态呈阴性。

➢ 2016-02-03 患者行右侧腋窝淋巴结清扫。术后病理显示右侧腋窝淋巴结（0/15 枚、0/1 枚）、右侧锁骨下淋巴结（0/3 枚）、右侧胸肌间淋巴结（0/2 枚）均呈阴性。

➢ 2016-02-04 患者术后行 EC（E，表柔比星；C，环磷酰胺）×4 序贯 T（T，多西他赛）×4 方案化疗，末次化疗时间为 2016-07。第 1 个周期化疗后（2016-03），患者开始行戈舍瑞林治疗。

➢ 2016-08 患者行右侧胸壁+右侧锁骨上下区+内乳区放疗，剂量为 50 Gy/25 次。

➢ 2016-09 至 2019-09 患者口服依西美坦，同时使用唑来膦酸预防骨质疏松（每 6 个月 1 次），期间定期复查，结果显示疾病稳定（stable disease，SD）。

【辅助检查】

➢ 2019-09-05 正电子发射计算机体层成像（positron emission tomography CT，PET-CT）显示左侧锁骨上、左上肺叶间、纵隔、右侧肺门及胰腺颈部前方淋巴结见癌转移，多发肝和骨转移（图 2-1）。

➢ 2019-09-12 患者行左侧锁骨上淋巴结穿刺活检。病理显示纤维组织中见少许癌组织浸润。免疫组织化学显示 ER（-）、PR（-）、HER-2（+）、Ki-67（25%，+）、PD-1（-）、PD-L1（-）；肿瘤细胞 HER-2 基因状态呈阴性。

---

*通信作者，邮箱：fczhang2004@163.com/xiaoxu2384@163.com

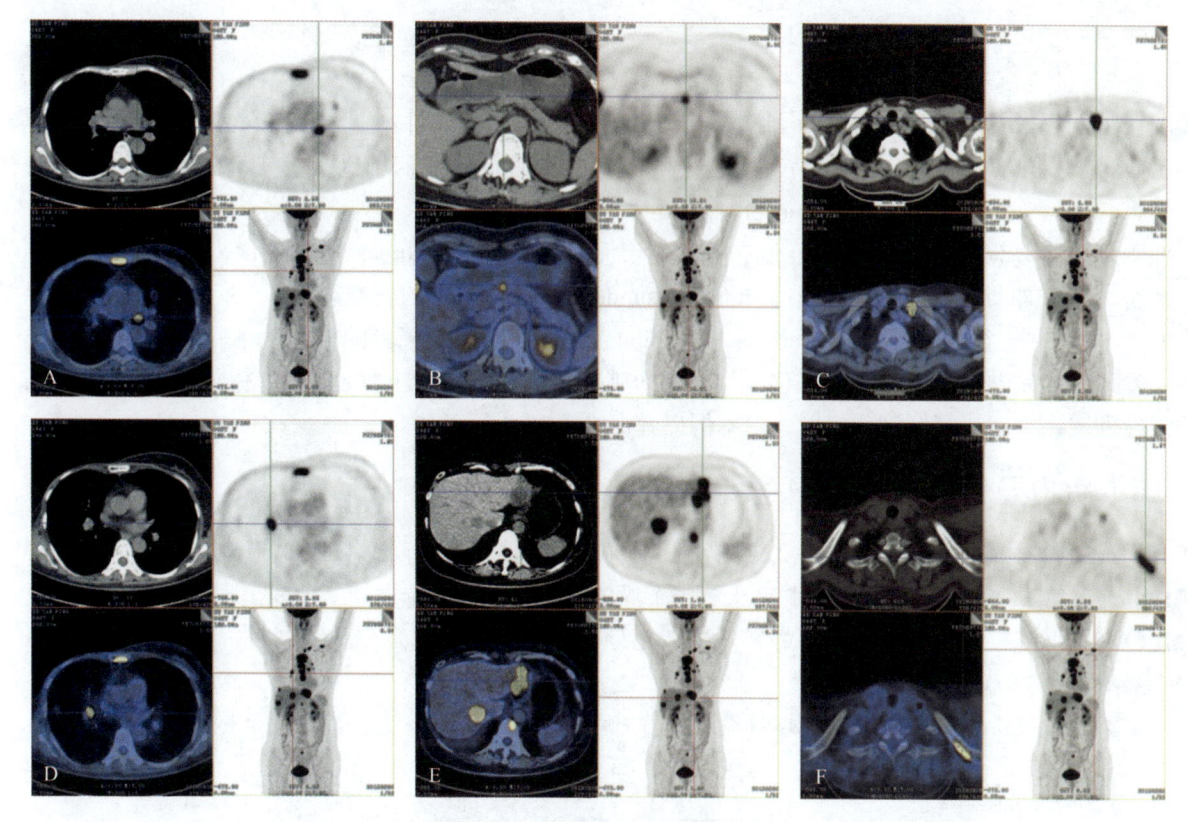

图 2-1　2019-09-05 PET-CT

注：A. 纵隔肿大淋巴结；B. 胰腺颈部前方淋巴结转移；C. 左侧锁骨上肿大淋巴结；D. 右侧肺门肿大淋巴结；E. 多发肝转移；F. 骨转移

➤ 2019-09-30 上腹部增强磁共振成像（magnetic resonance imaging，MRI）显示多发肝转移（图 2-2）。

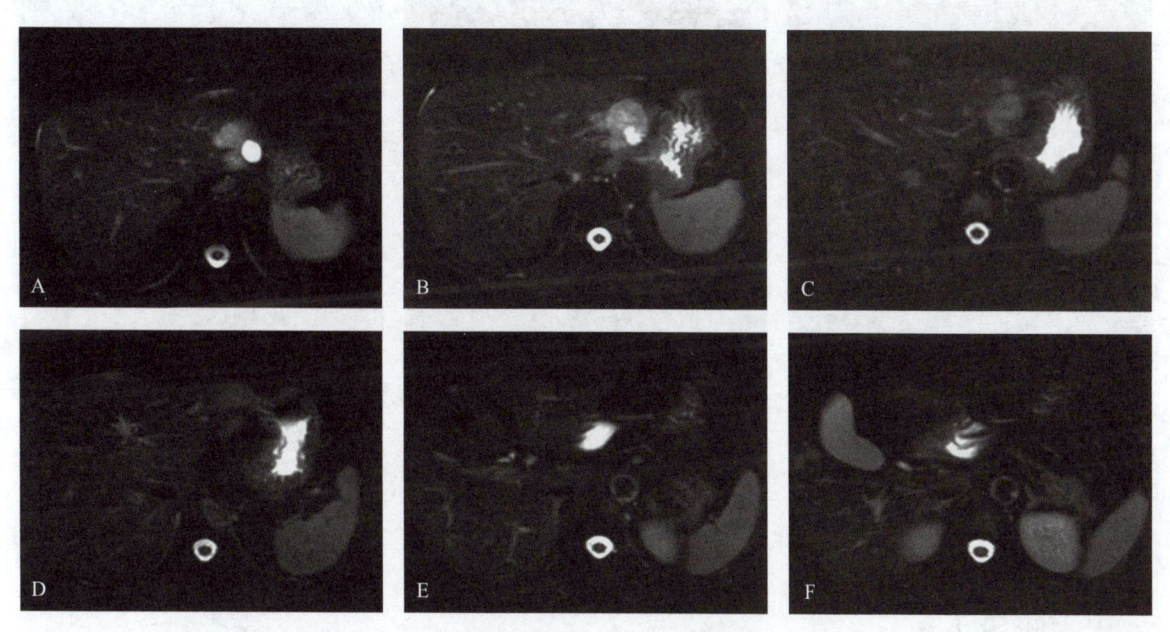

图 2-2　2019-09-30 上腹部增强 MRI

注：A~F. 肝实质内见多发类圆形占位性病变，部分病灶似有融合，最大者长径为 3.9 cm，T_1WI 呈低信号，T_2WI 呈稍高信号，可见"靶征"，弥散加权成像（diffusion weighted imaging，DWI）显示弥散受限，增强扫描可见边缘轻度强化

【本阶段小结】

本例患者为绝经前女性，病理分期为 $T_2N_1M_0$ 期，临床分期为 Ⅱb 期，分子分型为 Luminal B 型（HER-2 阴性型），具有中度复发/转移风险，术后行规范的辅助放疗和化疗，亚群治疗效果模式图（subpopulation treatment effect pattern plot, STEPP）评分为 2.58 分 [该分值>1.59 分即为乳腺癌复发中高危人群，分值越高，5 年无乳腺癌间期（breast cancer free interval, BCFI）越短，联合卵巢功能抑制（ovarian function suppression, OFS）的获益越多]，并给予内分泌治疗方案 [OFS+芳香化酶抑制剂（aromatase inhibitor, AI）]。本例患者的 DFS 为 43 个月。随访过程中发现其多发淋巴结、肝和骨转移，目前无内脏危象，左侧锁骨上淋巴结活检提示分子分型为三阴性乳腺癌，建议行肝穿刺活检，但本例患者拒绝。

【病史及治疗续一】

➤ 2019-09-12 至 2019-11-29 患者行 DP（D，顺铂，40 mg，第 1、8、15 天；P，紫杉醇，120 mg，第 1、8、15、22 天；每 28 天为 1 个周期）方案化疗 3 个周期，期间出现Ⅱ度白细胞及中性粒细胞下降，对症支持治疗后好转。患者化疗期间继续使用戈舍瑞林。同时，患者继续使用唑来膦酸，每 28 天 1 次。

➤ 2019-12-01 患者开始行 OFS+氟维司群+哌柏西利（口服）维持治疗 4 个月。

【辅助检查】

➤ 2019-11-26 上腹部增强 MRI 显示肝内原有散在的多发结节明显消退（图 2-3）。

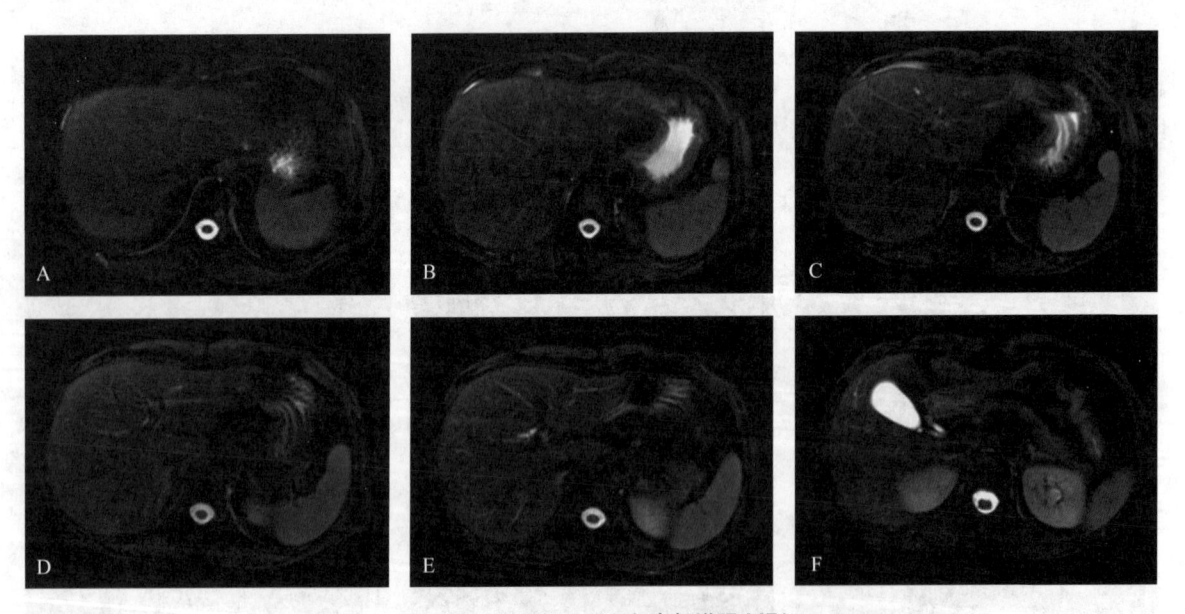

图 2-3 2019-11-26 上腹部增强 MRI
注：A~F. 肝内原有散在的多发结节样影大部分消失，部分较 2019-09-30 上腹部增强 MRI 明显缩小

【本阶段小结】

本例患者辅助内分泌治疗 3 年余出现多发淋巴结、肝和骨转移，拒绝再次行肝穿刺活检，考

虑属于内分泌治疗继发性耐药,按照美国NCCN指南和《中国临床肿瘤学会(CSCO)乳腺癌诊疗指南2020》,可考虑一线选择细胞周期蛋白依赖性激酶4/6(cyclin-dependent kinases 4/6,CDK4/6)抑制剂联合内分泌治疗,如果其经济条件较差或无法耐受靶向治疗,可以考虑化疗。本例患者锁骨上淋巴结活检提示分子分型转化为三阴性,选择DP方案一线解救化疗,3个周期后肝转移瘤的疗效评估为部分缓解(partial response,PR),建议继续原方案化疗,但其自觉无法耐受化疗,遂更换为CDK4/6抑制剂联合氟维司群维持治疗。

【病史及治疗续二】

> 2020-04-02上腹部增强MRI显示肝内病灶进展(图2-4)。

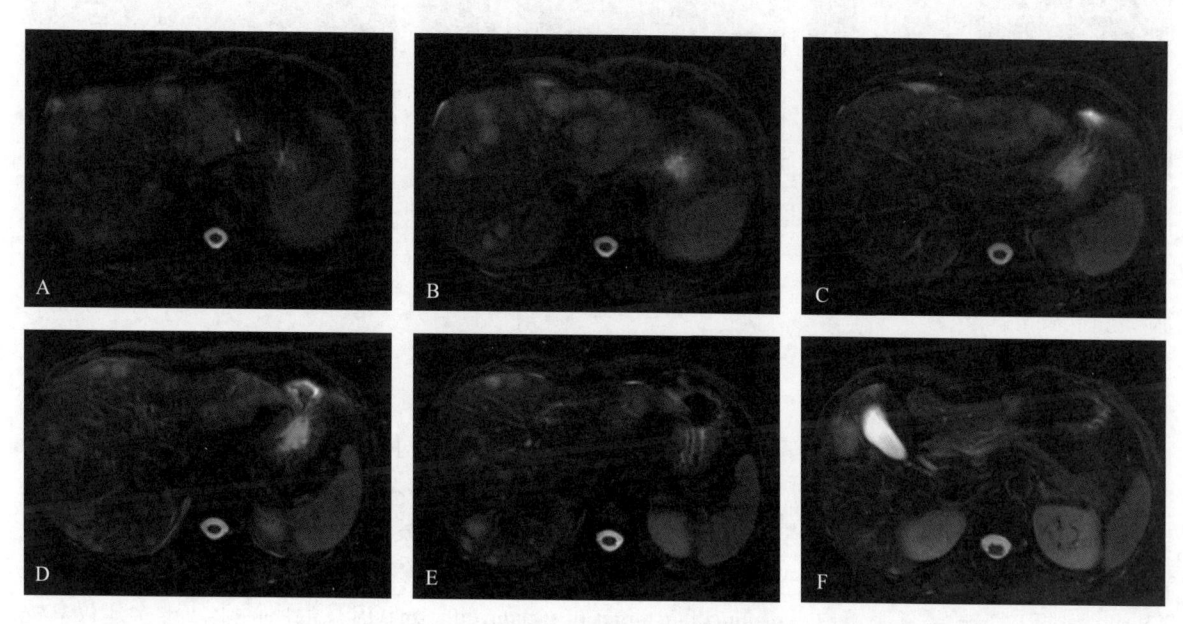

图2-4　2020-04-02上腹部增强MRI

注:A~F. 肝内散在多发结节样影,较2019-11-26上腹部增强MRI明显增大

> 2020-04-02肿瘤标志物显示CA12-5 40.8 U/ml(↑)、CA19-9 559 U/ml(↑)、CA15-3 193 U/ml(↑)。

> 2020-04-11患者二线治疗行NX(N,长春瑞滨,40 mg,第1、8天;X,卡培他滨,1500 mg,每天2次,口服,第1~14天,每28天1次)方案化疗2个周期。患者化疗期间继续使用OFS。同时,患者继续使用唑来膦酸,每28天1次。

> 2020-05-05肿瘤标志物显示CEA 7.32 μg/L(↑)、CA19-9 1071 U/ml(↑)、CA12-5 89.98 U/ml(↑)、CA15-3>300 U/ml(↑)。

【辅助检查】

> 2020-05-27上腹部增强MRI显示肝内病灶较2020-04-02增多、增大,肝左叶病灶部分融合,最大径为10.2 cm(图2-5)。

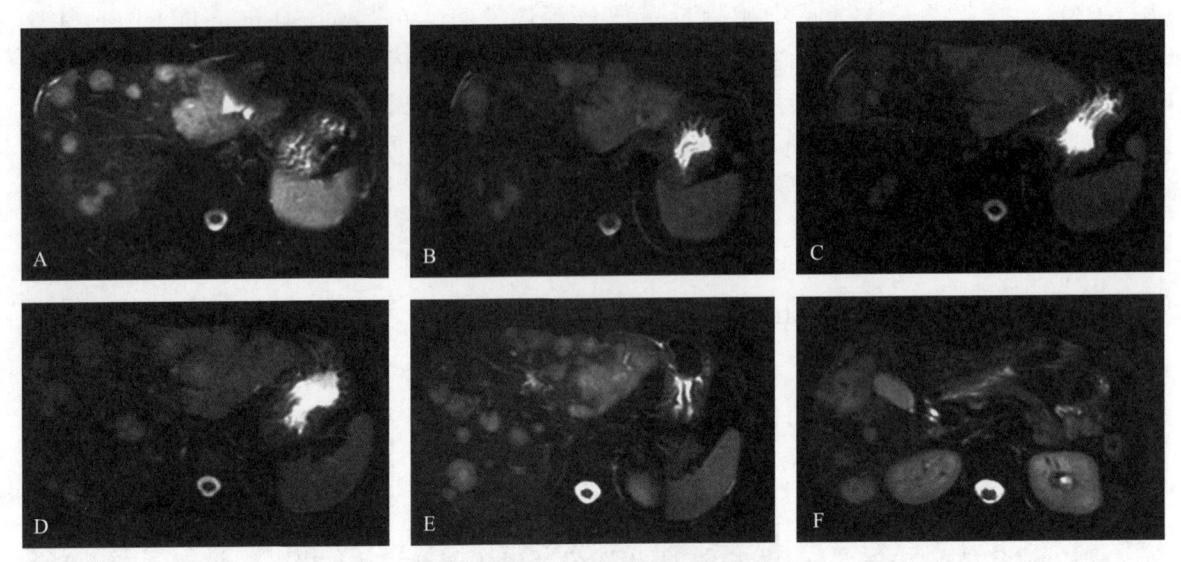

图 2-5　2020-05-27 上腹部增强 MRI

注：A~F. 肝内散在多发结节样影，较 2020-04-02 上腹部增强 MRI 明显增多、增大，疗效评估为疾病进展（progressive disease，PD）

【本阶段小结】

本例患者辅助内分泌治疗期间（3年）出现疾病进展，考虑对 AI 存在继发性耐药。根据文献报道，推测其可能存在 *ESR1* 基因突变，治疗上首先考虑 CDK4/6 抑制剂联合氟维司群，但其在接受靶向治疗联合内分泌治疗后短期内出现疾病进展，考虑存在继发性 *PIK3CA* 基因突变或磷脂酰肌醇 3-激酶（phosphatidylinositol-3-kinase，PI3K）/蛋白质丝氨酸苏氨酸激酶（protein-serine-threonine kinase，AKT）/雷帕霉素靶蛋白（mammalian target of rapamycin，mTOR）通路活化，再次建议其完善肝穿活检并送外周血循环肿瘤 DNA（ctDNA）检测。本例患者拒绝行肝穿刺活检，乳腺癌原发灶及左侧锁骨上淋巴结活检标本 *PIK3CA* 基因检测提示 *E545K* 突变。本例患者在治疗上可考虑行 mTOR 抑制剂依维莫司或阿培利司（alpelisib）联合内分泌治疗，但后者在国内尚不可及，而本例患者也恐惧依维莫司可能存在的不良反应，故更换为 NX 方案二线化疗，但肿瘤快速进展，PFS 仅为 1.5 个月，伴肝功能异常，出现内脏危象。

【病史及治疗续三】

➢ 2020-05-31 至 2020-07-12 患者使用贝伐珠单抗（400 mg，第 1 天，每 21 天 1 次）+白蛋白紫杉醇（200 mg，第 1、8 天）+顺铂（40 mg，第 1、8 天，每 21 天 1 次）方案进行三线化疗 3 个周期。患者化疗期间继续使用 OFS。同时，患者继续使用唑来膦酸，每 28 天 1 次。

【辅助检查】

➢ 2020-06-22 肿瘤标志物显示 CA19-9＞1000 U/ml（↑）、CA12-5 75.77 U/ml（↑）、CA15-3＞300 U/ml（↑）。

➢ 2020-07-09 肿瘤标志物显示 CA19-9 858.6 U/ml（↑）、CA12-5 29.5 U/ml、CA15-3 261 U/ml（↑）。

➢ 2020-07-27 上腹部增强 MRI 显示肝内病灶较 2020-05-27 明显缩小、减少（图 2-6）。

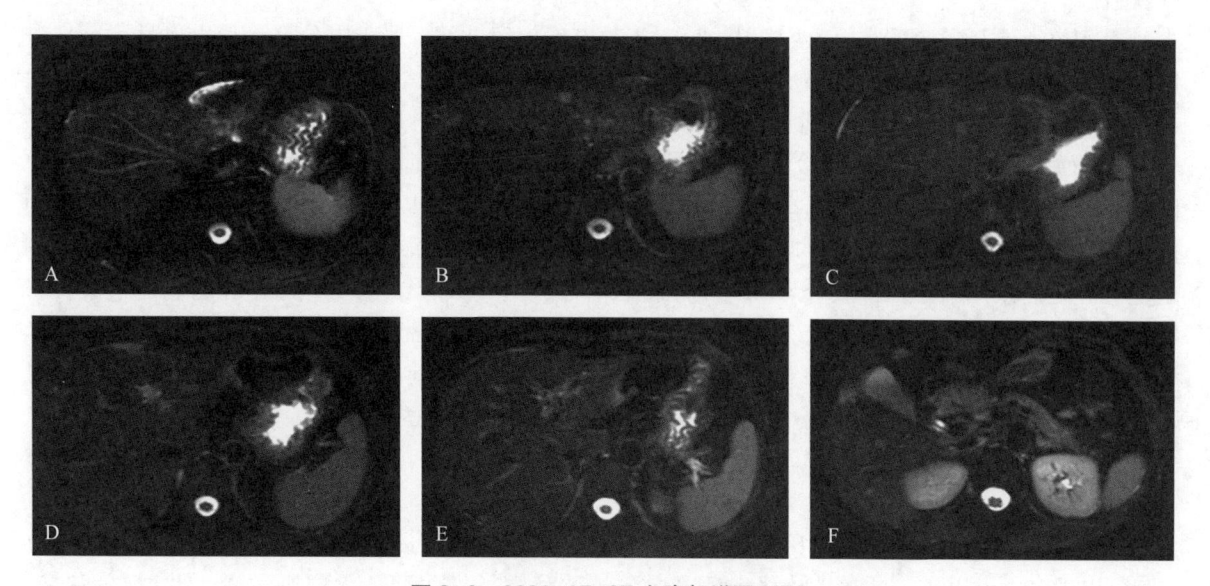

图 2-6　2020-07-27 上腹部增强 MRI

注：A~F. 肝内散在多发结节样影，较 2020-05-27 上腹部增强 MRI 明显缩小、减少

➤ 2020-07-30 肿瘤标志物显示 CA19-9 411 U/ml（↑）、CA12-5 21 U/ml、CA15-3 121 U/ml（↑）。

【本阶段小结】

本例患者既往经历一线 DP 方案化疗，CDK4/6 抑制剂联合氟维司群维持治疗短期内出现疾病进展（PFS 4 个月），NX 方案二线化疗短期内疾病再次进展（PFS 1.5 个月），肝内出现多发转移且转移灶融合，同时伴肝功能损伤和内脏危象，三线化疗药物可考虑吉西他滨、艾日布林等，但考虑其既往一线 DP 方案治疗敏感，并非因治疗无效、疾病进展停药，且多重治疗筛选后肿瘤细胞属于复发难治类型，抗血管形成治疗可能可以提高其客观反应率（objective response rate，ORR）、改善 PFS，对于需要快速改善目前的病情状况可以考虑与化疗联合使用，所幸本例患者更换贝伐珠单抗+白蛋白紫杉醇+顺铂方案后病情缓解，目前原方案治疗中。

【专家点评】

根据《中国临床肿瘤学会（CSCO）乳腺癌诊疗指南 2020》，本例患者的术后复发风险属于高危（存在 1 枚腋窝淋巴结转移，同时伴有肿物最大径>2.0 cm、Ki-67>30%、组织学分级为Ⅲ级），故术后的辅助化疗选择 EC-T 方案并行局部放疗规范合理。辅助内分泌治疗阶段借助 STEPP 评分进一步印证本例患者为中高危患者，故选用 OFS+AI 是合理的。但关于辅助化疗同步 OFS 相对于化疗后序贯 OFS 联合内分泌治疗是否能改善 DFS 尚无定论。TEXT 研究在化疗的同时给予 OFS，AI 组和 TAM（他莫昔芬）组的 8 年 DFS 率分别为 86.8% 和 82.8%；而 SOFT 研究在化疗结束后序贯给予 OFS，AI 组和 TAM 组的 8 年 DFS 率分别为 85.9% 和 83.2%。相比较来看，似乎在辅助化疗的同时进行 OFS 有更好的获益。2019 年，美国临床肿瘤学会（American Society of Clinical Oncology，ASCO）在大会上报道了一项系统回顾和 Bayesian 网络 meta 分析。结果显示，化疗联合 OFS+AI 的 DFS 和 OS 均优于序贯治疗。但 PROMISE 研究的结果显示，化疗与 OFS 同步进行并不能改善 DFS 率。《中国早期乳腺癌卵巢功能抑制临床应用专家共识（2018 年版）》也认为促性腺激素释放激素激动剂（gonadotropin-releasing hormone agonists，GnRHa）同步化疗不影响患者的生存获益。

本例患者在行戈舍瑞林+依西美坦治疗 3 年时出现疾病进展，属于内分泌治疗继发性耐药，进展时表现为多发骨和软组织转移及无内脏危象的内脏转移，此时若能进行再活检以确认病理及免疫组织化学结果，可以更好地指导后续治疗方案的选择。目前，根据《中国临床肿瘤学会（CSCO）乳腺癌诊疗指南 2020》，首选氟维司群+CDK4/6 抑制剂治疗，但本例患者由于经济原因不能接受，故晚期一线治疗选择 DP 方案联合化疗，疗效评估 PR。而本例患者因自身不耐受而停用该联合方案，提示医师在晚期一线化疗选择联合方案或单药方案时，需要平衡患者的疗效和耐受性。之后改用氟维司群联合 CDK4/6 抑制剂治疗，但 PFS 仅维持 4 个月，肝内病灶进展。二线治疗的化疗方案可考虑前线有效的化疗单药治疗，如紫杉类药物。三线治疗选择白蛋白紫杉醇+抗血管生成药物贝伐珠单抗+顺铂，疗效评估为 PR。虽然目前的循证医学证据显示抗血管生成药物仅能改善 PFS，不能改善 OS，但其也可作为多线治疗的选择之一。

（辽宁省肿瘤医院　孙　涛）

本例患者初诊时为 Luminal B 型中危患者，标准化疗和放疗后在辅助内分泌治疗（OFS+AI）2 年余出现多发淋巴结、肝和骨转移，考虑内分泌治疗继发性耐药，无内脏危象。此时，一线治疗选择化疗药物或内分泌治疗药物加逆转耐药的靶向治疗药物均可，首次复发/转移建议行肝穿刺活检，以明确病理及免疫组织化学结果，且可根据 HR 的表达情况选择合适的一线治疗，有条件者可做下一代测序（next generation sequencing，NGS）检测，以便给予更精准的治疗。本例患者对紫杉类药物+铂类药物方案的反应好，而对 CDK4/6 抑制剂联合氟维司群内分泌治疗（PFS 4 个月）及 NX 方案化疗（PFS 1.5 个月）的反应差，再次提示活检及 NGS 检测的重要性，特别需要考虑分子分型的改变及 *BRCA* 基因突变的可能性。另外，从本例患者的治疗中可以看到多线治疗失败后抗血管形成治疗对其有不错的疗效，值得后续进一步探索。

（浙江省肿瘤医院　陈占红）

【指南背景】

1.《中国早期乳腺癌卵巢功能抑制临床应用专家共识（2018 年版）》 GnRHa 可以在化疗结束后直接贯使用。GnRHa 同步化疗不影响患者的生存获益。

2.《中国临床肿瘤学会（CSCO）乳腺癌诊疗指南 2020》 晚期一线内分泌治疗方案的选择需要考虑患者的辅助治疗方案、BCFI 及复发/转移的疾病负荷；晚期二线及以上内分泌治疗方案的选择应结合患者既往的内分泌治疗用药及治疗反应，尽量不重复使用辅助治疗或复发/转移内分泌治疗使用过的药物。

3. 美国 NCCN 指南 乳腺癌骨转移的治疗应以全身治疗为主，对于 HR 阳性、HER-2 阴性患者，其疾病进展相对缓慢，非内分泌治疗原发性耐药的患者应该优先考虑全身治疗；而内分泌治疗原发性耐药的患者则应优先考虑单药化疗，同时联合骨改良药物，如唑来膦酸、伊班膦酸等。针对转移性乳腺癌的随机临床研究的结果提示，在某些晚期一线、二线化疗方案中加入贝伐珠单抗，对疾病进展（time to progression，TTP）率和治疗反应率有一定程度的提高，但不能改善 OS。对 TTP 的提高主要表现在与细胞毒药物（化疗）联合应用时，尤其是在联合每周 1 次的紫杉醇化疗时优势最明显。

（辽宁省肿瘤医院　孙　涛）

【循证背景】

1. PALOMA-3 研究 该研究是一项国际、多中心、随机双盲、平行对照临床试验，受试者均为ER阳性、HER-2阴性晚期乳腺癌患者（不限绝经前后），且此前接受内分泌治疗后出现疾病进展，共入组521例，试验组（347例）使用哌柏西利+氟维司群，对照组（174例）使用安慰剂+氟维司群，绝经前和围绝经期患者在试验前至少使用4周的促黄体生成激素释放激素（luteinizing hormone releasing hormone，LHRH）拮抗剂戈舍瑞林，以PFS为主要研究终点。该试验在各亚组（按照疾病部位、过往激素治疗敏感性及绝经状态分组）观察到一致性结果，PFS的对比为9.5个月和4.6个月（$HR=0.461$），OS的对比为34.9个月和28.0个月（$HR=0.815$），ORR的对比为24.6%和10.9%。

2. MONALEESA-3研究 该研究旨在评估CDK4/6抑制剂瑞博西利（ribociclib）联合氟维司群对晚期转移性乳腺癌及辅助/新辅助内分泌治疗12个月后复发（即一线）或二线内分泌治疗（一线治疗后进展或辅助治疗12个月内复发）患者的疗效。该研究入组726例HR阳性、HER-2阴性晚期乳腺癌患者，按照2∶1的比例随机分配到治疗组和安慰剂组，治疗组给予瑞博西利联合氟维司群，对照组给予安慰剂和氟维司群。结果显示，治疗组患者的死亡风险降低20%（$HR=0.804$，中位OS：41.0个月 vs. 39.4个月），肝转移患者的死亡风险降低37%（$HR=0.629$，中位OS：36.1个月 vs. 24.1个月）。

3. TANIA研究 该研究在局部复发/转移性乳腺癌使用贝伐珠单抗+化疗后疾病仍进展的患者中评估继续使用贝伐珠单抗的有效性和安全性。该研究共纳入494例患者，发现化疗联合贝伐珠单抗治疗组的PFS显著长于仅接受化疗组（平均PFS：6.3个月 vs. 4.2个月，$P=0.0068$）；最常见的3级及以上的不良反应为高血压、中性粒细胞减少及手足综合征。提示对于一线贝伐珠单抗化疗稳定缓解或有所缓解的局部复发/转移性HER-2阴性乳腺癌患者，继续使用血管内皮生长因子（vascularendothelial growth factor，VEGF）抑制剂贝伐珠单抗治疗是一种有效的选择。

4. IMELDA研究 该研究在初始应用贝伐珠单抗和多西他赛的患者中比较卡培他滨联合贝伐珠单抗维持治疗与单用贝伐珠单抗治疗的效果。该研究共纳入284例接受初始贝伐珠单抗和多西他赛治疗的患者，其中185例被随机分配（联合治疗组和单药治疗组分别有91例和94例）。结果显示，联合治疗组的PFS和OS明显长于单药治疗组（平均PFS：11.9个月 vs. 4.3个月，$P<0.0001$；平均OS：39.0个月 vs. 23.7个月，$P=0.0003$）；2组发生疾病进展的时间与PFS一致；联合治疗组和单药治疗组的ORR分别为86%和77%。

（辽宁省肿瘤医院　孙　涛）

【核心体会】

本例患者从化疗和内分泌治疗中获益时间较短，建议行再活检以明确分子分型，为后续的治疗提供更多依据。晚期一线化疗可通过平衡患者的疗效和耐受性选择联合化疗或单药化疗，紫杉类药物的再应用也是既往从紫杉类药物中获益患者的可选方案之一。

（辽宁省肿瘤医院　孙　涛）

推荐乳腺癌首次复发/转移时再次行病理检查以明确诊断。对于HR阳性、HER-2阴性、Luminal B型晚期乳腺癌患者，经多线内分泌治疗及化疗后目前没有标准的治疗方案，抗血管形成治疗值得探索。

（浙江省肿瘤医院　陈占红）

参　考　文　献

［1］Regan MM, Francis PA, Pagani O, et al. Absolute benefit of adjuvant endocrine therapies for premenopausal women with hormone peceptor-positive, human epidermal growth factor receptor 2-negative early breast cancer: TEXT and SOFT trials. J Clin Oncol, 2016, 34 (19): 2221-2231.

[2] 中国临床肿瘤学会指南工作委员会. 中国临床肿瘤学会（CSCO）乳腺癌诊疗指南2020. 北京：人民卫生出版社，2020.

[3] Fribbens C, O'Leary B, Kilburn L, et al. Plasma ESR1 mutations and the treatment of estrogen receptor-positive advanced breast cancer. J Clin Oncol, 2016, 34 (25): 2961-2968.

[4] O'Leary B, Cutts RJ, Liu Y, et al. The genetic landscape and clonal evolution of breast cancer resistance to palbociclib plus fulvestrant in the PALOMA-3 trial. Cancer Discov, 2018, 8 (11): 1390-1403.

[5] Rugo HS, André F, Yamashita T, et al. Time course and management of key adverse events during the randomized phase Ⅲ SOLAR-1 study of PI3K inhibitor alpelisib plus fulvestrant in patients with HR-positive advanced breast cancer. Ann Oncol, 2020, 31 (8): 1001-1010.

[6] Cardoso F, Paluch-Shimon S, Senkus E, et al. 5th ESO-ESMO international consensus guidelines for advanced breast cancer (ABC 5). Ann Oncol, 2020, 31 (12): 1623-1649.

[7] Gradishar WJ, Anderson BO, Abraham J, et al. Breast Cancer, Version 3.2020, NCCN Clinical Practice Guidelines in Oncology. J Natl Compr Canc Netw, 2020, 18 (4): 452-478.

病例 3　初治Ⅳ期乳腺癌 1 例——右侧乳房巨大肿物伴肺、肝、骨及淋巴结等多处转移

徐正阳* 　郑凯峰

宁波大学附属人民医院

【关键词】

初治Ⅳ期乳腺癌；肺、肝、骨转移；曲妥珠单抗；帕妥珠单抗；脑转移；吡咯替尼

【病史及治疗】

➢ 患者，女性，44 岁，未绝经。既往体健，无乳腺癌家族史。

➢ 2019-08-11 患者因"右侧乳房肿物 2 个月余，胸闷、气急伴腰背痛 1 周"就诊于宁波大学附属人民医院，当时患者右侧乳房巨大肿物伴局部破溃和出血，有胸闷、气急及行走障碍等症状。数字评分法（numeric rating scale，NRS）疼痛评分为 3 分，功能状态（performance status，PS）评分为 2 分。查体发现，患者意识清晰，右侧锁骨上、右侧腋窝可触及多发肿大淋巴结，较大者长径为 1.0 cm，质硬、固定、无疼痛，全身其他浅表淋巴结未触及明显肿大；右侧乳房可见巨大菜花状肿物，表面多发大小为 1.0 cm×1.0 cm 的结节，伴出血、坏死；右下肺呼吸音消失、叩诊浊音，右上肺呼吸音粗，左肺呼吸音清晰，未闻及干、湿啰音；腹部平软，肋下未触及肝、脾，移动性浊音阴性；双下肢不肿，病理征阴性。

➢ 2019-08-12 患者在超声引导下行右侧乳房肿物穿刺活检。病理显示右侧乳腺浸润性导管癌，脉管内见癌栓。免疫组织化学显示 Ki-67（60%，+）、HER-2（+++）、ER（85%，强，+）、PR（40%，强，+）、P63（-）、GATA-3（+）（图 3-1）。临床诊断为右侧乳腺浸润性导管癌Ⅳ期（临床分期）伴多发转移，病理分期为 cT$_4$N$_3$M$_1$ 期（骨、肺、肝及胸膜），分子分型为 Luminal B 型（HER-2 阳性型）。

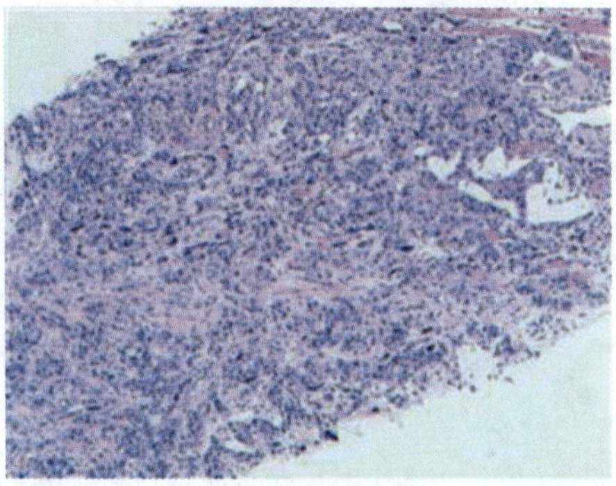

➢ 2019-08-12 患者行胸腔穿刺引流，术后胸闷、气急症状明显缓解。

图 3-1　右侧乳腺肿物的免疫组织化学

【辅助检查】

➢ 2019-08-11 血常规、肝肾功能显示未见明显异常。

---

* 通信作者，邮箱：525507887@qq.com

> 2019-08-11 常规心电图、心脏彩超显示未见明显异常。
> 2019-08-12 肿瘤标志物显示 CA15-3>1033 U/ml、碱性磷酸酶 151 U/L。
> 2019-08-12 胸腹部CT显示右侧腋窝淋巴结肿大，右侧乳腺见巨大肿物，右侧胸腔见大量积液，肝内见转移灶，肺内见多个转移灶（图3-2）。

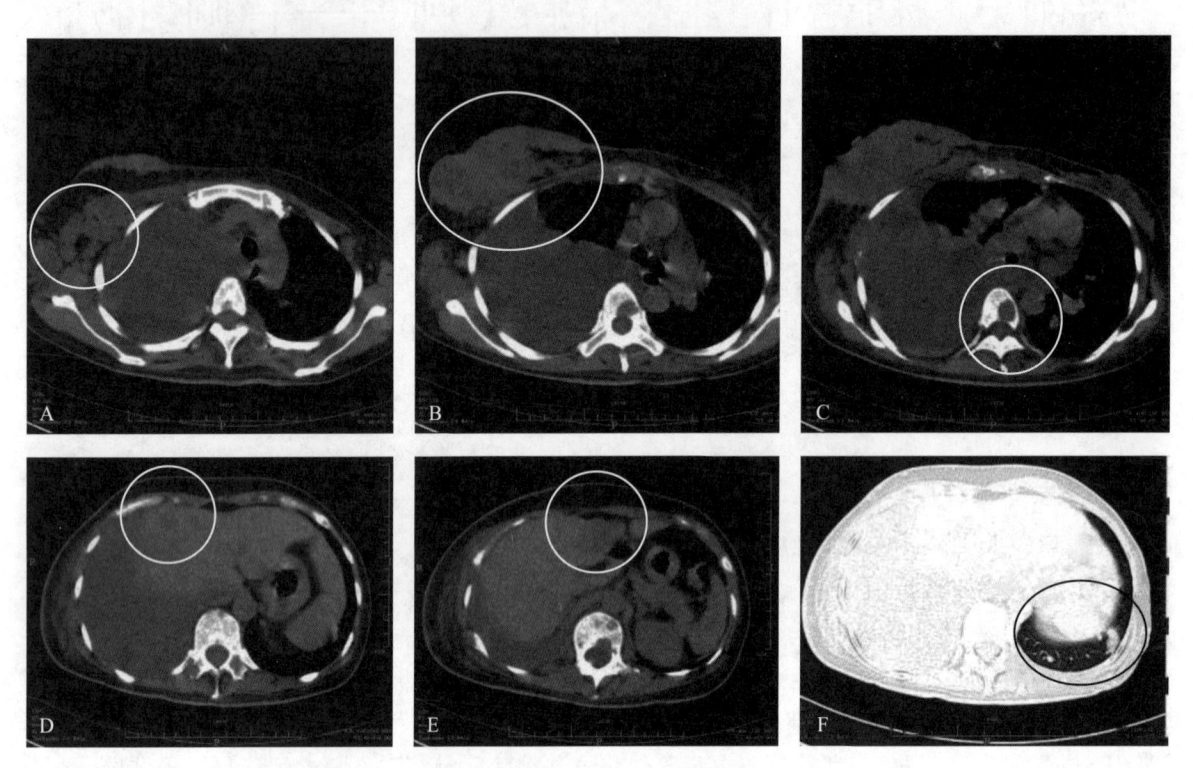

图 3-2　2019-08-12 胸腹部 CT

注：A. 胸部CT，右侧腋窝淋巴结（圈内）；B. 胸部CT，右侧乳腺巨大肿物（圈内）；C. 胸部CT，椎体转移（圈内）；D、E. 腹部CT，肝转移灶（圈内）；F. 胸部CT，左肺转移灶（圈内）

【病史及治疗续一】

> 2019-08-16 患者使用 THP（T，多西他赛，120 mg；H，曲妥珠单抗，352 mg；P，帕妥珠单抗，因家属考虑中，本次未使用）方案化疗。
> 2019-08-17、2019-08-24、2019-08-31 患者使用顺铂（60 mg，每周1次）胸腔灌注化疗。
> 2019-08-18 患者使用双膦酸盐修复骨质（每月1次）。
> 2019-09-06 患者继续使用 THP（T，120 mg；H，264 mg；P，840 mg）方案化疗，疗效评估为PR，患者出现的不良反应有Ⅰ度恶心、呕吐和Ⅱ度白细胞减少。
> 2019-09-08 患者使用长效升白细胞针（化疗后48小时）后Ⅱ度白细胞减少好转。

【辅助检查】

> 2019-08-20 颅脑 MRI 显示未见明显异常（图3-3）。
> 2019-08-26 骨发射型计算机体层成像（emission computerized tomography，ECT）显示胸骨，脊柱，左第4前肋，左第10、11后肋，右第7、9、10、11后肋，以及骨盆显影剂浓聚（图3-4）。
> 2019-09-11 脊柱 MRI 显示胸椎、腰椎压缩性骨折（图3-5）。

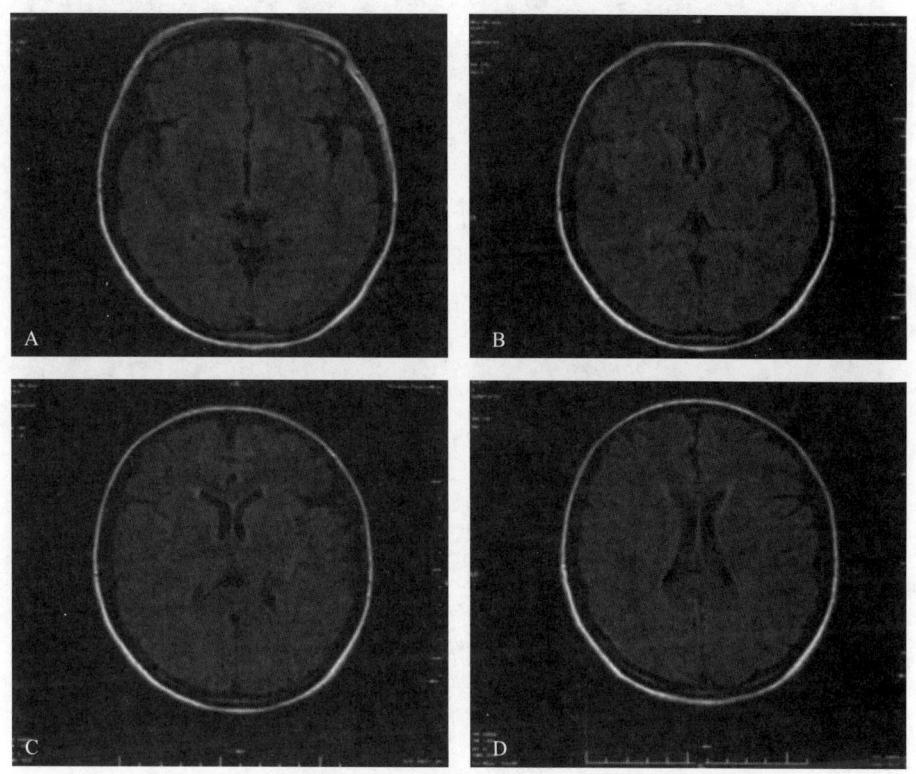

图 3-3 2019-08-20 颅脑 MRI

注：A~D. 未见明显异常

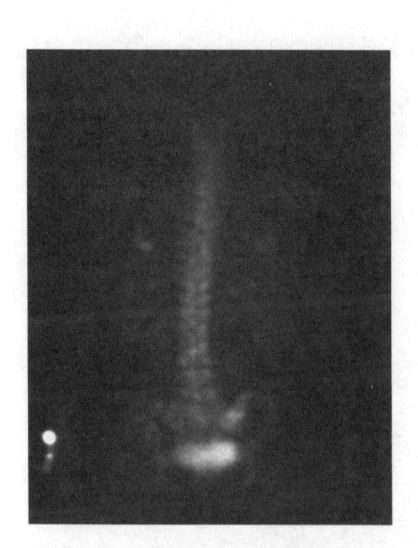

图 3-4 2019-08-26 骨 ECT

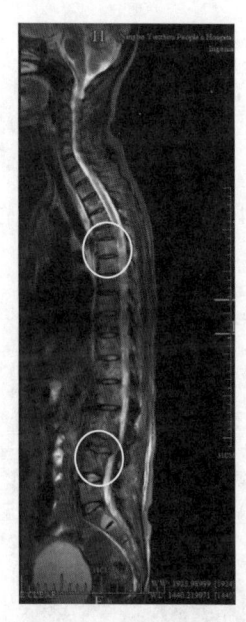

图 3-5 2019-09-11 脊柱 MRI

注：胸椎（上圆圈）、腰椎（下圆圈）压缩性骨折

> 2019-09-18 胸部 CT 显示右侧乳腺肿物和右侧腋窝肿大淋巴结较 2019-08-12 明显缩小，右侧胸腔积液较 2019-08-12 明显减少（图 3-6）。

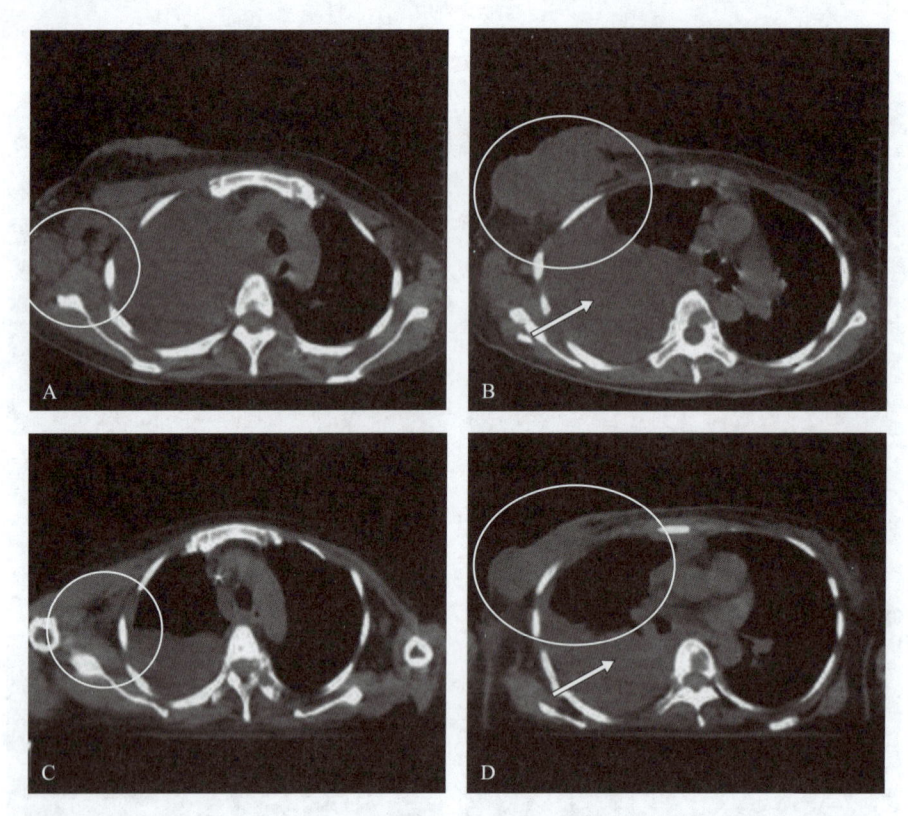

图 3-6　2019-09-18 胸部 CT 与 2019-08-12 胸部 CT 比较

注：A. 2019-08-12 胸部 CT，圈内为右侧腋窝肿大淋巴结；B. 2019-08-12 胸部 CT，圈内为右侧乳腺肿物，箭头指向右侧胸腔积液；C. 2019-09-18 胸部 CT，右侧腋窝肿大淋巴结较 2019-08-12 明显缩小（圈内）；D. 2019-09-18 胸部 CT，右侧乳腺肿物较 2019-08-12 明显缩小（圈内），右侧胸腔积液较 2019-08-12 明显减少（箭头）

【病史及治疗续二】

➢ 2019-09-27 至 2019-11-29 患者继续行 THP（T，120 mg；H，264 mg；P，420 mg）方案化疗。

➢ 2019-09-30 患者在胸 5、腰 3 行姑息性放疗，剂量为 30 Gy/10 次。

➢ 2019-12-04 患者右侧胸壁结节较 2019-11-02 增大（图 3-7），同时出现头晕，无恶心、呕吐症状。

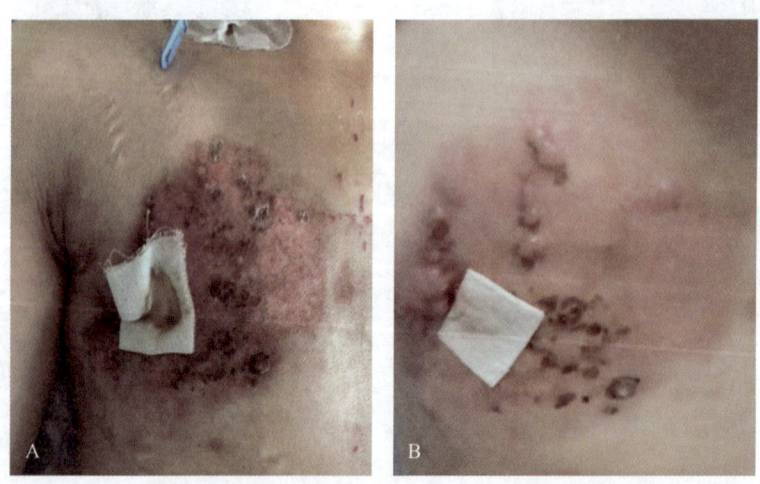

图 3-7　2019-12-04 右侧胸壁病灶与 2019-11-02 右侧胸壁病灶比较

注：A. 2019-11-02 右侧胸壁病灶；B. 2019-12-04 右侧胸壁病灶

【辅助检查】

➤ 2019-12-04 颅脑增强 MRI 显示颅脑内见数个大小不等的异常信号影，结合患者病史，考虑乳腺癌转移（图 3-8）。

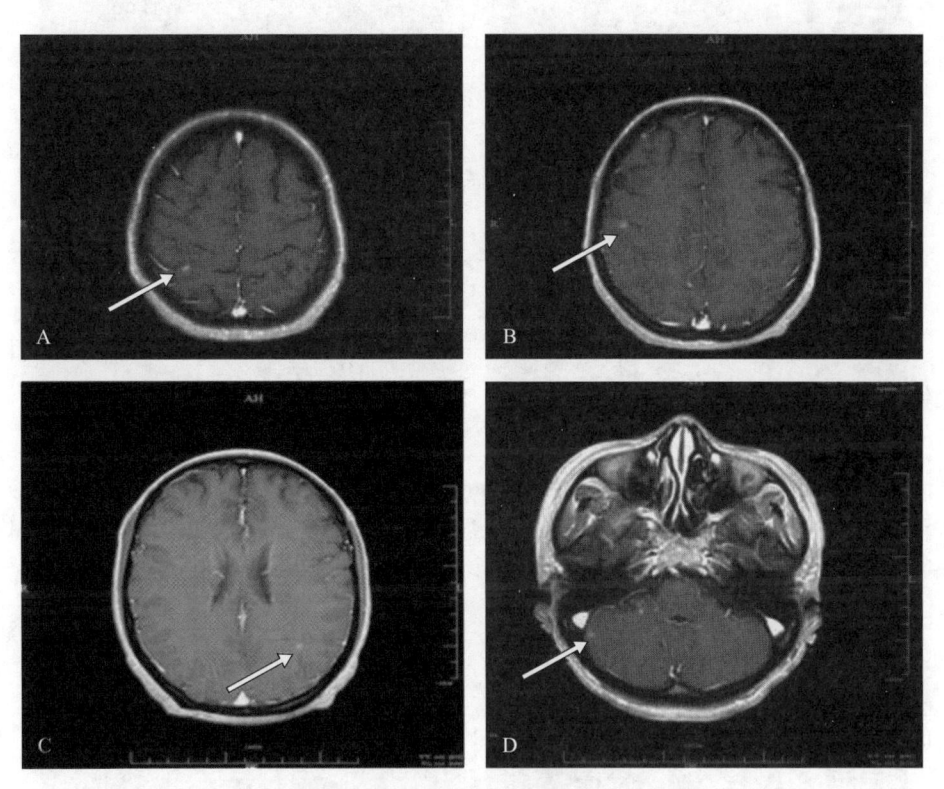

图 3-8　2019-12-04 颅脑增强 MRI
注：A~D. 颅脑转移灶（箭头）

➤ 2019-12-10 胸部 CT 显示右侧乳腺肿物与 2019-09-18 相似；右侧胸腔见少量积液，较 2019-09-18 好转（图 3-9）；肺内未见转移灶。

➤ 2019-12-12 上腹部增强 MRI 显示肝内转移灶治疗后改变，较 2019-10-09 明显好转（图 3-10）。

【本阶段小结】

本例患者为初治Ⅳ期乳腺癌患者，右侧乳房巨大肿物伴肺、肝、骨及淋巴结等多处转移，大量胸腔积液，病理分期为 $cT_4N_3M_1$ 期（骨、肺、肝及胸膜），分子分型为 Luminal B 型（HER-2 阳性型）。本例患者行胸腔穿刺引流后胸闷、气促症状得到缓解，之后给予 THP 方案一线标准化疗 6 个周期和顺铂胸腔灌注化疗 3 次，同时在 THP 方案化疗的第 3、4 个周期中行椎体姑息性放疗，THP 方案的末次化疗时间为 2019-11-29，之后 5 天患者出现头晕症状和右侧胸壁结节增大，遂行全面评估。颅脑 MRI 发现颅内多发转移灶，其余肝转移灶、肺转移灶、胸腔积液、腋窝淋巴结均稳定，疗效评估为 PD（颅内新发转移灶、右侧胸壁结节增大），PFS 为 4 个月。进行多学科讨论：影像科认为，本例患者颅内新发、多发转移灶，分布在左、右大脑和小脑处，比较分散，肺、上腹

· 19 ·

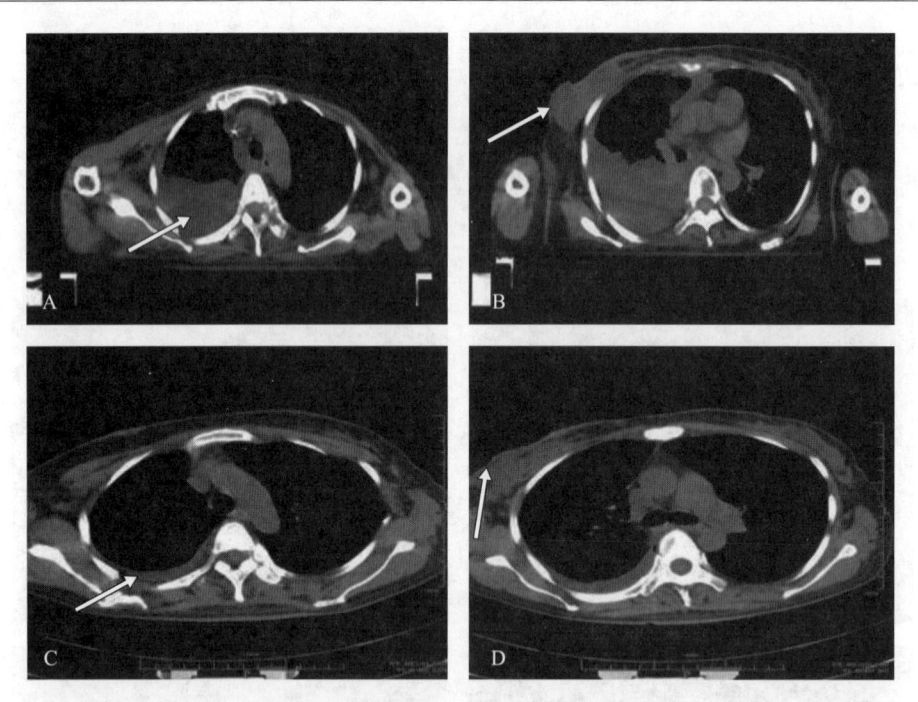

图 3-9 2019-12-10 胸部 CT 与 2019-09-18 胸部 CT 比较

注：A. 2019-09-18 胸部 CT，箭头指向右侧胸腔积液；B. 2019-09-18 胸部 CT，箭头指向右侧乳腺肿物；C. 2019-12-10 胸部 CT，右侧胸腔积液较 2019-09-18 明显减少（箭头）；D. 2019-12-10 胸部 CT，右侧乳腺肿物与 2019-09-18 大小相似（箭头）

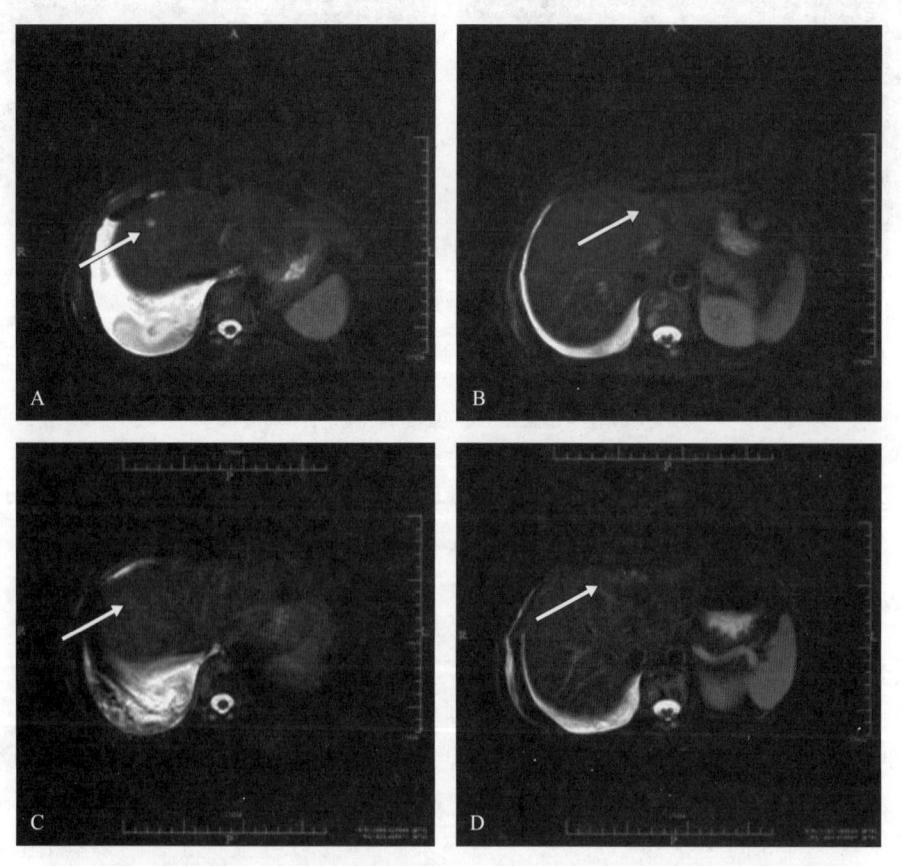

图 3-10 2019-12-12 上腹部增强 MRI 与 2019-10-09 上腹部增强 MRI 比较

注：A、B. 2019-10-09 上腹部增强 MRI，箭头指向肝内转移灶；C、D. 2019-12-12 上腹部增强 MRI，箭头指向肝内转移灶，较 2019-10-09 明显好转

部病灶与前一次比较尚处于稳定状态。病理科认为，本例患者的原发灶病理明确为HER-2阳性、HR阳性、Luminal B型乳腺癌，2019-08-16的胸腔积液脱落细胞中找到癌细胞，无法行免疫组织化学检测，应该为乳腺癌胸腔积液转移。外科认为，本例患者目前无手术适应证。放疗科认为，本例患者颅内多发转移灶至少超过3个，且有头晕症状，建议尽快行全脑放疗。肿瘤科认为，本例患者一线挽救治疗的初次疗效评估PR，不能诊断为原发性曲妥珠单抗耐药，但第2次疗效评估为PD，PFS仅为4个月，需要更改二线靶向治疗药物，且其颅内外均出现PD，颅内病灶可行放疗，颅外病灶负荷量不大，只有右侧胸壁结节，可以考虑行卡培他滨或内分泌治疗，治疗中观察右侧胸壁结节的变化并及时调整化疗方案。

【病史及治疗续三】

➤ 2019-12-16患者行全脑放疗，剂量为40 Gy/20次。

➤ 2019-12-25患者开始行吡咯替尼（400 mg，每天1次）+卡培他滨（1500 mg，每天2次，第1~14天；每21天为1个周期）方案化疗。

➤ 2020-06-02患者因为新型冠状病毒肺炎疫情延迟疾病评估。

【辅助检查】

➤ 2020-06-08患者的右侧胸壁结节较2019-12-04、2020-01-18明显好转（图3-11）。

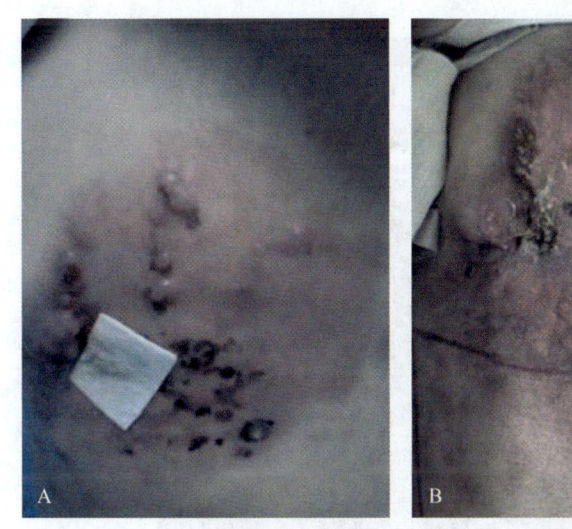

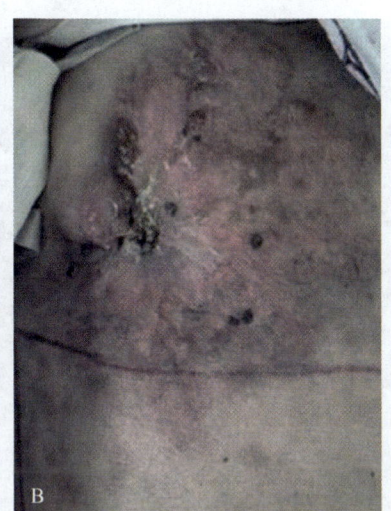

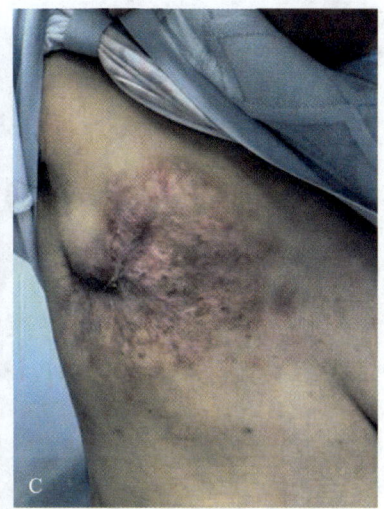

图3-11　2019-12-04至2020-06-08患者右侧胸壁病灶明显好转
注：A. 2019-12-04右侧胸壁病灶；B. 2020-01-18右侧胸壁病灶；C. 2020-06-08右侧胸壁病灶，较前明显好转

➤ 2020-06-08颅脑增强MRI显示颅内转移灶较2019-12-04基本消失（图3-12）。

➤ 2020-06-08胸部CT显示右侧胸腔积液较2019-12-10基本消失，右侧乳腺肿物与2019-12-10相似（图3-13）。

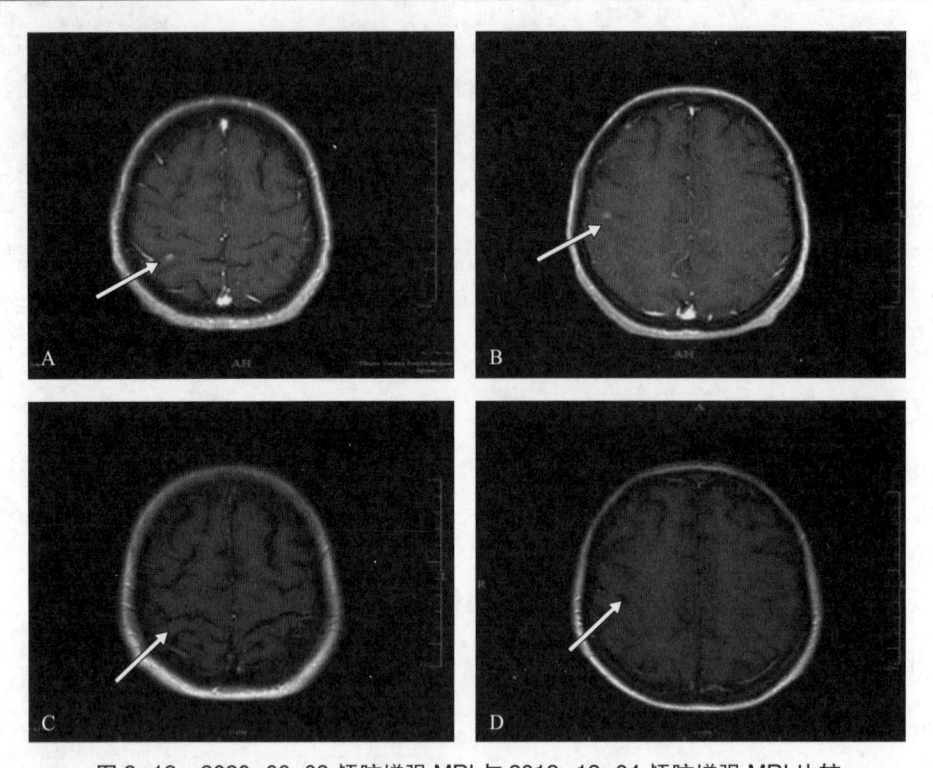

图 3-12　2020-06-08 颅脑增强 MRI 与 2019-12-04 颅脑增强 MRI 比较

注：A、B. 2019-12-04 颅脑转移灶（箭头）；C、D. 2020-06-08 颅脑转移灶（箭头）较 2019-12-04 基本消失

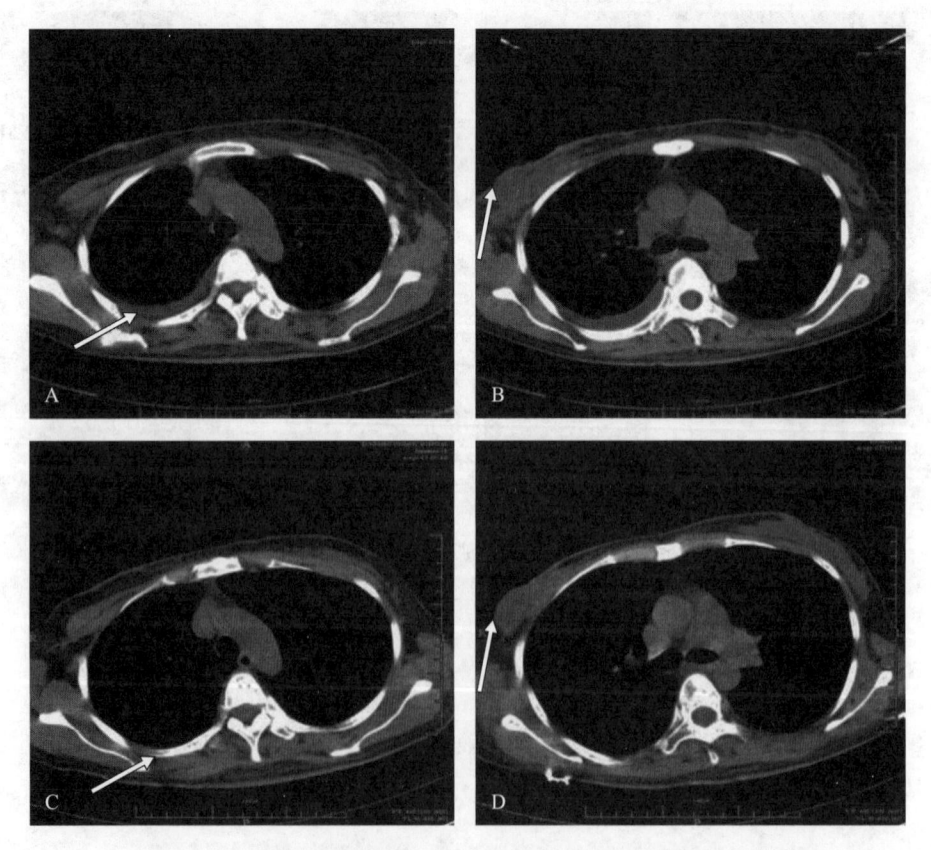

图 3-13　2020-06-08 胸部 CT 与 2019-12-10 胸部 CT 与比较

注：A. 2019-12-10 胸部 CT，箭头指向右侧胸腔积液；B. 2019-12-10 胸部 CT，箭头指向右侧乳腺肿物；C. 2020-06-08 胸部 CT，胸腔积液较 2019-12-10 基本消失（箭头）；D. 2020-06-08 胸部 CT，右侧乳腺肿物与 2019-12-10 大小相似（箭头）

【本阶段小结】

本阶段治疗后，本例患者的疗效评估为 PR，出现的不良反应有 Ⅱ 度腹泻、Ⅱ 度手足皮肤反应、Ⅰ 度骨髓抑制及 Ⅰ 度恶心、呕吐，继续行吡咯替尼+卡培他滨方案治疗。

【专家点评】

本例患者为年轻女性，初治 Ⅳ 期，右侧乳房巨大肿物伴肺、肝、骨及淋巴结等多处转移，大量胸腔积液，病理分期为 $cT_4N_3M_1$ 期（肝、肺、骨及胸膜），分子分型为 Luminal B 型（HER-2 阳性型），接受双靶向治疗（曲妥珠单抗+帕妥珠单抗）联合多西他赛（T）一线标准化疗、椎体姑息性放疗后发现胸壁结节增大，并出现头晕症状，疗效评估为 PD（颅内新发转移灶，胸壁结节增大），PFS 为 4 个月。本例患者颅内外病情均进展，颅内病灶行全脑放疗，换用吡咯替尼联合卡培他滨治疗，疗效评估 PR。

本病例具有几点值得探讨之处。

1. 本例患者为初治 Ⅳ 期、HER-2 阳性乳腺癌患者。对于 HER-2 阳性晚期乳腺癌患者，除非存在禁忌证，都应尽早开始抗 HER-2 治疗。美国 NCCN 指南的一线推荐药物为曲妥珠单抗联合帕妥珠单抗+多西他赛或紫杉醇。《第 5 版欧洲肿瘤学院（European School of Oncology，ESO）-欧洲肿瘤内科学会（European Society for Medical Oncology，ESMO）晚期乳腺癌国际共识指南》（ABC5 指南）推荐，对于以往未接受过抗 HER-2 治疗的患者，标准的一线治疗是紫杉类药物+曲妥珠单抗和帕妥珠单抗的联合治疗。THP 方案已被证明在 OS 方面优于单纯的曲妥珠单抗治疗。

2. 本例患者接受曲妥珠单抗治疗后，PFS 仅为 4 个月，按照曲妥珠单抗的敏感性被定义为继发性耐药。原发性耐药是指曲妥珠单抗一线治疗转移性乳腺癌后 3 个月内或在治疗 8~12 周进行首次影像学评估时病情进展，或曲妥珠单抗辅助治疗后 12 个月内出现复发。继发性耐药是指含曲妥珠单抗的治疗方案在首次影像学评估时初始获得疾病缓解或稳定，在治疗过程中（>12 周）出现疾病进展。本例患者颅内外病情均进展，乳腺癌脑转移总体的治疗原则是在充分评估全身情况的前提下首先针对脑转移进行局部治疗，同时合理考虑全身治疗。本例患者颅内多发转移灶，首先推荐全脑放疗，在控制脑转移灶后，应继续行抗 HER-2 治疗。对于 HER-2 阳性脑转移患者的全身治疗，Ⅱ 期单臂的 LANDSCAPE 研究提示，拉帕替尼联合卡培他滨对脑转移灶的 ORR 达 65.9%。而 2020 年 ESMO 报道的一项正在入组的 Ⅱ 期临床研究的初步结果显示，吡咯替尼联合卡培他滨治疗新发脑转移的 ORR 达 76.9%。考虑吡咯替尼在脑转移患者中有较高的有效率及被国内医保覆盖，同意本例患者二线选择吡咯替尼联合卡培他滨治疗。

3. 在国外，对于晚期不可切除或转移性 HER-2 阳性乳腺癌患者，包括脑转移患者，二线治疗的一类推荐为图卡替尼联合曲妥珠单抗联合卡培他滨。2020 年，ASCO 大会上报道的 HER2CLIMB 研究的结果表明，图卡替尼联合曲妥珠单抗联合卡培他滨治疗乳腺癌脑转移的有效率为 49%。但图卡替尼目前在国内仍不可及。目前，国内的二线治疗方案为曲妥珠单抗-美坦新偶联物（ado-trastuzumab emtansine，T-DM1），但 T-DM1 在国内的上市时间为 2020 年 1 月，故本例患者选择吡咯替尼联合卡培他滨方案。我国自主研发的小分子酪氨酸激酶抑制剂吡咯替尼联合卡培他滨对比拉帕替尼联合卡培他滨，可以显著延长 HER-2 阳性晚期乳腺癌患者的 PFS，无论其既往是否使用过曲妥珠单抗，均能从中获益。因此，对于抗 HER-2 为基础治疗进展的患者，吡咯替尼联合卡培他滨也是一种优选方案。

（复旦大学附属肿瘤医院　王碧芸）

【指南背景】

1.《中国临床肿瘤学会（CSCO）乳腺癌诊疗指南2020》 在HER-2阳性晚期乳腺癌的治疗中，对于那些未使用过曲妥珠单抗的患者，医师的首选治疗应该是以曲妥珠单抗为基础的治疗，并根据患者的HR情况、既往（新）辅助治疗的用药情况选择合理的联合治疗方案。目前，对于此类患者，国内的一线治疗推荐THP方案（紫杉类药物联合曲妥珠单抗+帕妥珠单抗双靶向治疗）。HER-2阳性晚期乳腺癌患者在治疗过程中如果出现脑转移，且颅外病灶未进展，经有效的脑转移局部治疗后，应继续抗HER-2靶向治疗，可考虑继续使用原靶向治疗方案，或更换为酪氨酸激酶抑制剂（tyrosine kinase inhibitor，TKI）。

2.《中国抗癌协会乳腺癌诊治指南与规范（2019年版）》 HER-2阳性转移性乳腺癌的一线治疗方案首选帕妥珠单抗+曲妥珠单抗双靶向治疗联合紫杉类药物。其他可选方案包括曲妥珠单抗联合紫杉醇或多西他赛；曲妥珠单抗联合紫杉醇，同时也可加用卡铂，以进一步提高疗效；曲妥珠单抗也可联合长春瑞滨、卡培他滨等其他化疗药物。二线治疗方案首选T-DM1。临床研究表明，与拉帕替尼联合卡培他滨相比，T-DM1可显著延长PFS及OS。但T-DM1目前尚未在国内上市，可鼓励患者进入相应临床试验以争取最大的生存获益。我国自主研发的小分子酪氨酸激酶抑制剂吡咯替尼联合卡培他滨与拉帕替尼联合卡培他滨相比，可以显著延长HER-2阳性晚期乳腺癌患者的PFS，无论其既往是否使用过曲妥珠单抗，均能从中获益。因此，对于抗HER-2为基础治疗而病情进展的患者，吡咯替尼联合卡培他滨也是一种优选方案。

3.《中国晚期乳腺癌临床诊疗专家共识（2018版）》 对于辅助治疗未使用过曲妥珠单抗或曲妥珠单抗治疗结束后超过1年复发/转移的HER-2阳性晚期乳腺癌患者，曲妥珠单抗联合化疗的疗效和安全性均优于拉帕替尼联合化疗。一线抗HER-2治疗方案首选曲妥珠单抗联合帕妥珠单抗和紫杉类药物，除了联合紫杉醇、多西他赛以外，也可以联合其他化疗药物。对于抗HER-2治疗失败后的患者，持续抑制抗HER-2通路可给其带来生存获益，应继续行抗HER-2治疗。T-DM1是曲妥珠单抗治疗失败后首选的治疗方案。在无法获得T-DM1时，患者可选择其他二线治疗方案，包括继续行曲妥珠单抗联合另一种化疗药物、拉帕替尼联合卡培他滨及曲妥珠单抗联合拉帕替尼。一项Ⅱ期随机分组的临床研究发现，吡咯替尼联合卡培他滨的疗效优于拉帕替尼联合卡培他滨，吡咯替尼联合卡培他滨有望成为可选方案。

4. ABC5指南 抗HER-2治疗应尽早（作为一线）提供给所有HER-2阳性转移性乳腺癌患者，除非其存在抗HER-2治疗禁忌证。T-DM1是曲妥珠单抗治疗失败后首选的二线治疗方案。对于以往未接受过抗HER-2治疗的患者，标准的一线治疗是化疗药物与曲妥珠单抗和帕妥珠单抗的联合，因为在该人群中，其已被证明在OS方面优于化疗药物联合曲妥珠单抗。

5. 2020年美国NCCN指南（第6版） HER-2阳性乳腺癌的一线治疗推荐药物为曲妥珠单抗联合帕妥珠单抗联合多西他赛或紫杉醇。对于晚期不可切除或转移性HER-2阳性乳腺癌患者，包括脑转移患者，若在发生转移后已接受过一线或多线HER-2靶向治疗，二线治疗的一类推荐为图卡替尼联合曲妥珠单抗联合卡培他滨。

（复旦大学附属肿瘤医院　王碧芸）

【循证背景】

1. CLEOPATRA研究（$n=808$） 该研究是一项Ⅲ期临床试验，比较了帕妥珠单抗+曲妥珠单抗+多西他赛与曲妥珠单抗+多西他赛一线治疗808例HER-2阳性转移性乳腺癌患者的疗效。结果显示，双靶向组的OS较单靶向组延长了16.3个月（57.1个月 *vs.* 40.8个月，$P<0.001$），PFS提

高了6.3个月（18.7个月 vs. 12.4个月，P<0.001），但不增加心脏毒性及其他毒性。

2. PHENIX研究（n=279） 该研究是一项随机、多中心、双盲、Ⅲ期临床试验，评估了吡咯替尼+卡培他滨治疗既往经曲妥珠单抗+紫杉类药物治疗的HER-2阳性晚期乳腺癌的疗效及安全性。2019年，ASCO报道了该研究的结果，发现吡咯替尼+卡培他滨组的中位PFS相比于安慰剂+卡培他滨组显著延长（11.1个月 vs. 4.1个月，HR=0.18，95%CI：0.13~0.26，P<0.001），ORR显著提高（68.6% vs. 16.0%，P<0.001）。该研究入组的患者均为使用过曲妥珠单抗治疗的患者，无论曲妥珠单抗是否耐药，吡咯替尼联合卡培他滨均获益显著。该研究中最常见的3级以上不良反应为腹泻（30.8% vs. 12.8%）、手足综合征（15.7% vs. 5.3%）。该研究入组了31例脑转移患者，吡咯替尼联合卡培他滨组的中位PFS为6.9个月，安慰剂联合卡培他滨的中位PFS为4.2个月。

3. 吡咯替尼Ⅱ期研究（n=128） 该研究纳入既往接受过紫杉类药物、蒽环类药物和（或）抗HER-2治疗进展的晚期HER-2阳性乳腺癌患者，转移后化疗不得超过二线且未接受过HER-2靶向的TKI治疗。所有患者随机分配至标准的拉帕替尼联合卡培他滨组及吡咯替尼联合卡培他滨组。最新公布的研究结果显示，吡咯替尼联合卡培他滨对比拉帕替尼联合卡培他滨，ORR显著提高（78.5% vs. 57.1%，P=0.01），PFS也显著延长（18.1个月 vs. 7.0个月，P<0.0001）；亚组分析的结果显示，无论患者既往是否使用过曲妥珠单抗，都能从吡咯替尼的治疗中显著获益。

（复旦大学附属肿瘤医院　王碧芸）

【核心体会】

对于HER-2阳性晚期乳腺癌患者，优先考虑抗HER-2治疗联合化疗。治疗过程中，若患者出现脑转移，经有效的脑转移局部治疗后，应继续行抗HER-2靶向治疗，也可考虑加用或更换为TKI。

（复旦大学附属肿瘤医院　王碧芸）

参 考 文 献

[1] 中国临床肿瘤学会指南工作委员会. 中国临床肿瘤学会（CSCO）乳腺癌诊疗指南2020. 北京：人民卫生出版社，2020.

[2] 中国抗癌协会乳腺癌专业委员会. 中国抗癌协会乳腺癌诊治指南与规范（2019年版）. 中国癌症杂志，2019，29（8）：609-680.

[3] 中国抗癌协会乳腺癌专业委员会. 中国晚期乳腺癌临床诊疗专家共识（2018版）. 中华肿瘤杂志，2018，40（9）：703-713.

[4] Cardoso F, Paluch-Shimon S, Senkus E, et al. 5th ESO-ESMO international consensus guidelines for advanced breast cancer (ABC 5). Ann Oncol, 2020, 31 (12): 1623-1649.

[5] Swain SM, Baselga J, Kim SB, et al. Pertuzumab, trastuzumab, and docetaxel in HER2-positive metastatic breast cancer. N Engl J Med, 2015, 372 (8): 724-734.

[6] Yan M, Bian L, Hu XC, et al. Pyrotinib plus capecitabine for human epidermal factor receptor 2-positive metastatic breast cancer after trastuzumab and taxanes (PHENIX): a randomized, double [office1]-blind, placebocontrolled phase 3 study. Transl Breast Cancer Res, 2020, 99 (25): e20809

[7] Ma F, Ouyang Q, Li W, et al. Pyrotinib or lapatinib combined with capecitabine in HER2-positive metastatic breast cancer with prior taxanes, anthracyclines, and/or trastuzumab: a randomized, phase Ⅱ study. J Clin Oncol, 2019, 37 (29): 2610-2619.

病例 4　HR 阳性、HER-2 阴性乳腺癌新辅助化疗过程中出现肺部小结节 1 例

李　佳　方凤奇*

大连医科大学附属第一医院

【关键词】

新辅助化疗；管腔上皮 B 型；^{18}F-FES PET-CT；OFS

【病史及治疗】

➢ 患者，女性，51 岁，未绝经。2015 年行左侧乳房区段切除术，病理显示乳腺增生+囊肿。

➢ 2019-10 患者因"左侧乳腺肿物 2 年，右侧乳头溢液 2 年"就诊于大连医科大学附属第一医院。乳腺钼靶、MRI、超声检查后诊断为左侧乳腺癌。左侧乳腺肿物穿刺活检的病理显示浸润性癌。免疫组织化学显示 ER（20%，++~+++）、PR（70%，++~+++）、HER-2（+）、Ki-67（40%，+）（图 4-1）。诊断为左侧乳腺癌，分期为 cT$_3$N$_1$M$_0$ Ⅲ b 期，分型为 Luminal B 型（HER-2 阴性）。给予 EC（E，表柔比星；C，环磷酰胺）×4-T（T，多西他赛）×4 方案新辅助化疗。

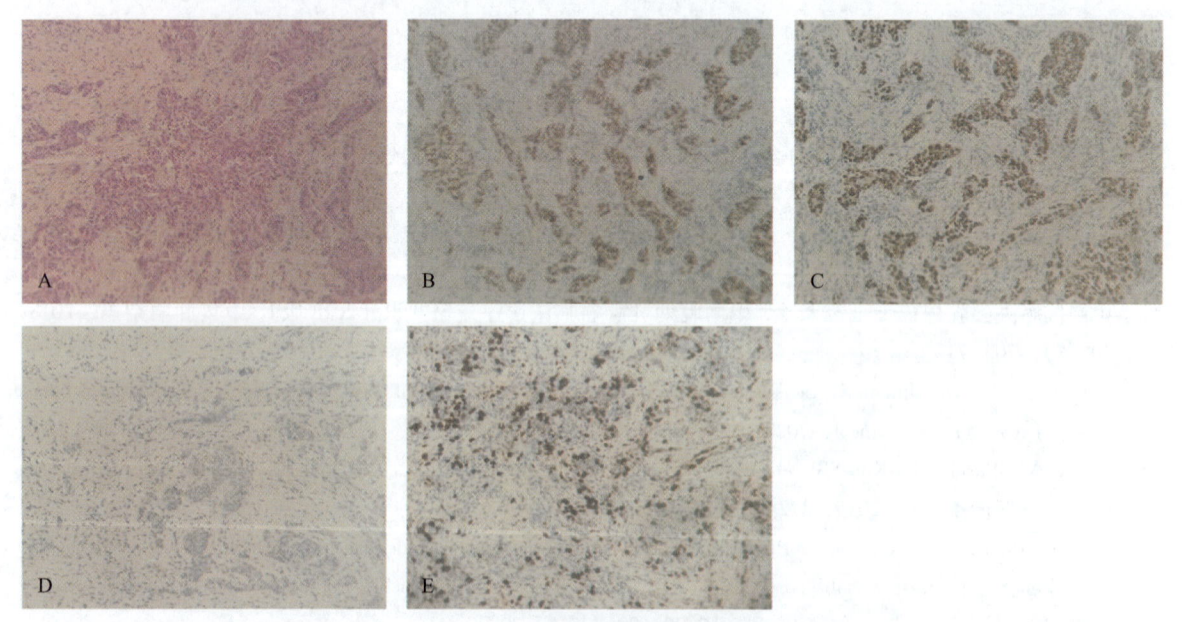

图 4-1　2019-10 左侧乳腺肿物的免疫组织化学结果
注：A. 苏木精-伊红（HE）染色；B. ER；C. PR；D. HER-2；E. Ki-67

* 通信作者，邮箱：ffqlj@163.com

➤ 2019-10 乳腺钼靶显示左侧乳头后方见结节伴钙化［乳腺影像报告和数据系统（breast imaging reporting and data system，BI-RADS）分级为 4C 级］；右侧乳腺头尾位内象限见 2 枚疑似结节，侧斜位上象限见 1 枚疑似结节伴钙化（BI-RADS 分级为 0 级）（图 4-2）。

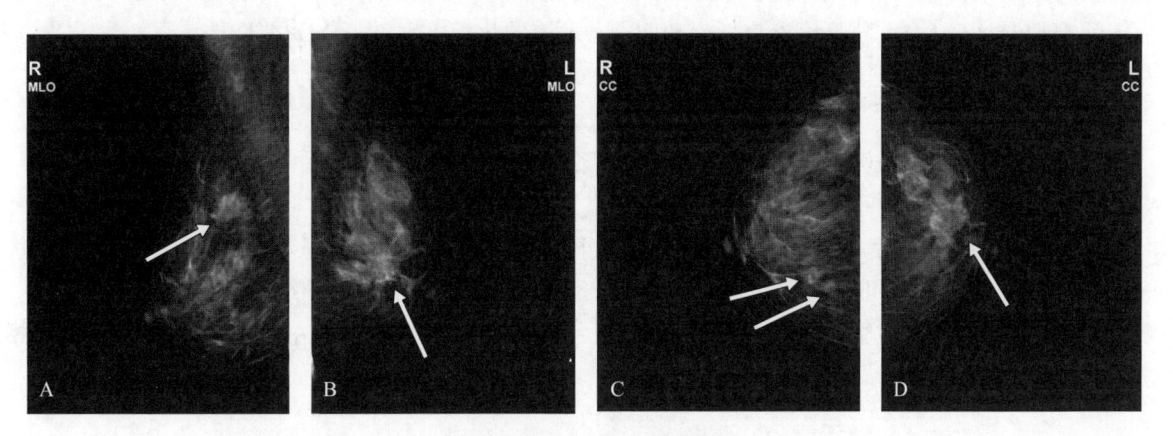

图 4-2　2019-10 乳腺钼靶

注：A. 右侧斜位（箭头指向结节）；B. 左侧斜位（箭头指向结节）；C. 右头尾位（箭头指向结节）；D. 左头尾位（箭头指向结节）

➤ 2019-10 乳腺 MRI 显示左侧乳腺内见多发团块影，边界模糊，较大者大小为 2.2 cm×5.3 cm，增强见明显强化，符合乳腺癌时间-强度曲线（time-intensity curve，TIC）速升平台型。双侧乳腺内多发类圆形 T_1WI 低信号、T_2WI 高信号影，增强扫描未见明显强化。双侧腋窝见多发小淋巴结影，较大者短径约 0.7 cm（图 4-3）。

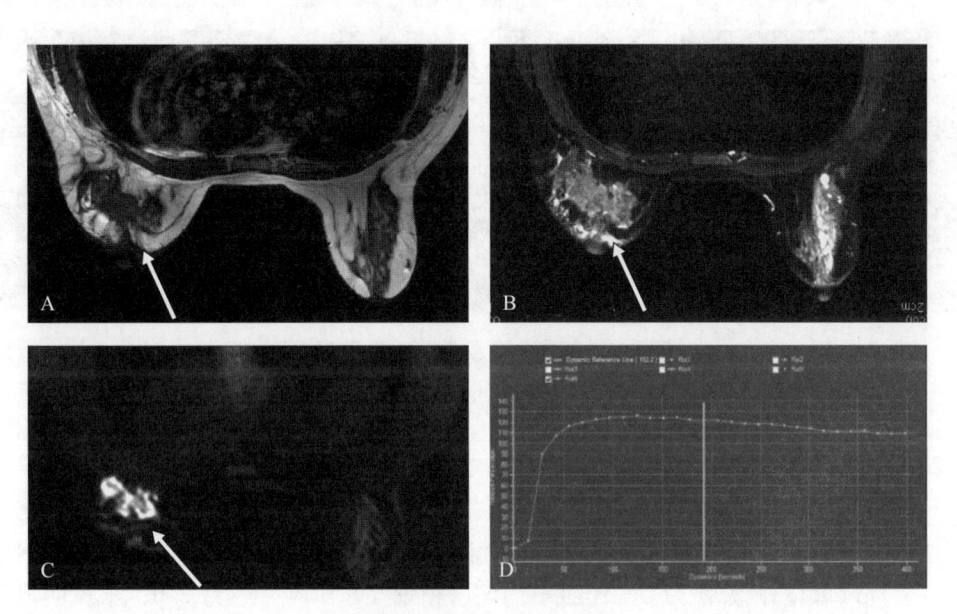

图 4-3　2019-10 乳腺 MRI

注：A. T_1WI（箭头指向乳腺内肿物）；B. T_2WI（箭头指向乳腺内肿物）；C. DWI（箭头指向乳腺内肿物）；D. 速升平台型 TIC

➤ 2019-10 肺部 CT 显示左肺下叶见结节影，考虑良性。

【本阶段小结】

本例患者为绝经前女性，乳腺肿物较大（最大径>5.0 cm），符合行新辅助治疗的指征，不适宜保腋窝，故未行腋窝淋巴结活检。本例患者确诊为HER-2阴性乳腺癌，体质较弱，按照《中国临床肿瘤学会（CSCO）乳腺癌诊疗指南2020》，术前的化疗方案选择EC×4-T×4。

【病史及治疗续一】

➢ 2019-10至2020-03患者行EC×4-T×4方案新辅助化疗2个周期后左侧乳腺肿物缩小43%，疗效评估为PR；6个周期后，疗效评估维持PR。

➢ 2020-03患者化疗6个周期后右肺新发长径为0.8 cm的结节，患者拒绝行右肺病灶活检，遂行^{18}F-氟雌二醇（^{18}F-fluoroestradio，^{18}F-FES）PET-CT，以帮助明确右肺结节的性质。

➢ 2020-03肺部CT显示右肺下叶见新发长径为0.8 cm的结节影，左肺下叶的结节影与前相仿（图4-4）。

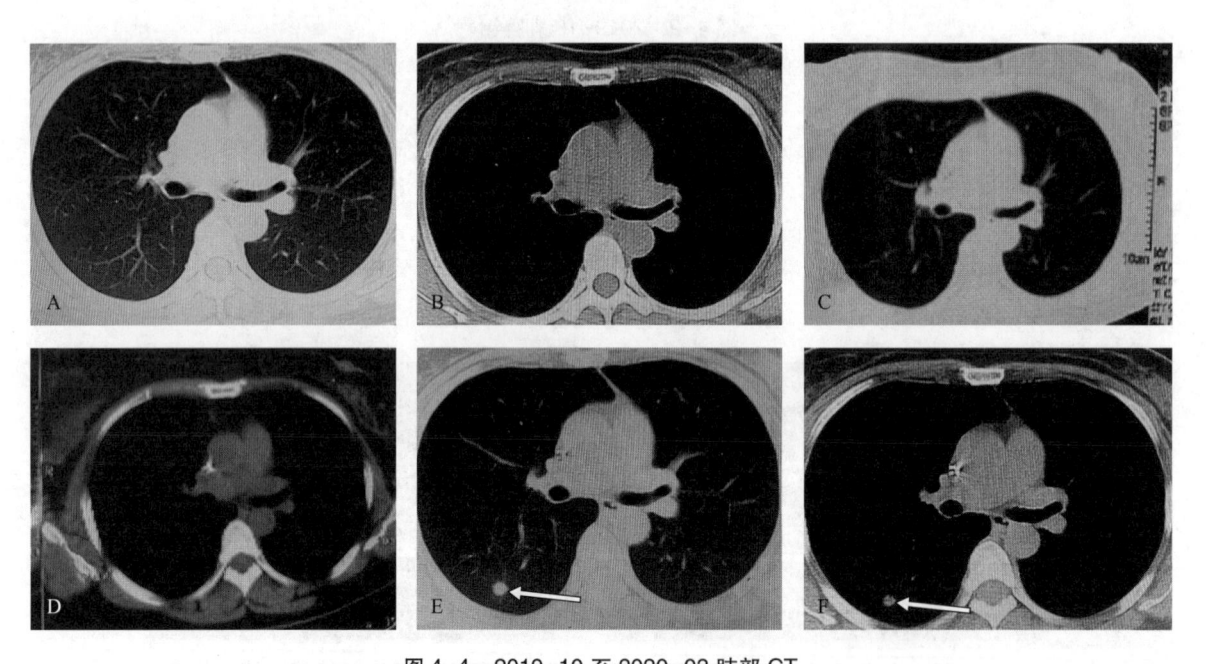

图4-4 2019-10至2020-03肺部CT
注：A、B. 基线；C、D. 化疗5个周期后；E、F. 化疗6个周期后，箭头指向右肺下叶新发结节

➢ 2020-03 ^{18}F-FES PET-CT显示右肺下叶结节，氟脱氧葡萄糖（FDG）代谢增高，最大标准摄取值（SUV$_{max}$）约为3.7，考虑恶性可能性大；ER显像未见明显的^{18}F-FES摄取，考虑表达阴性，需要结合临床；左肺下叶结节，未见FDG代谢增高，与之前结果比较未见明显变化，考虑良性；左侧乳腺局部腺体较致密，FDG代谢不均匀、稍增高，SUV$_{max}$约为2.6，未见明显的^{18}F-FES摄取；左侧腋窝见小淋巴结，未见FDG代谢增高，未见明显的^{18}F-FES摄取。结合病史考虑乳腺癌化疗后改变。

➢ 2020-03乳腺MRI显示左侧乳腺多发团块影，较大者大小为0.7 cm×3.2 cm，增强见较明显的强化；TIC呈速升平台型；两侧乳腺多发囊性灶，较前部分减小；双侧腋窝多发小淋巴结影，较前减少、缩小（图4-5）。

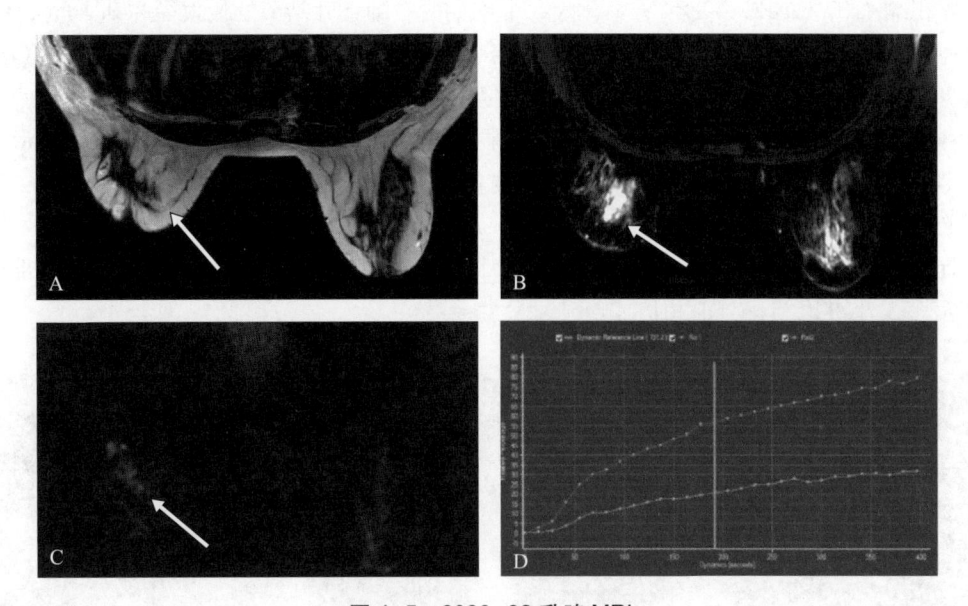

图 4-5 2020-03 乳腺 MRI

注：A~D. 化疗 6 个周期后，箭头指向乳腺内病灶

【本阶段小结】

^{18}F-FES 是一种雌激素类似物，能够与 ER 特异性结合，清晰显示乳腺癌组织及转移灶内癌细胞的 ER 分布、密度及活动状态等信息。^{18}F-FES PET 是唯一能提供 ER 功能状态的检查，ER 表达与 ^{18}F-FES PET 的总符合率约为 88%，尽管 ER 阳性乳腺癌的侵袭力较差，但未观察到 FDG 摄取与 ER 状态或 ^{18}F-FES 摄取值大小有任何相关。本例患者未行内分泌治疗，^{18}F-FES 呈阴性，术后病理显示 ER 高表达，其在未来对内分泌治疗反应如何需要观察。

CT 对于肺结节的发现率为 8%~51%，最大径<1.0 cm 的肺结节中 15% 为恶性结节。PET-CT 是评估肺部占位性病变较可靠的无创性诊断方法，SUV_{max} 与肺结节的性质具有一定关系，SUV_{max}>2.5 常作为良恶性结节的鉴别诊断标准。有文献报道，当 SUV_{max}>2.5 时，其敏感性为 86.1%，特异性为 35.3%；当 SUV_{max}>5.3 时，对肺部结节良恶性的预测价值最大，敏感性为 67.4%，特异性为 88.2%。本例患者肺结节的 SUV_{max} 约为 3.7，在没有病理结果的支持下很难确定性质。与肺内较大的结节灶相比较，小结节灶受呼吸运动影响较大；且受定位难度较高、穿刺组织较少等影响，穿刺活检诊断的准确性为 74%~99%、敏感性为 68%~96%，均低于肺部大结节，故肺部小结节的诊断存在难点。建议在没有得到确切证据支持肺结节的性质时，可按照原方案进行治疗，但应尽可能明确肺结节的性质，以便指导下一步治疗。

本例患者行 EC×4-T×4 方案新辅助化疗 6 个周期后，左侧乳腺病灶的疗效评估为 PR；右肺下叶新发结节，结合 ^{18}F-FES PET-CT，发现 FDG 高代谢、^{18}F-FES 呈阴性，推测其为原发性肿瘤及炎症的可能性小，乳腺癌转移的可能性大，建议 1 个月后复查肺部 CT。因为右肺下叶结节较小，故穿刺结果呈阴性的可能性较大，且本例患者拒绝行右肺结节穿刺及手术，要求继续内科治疗，目前不能明确其性质，可继续行原方案治疗，观察其变化。

【病史及治疗续二】

➢ 2020-03 至 2020-05 肺部 CT 显示 EC×4-T×4 方案化疗 7 个周期后右肺下叶结节的最大径为

0.5 cm，体积缩小 37%；EC×4-T×4 方案化疗 8 个周期后右肺下叶结节的最大径为 0.3 cm，体积缩小 62%；EC×4-T×4 方案化疗 10 个周期后右肺下叶结节的直径为 0.3 cm，疗效评估维持 PR（图 4-6）。

➢ 2020-06 乳腺 MRI 显示左侧乳腺内见非肿物强化，增强扫描局部呈长条状、斑点状强化，范围为 3.1 cm×0.7 cm，TIC 呈缓升型；左侧乳腺后间隙略模糊；两侧乳腺内多发类圆形 T_1WI 等低信号、T_2WI 等高信号影，增强扫描未见明显强化，边界清晰，较大者长径为 1.0 cm。双侧腋窝多发小淋巴结影，较大者短径为 0.5cm（图 4-7）。诊断建议：①左侧乳腺癌化疗后改变，较 2020-03 乳腺 MRI 强化范围缩小，需要结合临床。②两侧乳腺多发囊性结节，较前部分消失。③双侧腋窝多发小淋巴结，与前相仿。

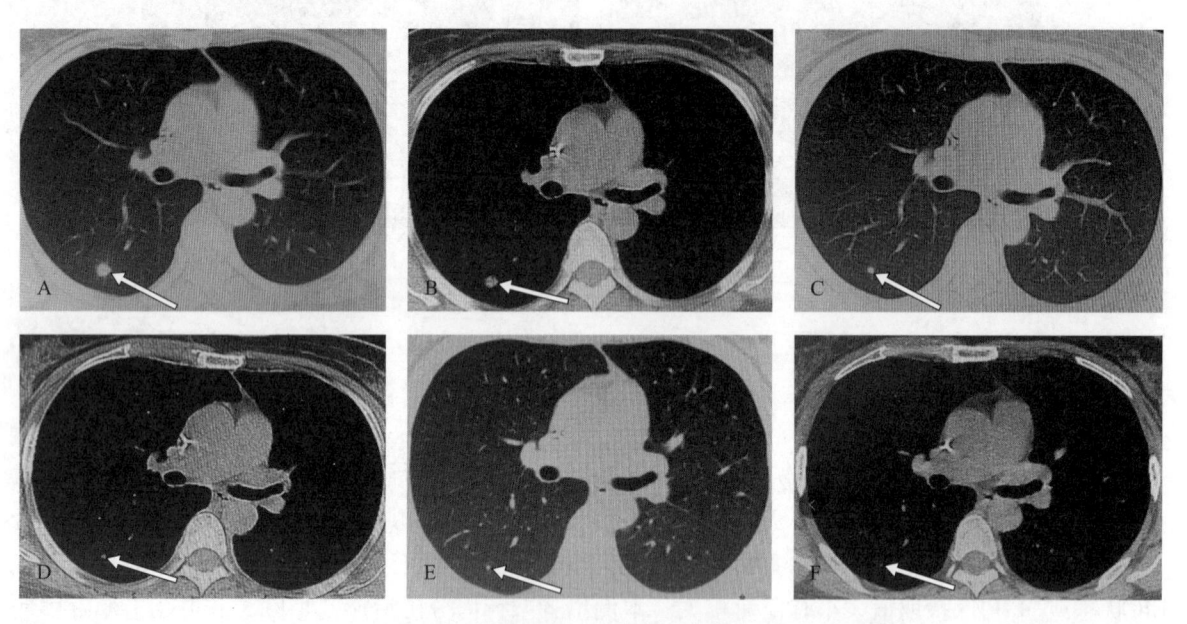

图 4-6　2020-03 至 2020-05 肺部 CT

注：A、B. 化疗 7 个周期后，箭头指向右肺下叶结节；C、D. 化疗 8 个周期后，箭头指向右肺下叶结节；E、F. 化疗 10 个周期后，箭头指向右肺下叶结节

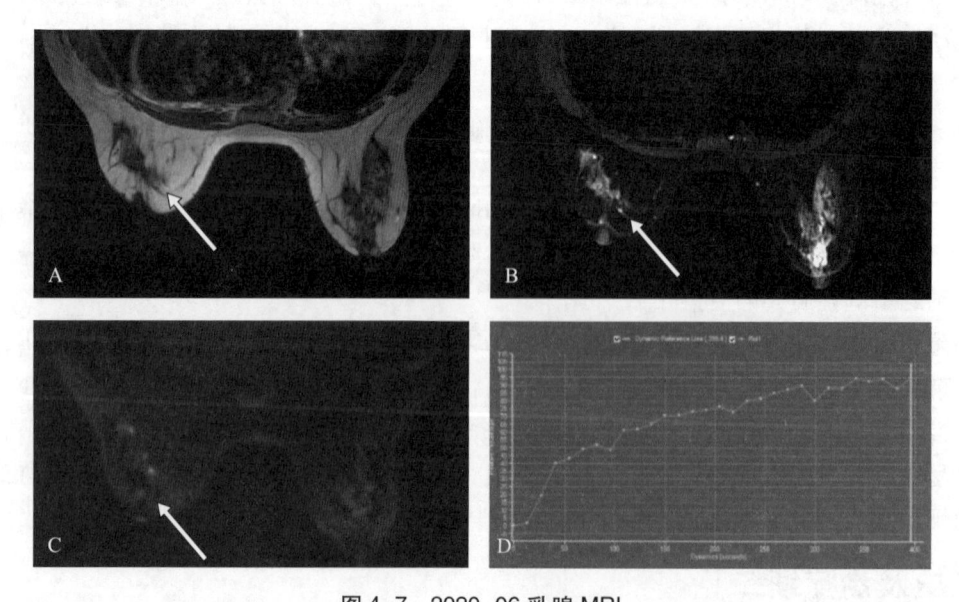

图 4-7　2020-06 乳腺 MRI

注：A~D. 化疗 10 个周期后，箭头指向乳腺内病灶

➢ 2020-07 患者行左侧乳腺癌改良根治术。术后病理显示左侧乳腺非特殊型浸润性癌（浸润性导管癌，Ⅱ级）伴中级别导管内癌，瘤床范围为 8.0 cm×6.0 cm×2.0 cm，浸润性癌的范围为 1.0 cm×0.5 cm×0.5 cm、1.5 cm×0.5 cm×0.5 cm，脉管见神经侵犯。与穿刺结果比较，肿瘤细胞减少 50%，Miller-Payne 分级为Ⅲ级；左侧腋窝淋巴结 5/10 枚，其中 3 枚有治疗反应，癌结节 2 枚。免疫组织化学显示 ER（85%，++~+++）、PR（50%，++）、HER-2（+）、Ki-67（40%，+）。诊断为左侧乳腺癌，分期为 ypT$_1$N$_2$M$_x$ 期，分型为 Luminal B 型（HER-2 阴性）。肺结节性质待查。术后治疗给予卵巢功能抑制（OFS）+芳香化酶抑制剂（AI）+放疗。

【本阶段小结】

本例患者行 EC-T 方案化疗期间乳腺肿物呈现向心性退缩，乳腺结节及肺结节均改善，应继续化疗，不建议马上手术。笔者与本例患者进行充分沟通，决定行 EC×4-T×4 方案后继续行多西他赛治疗 2 个周期。10 个周期化疗结束后，乳腺癌的疗效评估维持 PR，肺结节明显缩小，故请胸外科会诊可否同时行右肺结节手术，会诊意见为右肺结节明显缩小，如果有必要，可手术切除以明确结节性质。征求本例患者及其家属意见，家属选择仅行乳腺手术，术后发现分子分型仍为 Luminal B 型（HER-2 阴性），经新辅助治疗后未达 pCR，无辅助化疗强化依据，遂行内分泌强化治疗，治疗过程中观察肺结节的变化。

本例患者初治被诊断为左侧乳腺癌[病理分期为 cT$_3$N$_x$M$_0$ 期，分子分型为 Luminal B 型（HER-2 阴性）]。行新辅助化疗 EC-T 共 10 个周期，疗效评估达 PR，Miller-Payne 分级为Ⅲ级。多西他赛化疗 2 个周期后新发 1 枚肺部小结节（SUV$_{max}$ 为 3.7，^{18}F-FES 呈阴性），后续多西他赛治疗期间肺部小结节缩小。左侧乳腺癌改良根治术后诊断为左侧乳腺癌[病理分期为 ypT$_1$N$_2$M$_x$ 期，分子分型为 Luminal B 型（HER-2 阴性型）]，肺结节性质待查。术后治疗给予 OFS+AI+放疗。

【专家点评】

本例患者是一例Ⅲ期 HR 阳性乳腺癌患者，因乳腺肿物较大，行新辅助 EC×4-T×4 方案化疗，6 个周期后发现肺部小结节，PET 考虑恶性，继续上述方案另加 2 个周期多西他赛（总计 10 个周期）治疗后总体疗效评估达 PR，肺部小结节及原发灶均缩小，后行手术治疗，术后使用 OFS+AI+放疗。本例患者具有 2 点值得探讨之处。

1. 新辅助治疗方案及术后治疗 本例患者为乳腺肿物最大径>5.0 cm 的Ⅲ期乳腺癌患者，符合行新辅助治疗的指征。美国 NCCN 指南和《中国临床肿瘤学会（CSCO）乳腺癌诊疗指南 2020》均推荐 HER-2 阴性乳腺癌患者的新辅助治疗可选择含蒽环类药物和紫杉类药物的方案，如 AC-T（A，多柔比星；C，环磷酰胺；T，紫杉醇）、EC-T（E，表柔比星；C，环磷酰胺；T，紫杉醇）、TAC（T，多西他赛；A，多柔比星；C，环磷酰胺）等方案。INTENS 研究发现，AC-T 方案相比于 TAC 方案提高了 9% 的 pCR 率，显著提高了 5 年 DFS 率达 10%；且 DFS 的分层分析显示，HR 阳性、HER-2 阴性患者的生存获益更显著。本例患者选择 EC-T 方案新辅助化疗，且在发现肺部疑似新发病灶后继续使用 T 达 6 个周期，取得满意的疗效后手术，但手术未达 pCR，术后拟行 OFS+AI+放疗。本例患者的乳腺肿物最大径>5.0 cm 伴淋巴结转移，属于高危的早期乳腺癌患者，MonarchE 研究提示可在常规内分泌治疗的基础上联合阿贝西利 1 年，强化辅助内分泌治疗，以降低患者的复发风险。

2. ^{18}F-FES PET-CT 在乳腺癌中的应用 ^{18}F-FES PET-CT 作为唯一能将患者病灶 ER 活性情况进行影像学表现的检查方式，在国内已部分推广。其不仅可以判断病灶的 ER 表达情况，还可以对内分泌治疗的疗效进行评估和预估，在穿刺困难的情况下提供宝贵的治疗指导建议。本例患者的肺部病灶呈 FDG PET 阳性，^{18}F-FES 阴性的判读为考虑转移，因为原发灶为 ER 阳性，转移灶若为 ER 阴性，在没有使用内分泌治疗且时间间隔如此短的情况下首先考虑为由于肿瘤的异质性，原发灶中 ER 阴性的肿瘤细胞发生转移，形成肺部 ER 表达阴性的转移灶；其次考虑为肺部的原发性肿瘤，但病灶的生长速度和 CT 上的形态并不支持；最后考虑为 FDG 高摄取的肺部炎症病灶。本例患者后续行多西他赛治疗后肺部结节缩小，考虑恶性可能性大。因此，应对肺部病灶行进一步的谨慎评估，并强烈建议本例患者进行手术切除，取得确切的病理结果。该肺结节无论是乳腺癌合并的寡转移灶，还是原发性肿瘤，切除都对本例患者有一定的治疗获益，但在肺结节病理性质不明确的情况下，暂时可考虑后续内分泌治疗过程中密切随访。

（复旦大学附属肿瘤医院　王碧芸）

本例患者在化疗前被诊断为左侧乳腺癌［病理分期为 $cT_3N_xM_0$ 期，分子分型为 Luminal B 型（HER-2 阴性型）］，此时完善了局部检查，如钼靶、彩超、MRI、CT，以及全身检查，排除了远处转移，但是对腋窝淋巴结的评估仅以 N_x 评级显然不足。根据术后病理，在新辅助化疗前，cN_2 较为合适，建议在超声引导下行细针穿刺活检。

$cT_3N_2M_0$ 乳腺癌属于临床不可手术的局部晚期乳腺癌，优选新辅助化疗。结合分型，给予本例患者蒽环类药物联合紫杉类药物方案是合适的选择。本例患者 EC 化疗阶段的疗效评估为 PR，效果较明显，但是在应用紫杉类药物化疗时出现了可疑的肺转移。^{18}F-FES PET-CT 考虑恶性肿瘤，且 ER 为阴性。此时，需要考虑肺结节的性质，是乳腺癌转移还是肺原发性肿瘤。一般情况下，化疗期间乳腺病灶达 PR 而肺部进展出现转移灶的可能性较小，且转移灶的生物标志物如 ER 等通常与原发性肿瘤一致。但本例患者的 ^{18}F-FES 结果提示 ER 阴性，需要排除肺原发性肿瘤的可能性。如果肺结节为原发性肿瘤，在使用多西他赛的过程中，肿瘤也有缩小的可能。如果考虑肺结节为乳腺癌转移，且在多西他赛治疗期间出现进展，则需要更改治疗方案。此时，肺结节作为复发/转移性乳腺癌开展晚期一线治疗，但其乳腺原发性肿瘤与转移灶的 ER 状态不一致。在肺部病灶具有活检条件的情况下，建议行活检（无论是穿刺活检还是胸腔镜活检）明确病理性质。如果转移灶的病理性质明确，且 ER 呈阳性，首选晚期一线内分泌治疗，如 CDK4/6 抑制剂+AI+OFS；若 HR 呈阴性，则治疗方案首先考虑针对转移灶的病理特征使用晚期解救化疗，但继续应用多西他赛不合适，且增加多西他赛 2 个周期治疗没有依据。建议可以在患者出现肺部病灶后取得病理结果，行多基因 panel 检测，以明确突变通路，为后续的治疗提供依据。

此外，如果肺结节仍考虑转移灶可能，则乳腺手术存在争议，因为众多前瞻性研究提示，初治Ⅳ期乳腺癌手术治疗无明显的生存获益。对于 51 岁的高危未绝经患者，内分泌治疗优先推荐手术去势。

（复旦大学附属妇产科医院　陈宏亮　吴克瑾）

【指南背景】

1. 2020 年美国 NCCN 指南　对于局部晚期 HER-2 阴性乳腺癌，可考虑术前化疗，方案可选 AC-P（A，表柔比星；C，环磷酰胺；P，紫杉醇）、TC（T，多西他赛；C，环磷酰胺）等。术前化疗达到 pCR 可提高 DFS 和 OS，对于三阴性乳腺癌的意义最大。术后若新辅助化疗未完成则继续完成，若完成则考虑辅助内分泌治疗。

2.《中国临床肿瘤学会（CSCO）乳腺癌诊疗指南 2020》　新辅助治疗适用于肿物最大径>5.0 cm、腋窝淋巴结转移、HER-2 阳性、三阴性或有保乳意愿但难以保乳的患者。HER-2 阴性乳腺癌患者的术前辅助治疗可考虑 TAC、AT、AC-T 等方案。

（复旦大学附属肿瘤医院　王碧芸）

【循证背景】

1. INTENS 研究 该研究将 201 例符合新辅助治疗指征的乳腺癌患者随机分入 AC-T 方案组及 TAC 方案组。结果显示，AC-T 方案组较 TAC 方案组提高了 9% 的 pCR 率，且显著提高了 5 年 DFS 率（10%）；且 DFS 的分层分析显示，HR 阳性、HER-2 阴性患者的生存获益更显著。

2. MonarchE 研究 该研究将阿贝西利+标准的辅助内分泌治疗用于 HR 阳性、HER-2 阴性高危早期乳腺癌患者，与单独使用标准的辅助内分泌治疗相比，前者显著降低了乳腺癌的复发风险达 25%（$HR=0.747$，$95\%CI$：$0.598\sim0.932$，$P=0.0096$）。在所有预设的亚组中，患者均一致显示出具有统计学意义的获益，治疗 2 年后组间差异为 3.5%（阿贝西利组为 92.2%，对照组为 88.7%）。

（复旦大学附属肿瘤医院　王碧芸）

【核心体会】

HR 阳性乳腺癌患者新辅助化疗及手术时机的选择有一定挑战性。^{18}F-FES PET-CT 对于 HR 阳性乳腺癌的新发病灶有一定的临床指导意义。

（复旦大学附属肿瘤医院　王碧芸）

参 考 文 献

[1] 杨欢，陈晓耕. FES PET-CT 成像与乳腺癌诊疗. 现代肿瘤医学，2012，20（2）：412-416.

[2] 廖江荣，姜蓬. CT 导引下肺小结节穿刺活检的临床应用体会. 中华肺部疾病杂志（电子版），2018，11（1）：91-92.

[3] Vriens B, Vriens IJH, Aarts MJB, et al. Improved survival for sequentially as opposed to concurrently delivered neo-adjuvant chemotherapy in non-metastatic breast cancer. Breast Cancer Res Treat，2017，165（3）：593-600.

[4] Masuda N, Lee SJ, Ohtani S, et al. Adjuvant capecitabine for breast cancer after preoperative chemotherapy. N Engl J Med，2017，376（22）：2147-2159.

[5] 中国临床肿瘤学会指南工作委员会. 中国临床肿瘤学会（CSCO）乳腺癌诊疗指南 2020. 北京：人民卫生出版社，2020.

病例 5 三阴性乳腺癌局部复发后综合治疗 1 例

罗康维[*] 张远起[*] 李建文 黄胜超 梁忠锃 黄宝怡

广东医科大学附属医院

【关键词】

三阴性乳腺癌；局部复发；化疗；胸壁修复重建

【病史及治疗】

➢ 患者，女性，59 岁，已绝经。

➢ 2012-05-21 患者因右侧乳腺癌行改良根治术（肿物位于右侧乳腺 11 点钟位置，大小为 2.5 cm×1.3 cm）。术后病理显示右侧乳腺浸润性导管癌，右侧腋窝淋巴结（3/11 枚）见癌转移，第 2、3 组淋巴结（0/7 枚，0/1 枚）未见癌转移。免疫组织化学显示 ER（-）、PR（-）、HER-2（-）、Ki-67（30%）。诊断为右侧乳腺浸润性癌（病理分期为 $pT_2N_1M_0$ 期，临床分期为 Ⅱb 期，分子分型为三阴性）。给予 FEC（F，氟尿嘧啶；E，表柔比星；C，环磷酰胺）×3-T（多西他赛）×3 方案化疗，未行放疗。

➢ 2019-05 患者因"右侧乳腺癌术后发现右侧胸壁肿物 3 个月余"入院。查体发现，右侧乳房缺如，右侧锁骨下胸壁可触及一个大小为 4.0 cm×2.0 cm 的肿物，质硬、固定，边界尚清晰，表面粗糙。

【辅助检查】

➢ 2019-05-28 胸部 CT 显示胸骨右侧第 2 前肋旁可见一个不规则软组织密度肿物影，大小为 3.8 cm×3.1 cm，肿物向胸壁外、胸腔内生长，考虑为乳腺癌局部复发；肺部未见明确的转移征象（图 5-1）。

➢ 2019-05-28 乳腺彩超显示右侧胸壁见低回声包块，大小为 4.4 cm×2.0 cm，回声欠均匀，考虑为乳腺癌局部复发（图 5-2）。

➢ 2019-05-28 骨扫描显示未见明显的骨转移征象。

➢ 2019-05-28 腹部增强 CT、颅脑 MRI 显示未见明显的转移征象。

---

[*] 通信作者，邮箱：kwluo1@163.com

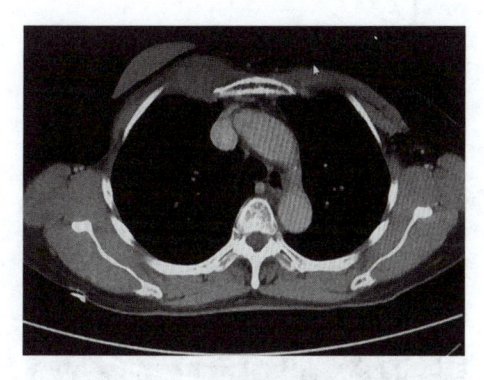

图 5-1　2019-05-28 胸部 CT

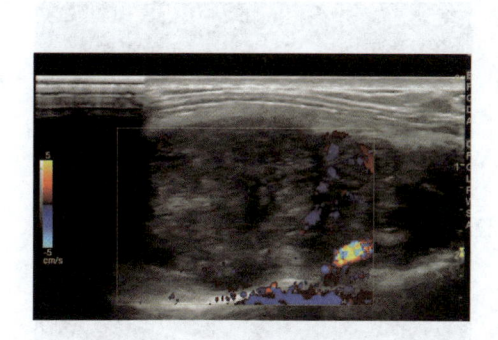

图 5-2　2019-05-28 乳腺彩超

【病史及治疗续一】

➢ 2019-06 患者行右侧胸壁肿物穿刺活检。病理显示浸润性腺癌，结合病史，符合乳腺癌局部复发。免疫组织化学显示 ER（-）、PR（-）、HER-2（-）、Ki-67（30%）。建议患者完善 *BRCA*1/2 基因检测，但患者及其家属拒绝。

➢ 2019-06-13 患者开始行解救化疗，方案为 GP（G，吉西他滨，第 1、8 天；P，顺铂，第 1~3 天），共 4 个周期。

【本阶段小结】

本例患者既往患三阴性乳腺癌，化疗采用 FEC×3-T×3 方案，2011 年美国 NCCN 指南将其作为可选方案之一，最新版已将其剔除；当时，本例患者的右侧腋窝淋巴结有 3 枚转移，按照最新版指南，有明确的放疗指征，其当时没有行放疗。本例患者的 DFS 达 7 年后现出出现局部复发，考虑乳腺、淋巴区域来源。由于肿物的最大径约为 4.0 cm，一期手术难以达到 R0 切除，根据美国 NCCN 指南及《中国抗癌协会乳腺癌诊治指南与规范（2019 年版）》推荐，可先行全身治疗，待肿物缩小后再行根治性切除。三阴性乳腺癌的局部复发治疗以化疗为主，可联合免疫治疗或多腺苷二磷酸核糖聚多酶（PARP）抑制剂等方法，本例患者由于经济能力欠佳，选择含铂类药物的 GP 方案。

【病史及治疗续二】

➢ 2019-09-12 胸腹部增强 CT 显示右侧第 2 前肋至胸骨旁区域结节状软组织密度影较前增大，大小为 4.0 cm×3.0 cm×3.3 cm；邻近区域新增一个结节，最大径约 1.0 cm，边界尚清晰，增强扫描呈不均匀强化，病灶邻近骨质未见明确破坏征象，考虑转移瘤可能性大。疗效评估为 PD（图 5-3）。

➢ 2019-09-12 患者更换化疗方案为 TX（多西他赛，第 1 天；X，卡培他滨，第 1~14 天），2 个周期后复查。

➢ 2019-10-19 胸腹部增强 CT 显示右侧第 2 前肋至胸骨旁区域结节状软组织密度影较前增大，大小为 6.4 cm×5.4 cm×4.4 cm；邻近区域的结节亦较前增大，最大径达 1.6 cm，边界欠清晰，增强扫描呈不均匀强化，病灶邻近骨质未见明确破坏征象，考虑转移瘤可能性大（图 5-4）。疗效评估为 PD。

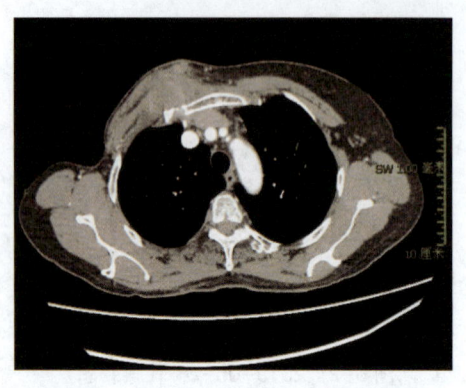

图 5-3　2019-09-12 胸腹部增强 CT 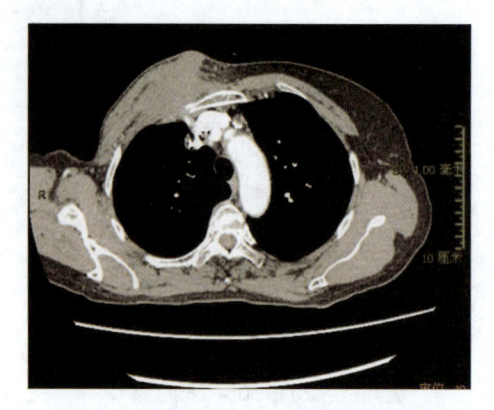　　　　　　　图 5-4　2019-10-19 胸腹部增强 CT

【本阶段小结】

本例患者行 GP 方案 4 个周期后疗效评估为 PD，可以继续选择既往未使用过的化疗药物，考虑其既往使用紫杉类药物有效，可以考虑紫杉类药物的再应用，故选择了 TX 方案，但仍然无效。本例患者已经应用了多种化疗药物，疗效不佳，可以考虑加用抗血管生成药物或免疫抑制剂等，但其由于经济原因未接受。

【病史及治疗续三】

➢ 2019-10-31 肿瘤科、麻醉科、病理科、放射科、胸外科等相关科室针对患者进行多学科讨论，商定治疗方案后患者由乳腺外科联合胸外科行右侧胸壁肿物根治性切除+胸壁区域性切除（右侧第 2、3 肋骨部分切除）+右侧胸壁修复重建［补片+腹直肌肌皮瓣（transverse rectus abdominis musculocutaneous，TRAM）联合腹壁下动脉穿支皮瓣（deep inferior epigastric artery perforator flap，DIEP）胸壁修复］（图 5-5）。术后病理显示右侧胸壁肿物为浸润性腺癌伴局灶鳞状分化，结合免疫组织化学结果［雄激素受体（androgen receptor，AR；约 10%，+）、ER（-）、PR（-）、HER-2（++，弱阳）、Ki-67（热点区域约 70%）；FISH 阴性］及临床病史，符合乳腺来源；皮肤未见癌；右侧锁骨下淋巴结（0/4 枚）未见癌转移；右上、右下、右内、右外切缘组织未见癌。

➢ 2019-11 患者术后补充胸壁放疗及口服长春瑞滨维持化疗。

➢ 2020-03 胸部 CT 显示双肺多发转移，病灶的最大径约为 2.2 cm（图 5-6）。

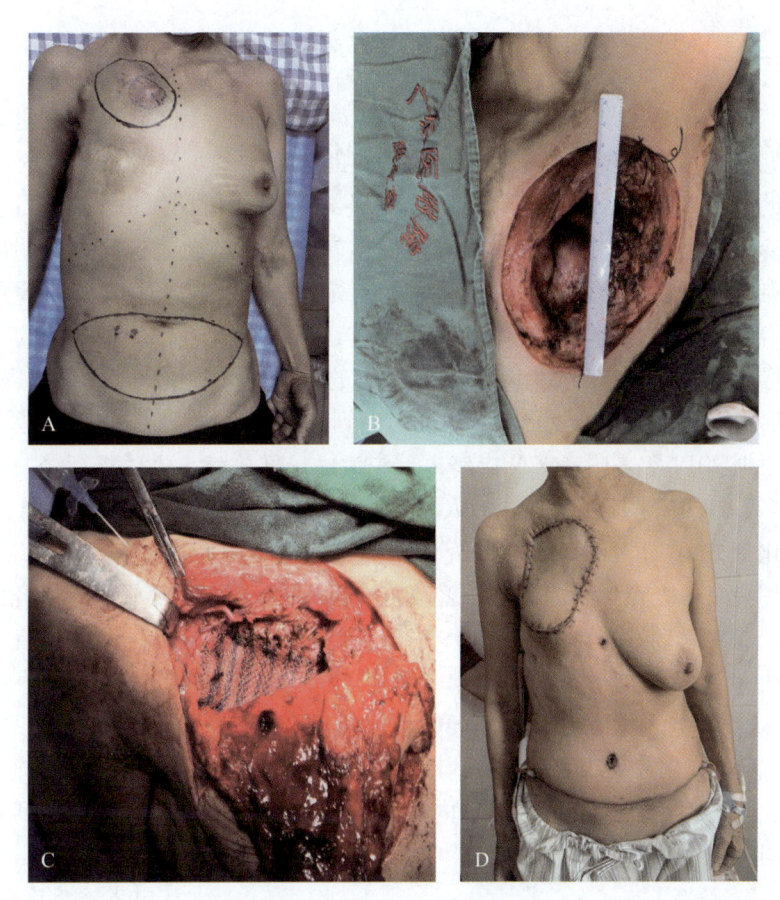

图 5-5　2019-10-31 右侧胸壁肿物根治性切除+胸壁区域性切除+右侧胸壁修复重建

注：A～D. 手术操作前、中、后

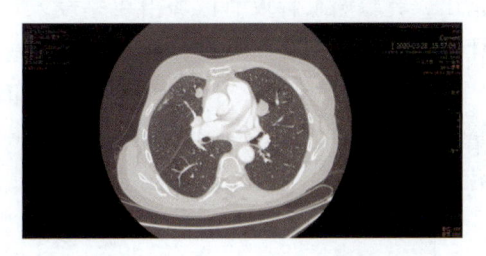

图 5-6　2020-03 胸部 CT

本例患者的疾病诊疗过程见图 5-7。

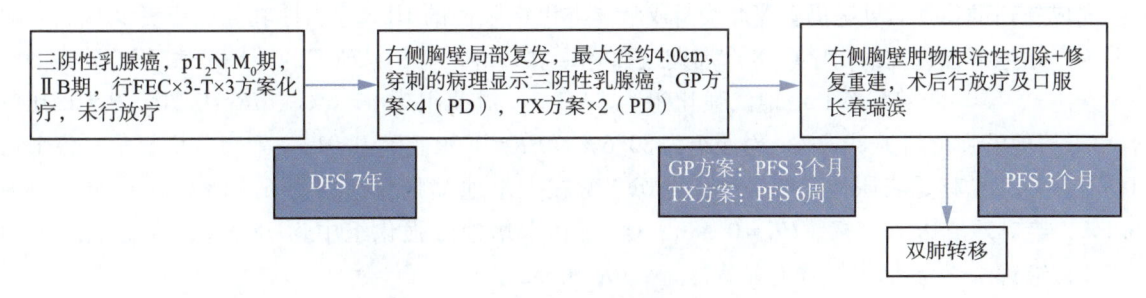

三阴性乳腺癌，pT$_2$N$_1$M$_0$ 期，ⅡB 期，行 FEC×3-T×3 方案化疗，未行放疗 → 右侧胸壁局部复发，最大径约 4.0cm，穿刺的病理显示三阴性乳腺癌，GP 方案×4（PD），TX 方案×2（PD） → 右侧胸壁肿物根治性切除+修复重建，术后行放疗及口服长春瑞滨

DFS 7 年

GP 方案：PFS 3 个月
TX 方案：PFS 6 周

PFS 3 个月

双肺转移

图 5-7　本例患者的疾病诊疗过程

【专家点评】

2012 年，本例患者因右侧乳腺肿物（最大径 2.5 cm）行改良根治术，病理显示三阴性乳腺癌，淋巴结 3 枚见癌转移，FEC-T 方案是当时术后辅助化疗中的可选方案，同时应行包含胸壁及锁骨区的术后辅助放疗，但其未行放疗，为后续的局部复发留下了隐患。若以目前的治疗理念来看，本例患者首诊时肿物体积偏大、存在腋窝淋巴结转移，可考虑先行穿刺以明确原发灶的病理及腋窝淋巴结状态，选择新辅助化疗后再行手术。若未达 pCR，基于 CREATE-X 研究的结果，可行 6~8 个周期卡培他滨强化治疗。此外，SYSUCC-001 研究提示，Ⅰb~Ⅲc 期的术后三阴性乳腺癌患者在接受了标准的术后化疗和放疗后，采用 1 年的卡培他滨节拍化疗可显著提高 DFS。

本例患者术后 DFS 达 7 年，复发/转移部位为患侧胸骨旁软组织，从 CT 考虑为内乳淋巴结回流区局部复发，根据 2019 年美国 NCCN 指南，首先考虑局部放疗，之后进行全身治疗，可供选择的治疗方案有很多，HER-2 阴性患者根据 *BRCA1/2* 基因的检测结果可考虑选择 PARP 抑制剂或含铂类药物的联合化疗方案。IMpassion130 研究和 KEYNOTE-355 研究的结果证实，PD-L1 阳性患者在化疗基础上加用免疫检查点抑制剂能够显著改善 DFS 和 OS。多项随机临床研究的结果及《中国临床肿瘤学会（CSCO）乳腺癌诊疗指南 2019》支持晚期乳腺癌的一线、二线治疗中加入贝伐珠单抗，虽然不能改善 OS，但能够提高 PFS 和治疗反应率。对于晚期三阴性乳腺癌患者的一线化疗，GAP 研究证实，AP 方案相较于 GP 方案能够显著改善 PFS。本例患者实际采用晚期一线 GP 方案化疗、二线 TX 方案化疗，PFS 都较短，后行较大范围的手术切除，术后补充胸壁放疗，并换用三线长春瑞滨化疗，但仍在 3 个月后出现内脏转移，提示医师在其病情未得到有效控制的情况下采用局部治疗时要充分权衡获益/风险比。

（辽宁省肿瘤医院　孙　涛）

【指南背景】

2019 年美国 NCCN 指南指出，乳腺癌患者仅有区域淋巴结复发，若为内乳区淋巴结复发，可以首选局部放疗，之后可根据免疫分型选择治疗方案，HER-2 阴性患者可供选择的化疗方案包括蒽环类药物、紫杉类药物、吉西他滨、卡培他滨、长春瑞滨及艾日布林等，在明确 *BRCA1/2* 基因存在致病性突变的情况下可考虑使用 PARP 抑制剂；三阴性乳腺癌患者存在 *BRCA1/2* 基因突变需要考虑联合卡铂或顺铂的化疗方案；PD-L1 阳性的三阴性乳腺癌患者可选择白蛋白结合型紫杉醇+阿特利珠单抗治疗。

（辽宁省肿瘤医院　孙　涛）

【循证背景】

1. CREATE-X 研究　新辅助化疗可以让部分高复发风险的患者获得显著的生存获益。该研究入组完成新辅助化疗后乳房仍有癌灶残留或腋窝淋巴结阳性的 HER-2 阴性乳腺癌患者 910 例，随机分为卡培他滨强化辅助化疗 6~8 个周期组和对照组。2017 年，该研究的结果发表于《新英格兰医学杂志》，5 年的 DFS 率卡培他滨强化组为 74.1%，对照组为 67.6%（$HR=0.70$，$P=0.01$）；OS 率卡培他滨强化组为 89.2%，对照组为 83.6%（$HR=0.59$，$P=0.01$）。亚组分析显示，各个亚组均有获益，尤其是三阴性亚组，5 年的 DFS 率在卡培他滨强化组中为 69.8%，在对照组中为 56.1%，绝对差值达 13.7%（$HR=0.58$）；OS 率在卡培他滨强化组中为 78.8%，在对照组中为 70.3%，绝对差值为 8.5%，均有显著提高（$HR=0.52$）。

2. SYSUCC-001 研究　该研究比较了早期三阴性乳腺癌患者在标准治疗后使用或不使用卡培

他滨节拍化疗维持治疗对 DFS 的影响。共入组 443 例 Ⅰ～Ⅲ 期经标准辅助治疗后的三阴性乳腺癌患者，随机进入卡培他滨治疗组及观察组。结果显示，在 56.5 个月的中位随访期间，卡培他滨组的 5 年 DFS 率明显优于观察组（83% vs. 73%，$HR=0.63$，95%CI：0.42～0.96，$P=0.027$），绝对获益达 10%；卡培他滨组的 5 年 DFS 率也明显高于观察组（85% vs. 76%，$HR=0.56$，95%CI：0.37～0.90，$P=0.016$）；5 年 OS 率分别为 85% 和 81%，无统计学差异，但也能看到有效性的改善。

3. IMpassion130 研究 该研究是一项随机、双盲、安慰剂对照的国际多中心 Ⅲ 期试验，于 2015-06 至 2017-05 共入组 902 例未经治疗的转移性三阴性乳腺癌患者，按 1∶1 的比例随机分配给予阿特利珠单抗+白蛋白结合型紫杉醇（即试验组 451 例）或安慰剂+白蛋白结合型紫杉醇（即对照组 451 例），直至疾病进展或不良反应无法耐受。分层因素包括是否接受紫杉类药物新辅助或辅助治疗、入组时肝转移与否、PD-L1 表达阳性/阴性。主要研究终点为 PFS（ITT 人群和 PD-L1 阳性亚组）和 OS（ITT 人群，若结果显著则对 PD-L1 阳性亚组进行检验）。结果显示，以 PD-L1>1% 为分界点，约 41% 的患者呈肿瘤浸润性免疫细胞阳性（PD-L1 IC+），PD-L1 IC+ 是标准化疗方案加用阿特利珠单抗疗效的最好的预测因素，在该研究中，这一人群的疗效获益非常大，PFS 延长了 2.5 个月，OS 延长了 9.5 个月。

4. GAP 研究 该研究是一项随机对照 Ⅲ 期临床试验，入组了 254 例晚期一线治疗的三阴性乳腺癌患者，按照 1∶1 的比例随机分配接受 AP（白蛋白紫杉醇+顺铂）方案或 GP 方案治疗。主要研究终点为 PFS，次要研究终点包括 ORR、OS 和安全性。结果显示，中位随访时间 AP 组为 17.8 个月，GP 组为 14.9 个月；AP 组患者的中位 PFS 为 9.9 个月，而 GP 组为 7.5 个月（$HR=0.66$，95%CI：0.50～0.87，$P=0.004$）；AP 组患者的 ORR 显著高于 GP 组（81.1% vs. 55.9%，$P<0.001$）；AP 组的中位 OS 有改善的趋势（26.3 个月 vs. 22.9 个月，$HR=0.78$，95%CI：0.53～1.14，$P=0.21$）。

（辽宁省肿瘤医院　孙　涛）

【核心体会】

对于肿物体积较大且伴有淋巴结转移的三阴性乳腺癌患者，首先考虑新辅助治疗，未达 pCR 者可行卡培他滨强化治疗。对于淋巴结阳性患者的术后辅助治疗和晚期区域淋巴结复发患者的治疗，放疗是重要手段。在全身控制不佳的情况下，局部晚期姑息性手术切除需要平衡患者的风险与获益。

（辽宁省肿瘤医院　孙　涛）

参 考 文 献

[1] Hu XC, Zhang J, Xu BX, et al. Cisplatin plus gemcitabine versus paclitaxel plus gemcitabine as first-line therapy for metastatic triple-negative breast cancer (CBCSG006): a randomised, open-label, multicentre, phase 3 trial. The Lancet Oncology, 2015, 16 (4): 436-446.

病例6 HER-2阳性乳腺癌新辅助治疗后pCR 1例

成小姣[1] 徐迎春[1*] 张凤春[2*]

上海交通大学医学院附属仁济医院[1]
上海交通大学医学院附属苏州九龙医院[2]

【关键词】

HER-2阳性乳腺癌；新辅助治疗；曲妥珠单抗+帕妥珠单抗双靶向治疗；pCR

【病史及治疗】

➢ 患者，女性，38岁，未绝经，已婚，育有1子1女。

➢ 2019-04患者自触发现右侧乳腺肿物。

➢ 2020-04-22乳腺B超显示右侧乳晕深部可见低回声团块，大小为3.2 cm×2.3 cm，BI-RADS分级为4b级；右侧腋窝见淋巴结，大小为1.26 cm×0.54 cm。

➢ 2019-04-22患者在局部麻醉下行右侧乳房麦默通微创旋切术+右侧腋窝淋巴结空芯针穿刺。病理显示右侧乳腺浸润性癌。免疫组织化学显示ER（-）、PR（40%，弱阳性）、HER-2（++）、Ki-67（40%）；右侧腋窝淋巴结及淋巴组织呈阴性。荧光原位杂交（fluorescence in situ hybridization，FISH）检测显示HER-2扩增。*KRAS/NRAS/PIK3CA/BRAF*野生型。

➢ 2019-04-25骨扫描显示右侧骶髂关节显像剂浓聚灶，考虑炎症可能。

➢ 2019-04-25腹部B超显示未见异常。

➢ 2019-05-05心脏彩超显示未见异常，心室射血分数（ejection fraction，EF）为68%。

➢ 2019-05-10乳腺MRI显示右侧乳腺内侧象限见一个肿物伴上部多发小斑片、结节灶（BI-RADS分级为5级），肿物大小为2.4 cm×2.1 cm×2.6 cm，边界不清晰，增强后明显强化，考虑右侧乳腺内侧象限恶性肿瘤伴乳内转移（图6-1A）。

➢ 2019-5-10多学科讨论后给予患者DP（D，顺铂，25 mg/m²，第1、8、15天；P，紫杉醇75~80 mg/m²，第1、8、15、22天；每28天为1个周期）方案化疗联合双靶向治疗（曲妥珠单抗，首剂4 mg/kg，后续2 mg/kg，每周1次；帕妥珠单抗，首剂840 mg，后续420 mg，每3周1次）。

➢ 2019-05-14患者行第1个周期的新辅助化疗［紫杉醇（120 mg，第1、8、15、22天）+顺铂（35 mg，第1、8、15天）+曲妥珠单抗（200 mg，4 mg/kg，第1天）+帕妥珠单抗（840 mg，第1天）］。

➢ 2019-06-05乳腺MRI显示右侧乳腺肿物较2019-05-10明显缩小，疗效评估为cPR（图

---

* 通信作者，邮箱：xiaoxu2384@163.com/fczhang2004@163.com

6-1B）。

➢ 2019-06-14 患者行第 2 个周期的新辅助化疗［紫杉醇（120 mg，第 1、8、15、22 天）+顺铂（35 mg，第 1、8、15 天）+曲妥珠单抗（100 mg，2 mg/kg，每周 1 次）+帕妥珠单抗（420 mg，每 3 周 1 次）］。

➢ 2019-07-12 乳腺 MRI 显示右侧乳腺肿物较 2019-06-14 明显缩小，疗效评估为完全 PR（cPR）（图 6-1C）。

➢ 2019-07-12 患者行第 3、4 个周期的新辅助化疗［紫杉醇（120 mg，第 1、8、15、22 天）+顺铂（35 mg，第 1、8、15 天）+曲妥珠单抗（100 mg，2 mg/kg，每周 1 次）+帕妥珠单抗（420 mg，每 3 周 1 次）］。

➢ 2019-08-29 乳腺 MRI 显示右侧乳腺未见肿瘤残余，疗效评估为完全 CR（cCR）（图 6-1D）。

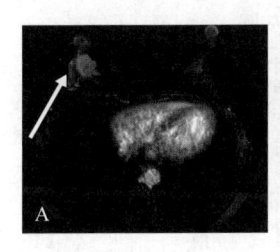

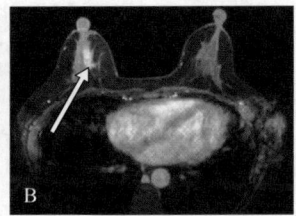

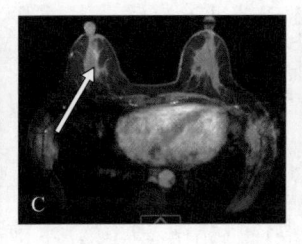

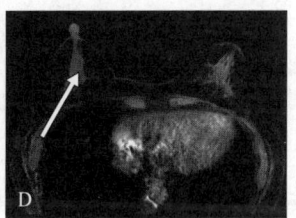

图 6-1 乳腺 MRI

注：A. 2019-05-10 新辅助化疗前的乳腺 MRI（箭头指向病灶）；B. 2019-06-05 第 1 个周期新辅助治疗后的乳腺 MRI（箭头指向病灶）；C. 2019-07-12 第 2 个周期新辅助治疗后的乳腺 MRI（箭头指向病灶）；D. 2019-08-29 第 4 个周期新辅助治疗后的乳腺 MRI（箭头指向病灶）

➢ 2019-09-13 患者行右侧乳腺癌改良根治术。术后病理显示右侧乳腺未见明显肿瘤成分残留，符合化疗后改变；右侧乳头、剥离面、右侧腋窝淋巴结（0/12 枚）和皮肤穿刺点、右侧锁骨下淋巴结脂肪组织、右侧胸肌间淋巴结肌肉和脂肪组织均呈阴性。

【本阶段小结】

本例患者为绝经前女性，确诊为右侧乳腺浸润性癌，Luminal B 型（HER-2 阳性型），肿物最大径>2.0 cm，病理分期为 $cT_2N_xM_0$ 期，有术前行新辅助治疗的指征。《中国临床肿瘤学会（CSCO）乳腺癌诊疗指南 2020》推荐 HER-2 阳性乳腺癌新辅助治疗优先考虑联合抗 HER-2 治疗与化疗的方案，Ⅰ级推荐曲妥珠单抗联合帕妥珠单抗双靶向治疗。本例患者采用紫杉醇+顺铂化疗联合曲妥珠单抗+帕妥珠单抗双靶向治疗 4 个周期，结束后疗效评估为 cCR。进一步行手术治疗，疗效评估为 pCR。有文献报道，HER-2 阳性患者达到 pCR 后预后更佳，pCR 与非 pCR 对 EFS 的改善是显著的（$HR=0.37$）。本例患者行化疗联合双靶向治疗后疗效评估为 pCR，为长期的 DFS 提供了保障。

【病史及治疗续】

➢ 2019-10-16、2019-11-15 患者术后行第 1、2 个周期的辅助化疗+靶向治疗［紫杉醇（120 mg，第 1、8、15、22 天）+顺铂（35 mg，第 1、8、15 天）+曲妥珠单抗（100 mg，2 mg/kg，每周 1 次）+帕妥珠单抗（420 mg，每 3 周 1 次）］。

➢ 2020-01-09 患者继续行靶向维持治疗［帕妥珠单抗（420 mg，每 3 周 1 次）+曲妥珠单抗（6 mg/kg，每 3 周 1 次至 1 年）］，末次用药时间为 2020-05-24。

➤ 2020-03-05 至 2020-04-14 患者行术后辅助放疗，右侧胸壁及右侧锁骨区的放疗剂量为 2.0 Gy/25 次。

➤ 2020-12-15 患者于辅助化疗结束起口服他莫昔芬进行辅助内分泌治疗。

➤ 目前，患者已回归工作岗位，定期复查未见肿瘤复发转移。DFS 为 11 个月。

【本阶段小结】

对于 HER-2 阳性乳腺癌患者，新辅助治疗后术后辅助化疗的选择包括：①依据 NeoSphere 研究，可行多西他赛×4+双靶向治疗（曲妥珠单抗+帕妥珠单抗）×4 后手术，术后辅助给予 FEC×3+曲妥珠单抗单靶向维持治疗。②依据 PEONY 研究，可行多西他赛×4+双靶向治疗（曲妥珠单抗+帕妥珠单抗）×4 后手术，术后辅助给予 FEC×3+曲妥珠单抗单靶向或曲妥珠单抗+帕妥珠单抗双靶向维持治疗。③根据 KRISTINE 研究，可选择 TCbHP（T，多西他赛；Cb，卡铂；H，曲妥珠单抗；P，帕妥珠单抗）×6 新辅助治疗后手术，术后行双靶向维持治疗。④依据 TRAIN-2 研究，应用 TCbHP×9 新辅助治疗后手术，术后行双靶向维持治疗。本例患者行紫杉醇+顺铂+曲妥珠单抗+帕妥珠单抗新辅助治疗 4 个周期后手术，其新辅助治疗方案按照目前的临床研究设计，属于非充分的术前新辅助治疗，术后可以考虑参考 NeoSphere 研究行 FEC 方案化疗后加靶向药物维持，或参考 KRISTINE 研究或 TRAIN-2 研究继续原方案治疗 2 个周期后加靶向药物维持。依据《中国临床肿瘤学会（CSCO）乳腺癌诊疗指南 2020》，术前抗 HER-2 治疗使用曲妥珠单抗联合帕妥珠单抗达 pCR 的患者，术后辅助治疗可考虑继续原双靶向治疗。本例患者术后继续完成 2 个周期紫杉醇+顺铂化疗联合曲妥珠单抗+帕妥珠单抗双靶向治疗后，双靶向治疗维持满 1 年，且化疗结束后同步辅助放疗联合辅助内分泌治疗。在整个治疗过程中，本例患者定期复查，未见肿瘤复发/转移；不良反应较少，出现Ⅰ度白细胞下降；每 3 个月复查心脏彩超，未见心室射血分数下降。目前，本例患者已回归社会并正常工作。

【专家点评】

本例患者为中年女性，发病年龄为 38 岁，绝经前。根据空芯针穿刺病理及相关影像学检查，初诊为右侧乳腺浸润性癌（cT_2NxM_0，HR 阳性、HER-2 阳性）。其使用紫杉醇+顺铂（化疗）联合曲妥珠单抗+帕妥珠单抗（双靶向治疗）4 个周期的新辅助治疗后接受右侧乳腺癌改良根治术，术后其继续接受 2 个周期紫杉醇+顺铂（化疗）联合曲妥珠单抗+帕妥珠单抗（双靶向治疗）治疗，而后维持双靶向治疗满 1 年，并接受辅助放疗及辅助内分泌治疗，目前的治疗给其带来了有效控制。

本例患者为首诊乳腺肿物最大径>2.0 cm 的 HER-2 阳性乳腺癌患者。根据 2020 年美国 NCCN 指南，对于可手术的乳腺癌患者，伴有以下特征可以首选新辅助治疗：①乳腺肿物最大径>2.0 cm 或存在腋窝淋巴结转移的 HER-2 阳性/三阴性乳腺癌患者。②有保乳意愿，但肿物大小与乳房体积比例大难以保乳者。③对已证实转移的区域淋巴结进行降期保腋窝的患者。因此，本例患者首先接受新辅助治疗是非常合理的。

那么本例患者应当考虑何种新辅助治疗方案？NOAH 研究最早证明曲妥珠单抗联合化疗与单用化疗相比能显著提高 pCR 率，奠定了曲妥珠单抗在 HER-2 阳性乳腺癌新辅助治疗中的标准地位。此后，众多研究者尝试在曲妥珠单抗的基础上叠加其他抗 HER-2 治疗药物，以期在新辅助治疗中获得更高的 pCR 率。Neo-ALTTO 研究提示，在曲妥珠单抗联合紫杉醇的基础上加用拉帕替尼虽然能提高 pCR 率（51.3% *vs.* 29.5%，$P=0.001$），但并不能转化 EFS 率（$HR=0.96$，$95\%CI$：$0.46\sim2.01$，$P=0.92$）和 OS 率（$HR=0.62$，$95\%CI$：$0.30\sim1.25$，$P=0.19$）的获益，加上拉帕替尼引发的胃肠道不良反应经常导致药物减量及治疗终止，故目前并不推荐在新辅助治疗中加用拉帕替尼。相反，基于 NeoSphere 等多项研究的结果，帕妥珠单抗的新辅助适应证获批并成为《中国临床肿瘤学会（CSCO）乳腺癌诊疗指南 2020》的 I 级推荐：依据 NeoSphere 研究，4 个周期的多西他赛联合曲妥珠单抗+帕妥珠单抗双靶向新辅助治疗［pCR 率为 45.8%（95% *CI*：36.1~55.7）］优于 4 个周期的多西他赛联合曲妥珠单抗单靶向治疗［pCR 率为 29.0%（95% *CI*：20.6~38.5，*P* = 0.014 1）］；依据 PEONY 研究，4 个周期的多西他赛联合曲妥珠单抗+帕妥珠单抗双靶向新辅助治疗（pCR 率为 39.3%）优于 4 个周期的多西他赛联合曲妥珠单抗单靶向治疗（pCR率为 21.8%，*P* = 0.01）。

目前，《中国临床肿瘤学会（CSCO）乳腺癌诊疗指南 2020》推荐 4 个周期的多西他赛联合曲妥珠单抗+帕妥珠单抗双靶向治疗 4 个周期后手术，术后辅助给予 3 个周期的 FEC 方案+曲妥珠单抗单靶向或曲妥珠单抗+帕妥珠单抗双靶向维持治疗（参考 NeoSphere 研究或 PHONY 研究），或 6 个周期 TCbHP 方案新辅助治疗（参考 KRISTINE 研究）。在药物可及性较差的情况下，选用 6 个周期 TCbH 方案新辅助治疗也是合理的。对于 HR 阴性、HER-2 阳性患者，甚至可以尝试去卡铂的 THP 方案（依据 WSG ADAAPT 研究，在 HR 阴性、HER-2 阳性患者中，每周紫杉醇联合曲妥珠单抗+帕妥珠单抗 12 个周期的新辅助治疗的 pCR 率高达 90%）。因此，本例患者使用紫杉醇+顺铂（化疗）联合曲妥珠单抗+帕妥珠单抗（双靶向治疗）4 个周期新辅助治疗后接受右侧乳腺癌改良根治术是完全合理的。术后本例患者没有接受 FEC 方案化疗，而是继续原方案接受 2 个周期紫杉醇+顺铂（化疗）联合曲妥珠单抗+帕妥珠单抗（双靶向治疗），相当于完成 6 个周期的新辅助化疗，也是较为合理的。本例患者接受曲妥珠单抗+帕妥珠单抗双靶向新辅助治疗取得了较好的疗效，达到 pCR，考虑药物的有效性，后续辅助治疗中继续双靶向维持治疗也是非常合理的。

综上所述，对于 HER-2 阳性乳腺癌患者，医师应及时给予抗 HER-2 的新辅助治疗，并根据患者术后是否达到 pCR 及时调整治疗策略，持续抑制 HER-2 通路是医师始终要坚持的原则。在实际临床工作中，如何坚持相关指南的原则和大方向不变，且贴近临床实际需求，给患者带来切实的临床获益，是医师始终需要讨论的话题。

（复旦大学附属肿瘤医院　张　剑）

本例患者被诊断为早期右侧乳腺浸润性癌（cT$_2$N$_1$M$_0$ II b 期，Luminal B 型），虽然具备可手术指征，但肿物的大小为 3.2 cm×2.3 cm，分子分型为 HER-2 阳性型，可考虑新辅助治疗。对于该类患者，选用新辅助治疗的目的可能在于降期手术、降期保乳、降期保腋窝，还有一个非常重要的原因是可以通过新辅助治疗的疗效决定全程治疗策略，这对肿瘤负荷相对较小的 HER-2 阳性患者选择新辅助治疗具有重要意义。

关于 HER-2 阳性乳腺癌新辅助治疗方案的选择，在"曲妥珠单抗+帕妥珠单抗双靶向"充分的循证证据支持下，首选化疗联合双靶向治疗方案。本例患者的新辅助治疗方案选择的是紫杉醇+顺铂+曲妥珠单抗+帕妥珠单抗，经过 4 个周期治疗，术后的病理结果证实达到 pCR。本例患者术后继续行紫杉醇+顺铂+曲妥珠单抗+帕妥珠单抗方案 2 个周期辅助治疗，之后行抗 HER-2 双靶向维持治疗（双靶向治疗共 1 年）。本例患者在术后 5 个月余接受了局部放疗，放疗后半年根据既往术后病理提示［PR（40%，弱阳性）］给予他莫昔芬辅助内分泌治疗，截至投稿前，其一般情况尚可。从整个治疗过程来看，本例患者从治疗中得到了理想的获益：经新辅助治疗达到 pCR，后续维持内分泌治疗中，一般情况好。本例患者的治疗是成功的，纵观整个治疗过程，也有一些临床经验和热点问题值得讨论。

1. 新辅助治疗的方案选择：含蒽环类药物或去蒽环类药物？　这个问题是当下的热议问题之

一。在双靶向新辅助治疗时代,双靶向治疗联合化疗的方案使 HER-2 阳性早期乳腺癌患者的 pCR 率明显提高,但随之而来的问题是治疗的毒性和安全性,尤其是双靶向治疗联合蒽环类药物的心脏毒性。BCIRG-006 研究显示,TCbH 方案对比含蒽环类药物的 EC-TH(E,表柔比星;C,环磷酰胺;T,紫杉醇;H,曲妥珠单抗)方案,在 HER-2 阳性早期乳腺癌患者的辅助治疗中,前者具有相同的疗效且毒性更低,导致蒽环类药物的地位受到冲击。KRISTINE 研究、BERENICE 研究和 TRYPHAENA 研究等的结果均支持去蒽环类药物,但 HER-2 阳性患者的异质性强,高危患者的治疗选择仍需要慎重。TRAIN-2 研究是近年来"去蒽环化"非常重要的研究之一,其发现左心室射血分数(left ventricular ejection fraction,LVEF)较基线下降 10% 的患者和 LVEF<50% 的患者在蒽环组比在非蒽环组中更常见(8.6% vs. 3.2%,$P=0.021$)。2020 年,ASCO 大会公布了 TRAIN-2 研究的 3 年随访数据,发现行去蒽环类药物方案组的远期生存获益与含蒽环类药物方案组相似,2 组的 3 年 EFS 率分别为 92.7% 和 93.5%。临床可以看到,在强大的曲妥珠单抗+帕妥珠单抗双靶向治疗的情况下,未来 HER-2 阳性乳腺癌新辅助治疗的去蒽环类药物方案可能成为一种趋势,但目前来看,TRAIN-2 研究给临床更重要的启示是:在所有 Ⅱ~Ⅲ 期 HER-2 阳性早期乳腺癌患者中,无论 HR 水平和淋巴结状况如何,基于双靶向的新辅助治疗方案(含蒽环类药物或去蒽环类药物)均能带来相似的获益。总体而言,2 种方案各有利弊,适用于不同的患者。临床上,部分心脏风险小的患者仍可以选择含蒽环类药物的 EC-TPH(E,表柔比星;C,环磷酰胺;T,紫杉醇;P,帕妥珠单抗;H,曲妥珠单抗)方案进行新辅助治疗。目前,去蒽环类药物为时尚早,仍需要筛选获益人群。

2. 在无蒽环类药物的情况下,TCbHP 方案对比 THP 方案,铂类药物的加入是否更优? 在 TRAIN-2 研究中,双靶向治疗联合去蒽环类药物方案的 pCR 率为 68%,3 年 EFS 率为 94%。KRISTINE 研究(比较了 TCbHP 方案与 T-DM1+帕妥珠单抗新辅助治疗 HER-2 阳性乳腺癌的疗效)的结果显示,TCbHP 组的 pCR 率达 56%,整体人群的 3 年无侵袭 DFS(iDFS)率为 92%,获得 pCR 人群的 3 年 iDFS 率高达 97.5%。PREDIX HER2 研究(Ⅱ 期;对比了 THP 方案与 T-DM1 方案在 HER-2 阳性乳腺癌新辅助治疗中的疗效)的结果显示,6 个周期 THP 方案新辅助治疗的 pCR 率为 47%,目前尚无生存数据。从各项临床研究的 pCR 率及生存获益数据来看,TCbHP 方案的 pCR 率高于 THP 方案,且显示出远期获益,故铂类药物的加入使 HER-2 阳性乳腺癌新辅助治疗的获益明显提升。回顾联合铂类药物用于 HER-2 阳性乳腺癌的新辅助治疗相关研究发现,卡铂为最常见的联合用药,顺铂的用药数据少见,且其常见的消化道症状、肾毒性及耳毒性也是临床需要考虑的问题。卡铂的特点是化学稳定性好,溶解度比顺铂高 16 倍(卡铂在结构上以环丁烷二羧酸取代顺铂分子上的 2 个氯离子,增加了化合物的水溶性),除造血系统毒性外,其他不良反应低于顺铂,但与顺铂具有交叉耐药性。因此,在临床选用联合铂类药物治疗时,医师应充分评估患者的不良反应,从而选择相对毒性反应小的药物进行联合,达到临床获益的同时降低不良反应。

3. 双靶向治疗时代,新辅助化疗周期能否精准升降阶梯,有没有豁免化疗的可能性?哪种影像学方法预测 pCR 的精准性更高? 美国 NCCN 指南、《中国临床肿瘤学会(CSCO)乳腺癌诊疗指南 2020》及《中国抗癌协会乳腺癌诊治指南与规范(2019 年版)》均推荐新辅助治疗足疗程后再手术。本例患者仅行 4 个周期的新辅助治疗后即行手术,提示达 pCR。这给临床一个提示:是否所有患者都必须遵守同一个治疗轨迹?在临床实践中,医师不难发现经过标准方案新辅助治疗后的 HER-2 阳性乳腺癌患者在未达足疗程治疗时很快就达到 cCR 状态;也有部分患者即使给予足疗程治疗,甚至更换二线、三线治疗方案,疾病控制仍欠佳。从临床结局来说,这 2 类人群的转归是差异化的。对于未达 pCR 的患者,KATHERINE 研究提示其能够从强化治疗中获益;而对于那些很快达到 cCR 的患者,能否豁免不必要的化疗,目前尚无强有力的循证医学证据支持。因此，个体化的精准升降阶治疗是值得临床探索的方向。2020年，在ASCO大会上，PHERGain研究为HER-2阳性乳腺癌患者的新辅助降阶治疗提供了新思路。该研究中，一些对双靶向抗HER-2治疗敏感的患者通过PET-CT评估和pCR适应性策略知道"去化疗"。队列A的患者（TCbPH方案）在治疗6个周期后，F-PET评估有响应者的pCR率达到65.6%，而F-PET评估无响应者的pCR率仅为10%，提示早期通过合适的手段进行疗效评估可以帮助医师预测pCR率，也有利于及时调整部分患者的治疗策略。虽然该研究的结果并没有很理想地筛选出pCR率与化疗组类似的人群，但其试验设计不但满足了广大研究者筛选免于化疗患者的追求，更试图解决外科医师一直以来的困惑——能否通过影像学检查预测治疗效果，甚至预测pCR率？使患者可以在术前就决策是选择升阶梯方案还是降阶梯方案？关于临床中哪项影像学检查对pCR的预测精准性更高，目前尚缺乏大型研究的数据支持。现有的一些研究表明，SUV_{max}减少≥40%的患者可以考虑为有反应。PHERGain研究也试图通过找到最佳的cut-off值来帮助临床获取更多关于pCR的信息，即使从经济学、医疗资源等因素看来，PET-CT作为评估手段在临床普及可能还需要很长时间，但这将是今后精准升阶梯或降阶梯的研究方向和趋势。

4. 新辅助治疗后的放疗策略该如何制定？ 放疗作为乳腺癌综合治疗中重要的局部/区域治疗手段，术前及术后的病理评估均是放疗指征的重要参考。局部晚期乳腺癌患者新辅助治疗后一般需要接受放疗。对于部分早期乳腺癌患者，新辅助治疗改变了肿瘤的病情程度，术后放疗的价值有待重新评估。对于原发性$T_{1-2}N_1$期患者，新辅助治疗中区域淋巴结的反应也可提示放疗的作用。NSABP B-27研究和B-18研究的联合分析显示，无论手术方式为保乳还是全乳切除，新辅助治疗后淋巴结转阴患者的区域复发风险较低（<10%）。也有研究显示，新辅助治疗后淋巴结阴性的患者是否接受放疗对区域复发和远期预后并无明显影响。目前，正在进行中的NSABP B-51/RTOG 1304研究探究新辅助治疗前N_1患者治疗转阴后区域淋巴结放疗的价值，其结果将能更好地评估这部分患者从放疗中的获益。因此，并非所有新辅助治疗后淋巴结转阴的患者均需要接受放疗，放疗的获益人群及豁免人群有待进一步的临床研究揭示。本例患者在新辅助治疗前行空芯针活检穿刺，病理提示右侧腋窝淋巴结为淋巴结组织且呈阴性；新辅助治疗后的病理提示右侧腋窝淋巴结及右侧锁骨下淋巴结、右侧胸肌间淋巴结为脂肪组织。新辅助治疗前腋窝淋巴结阴性在临床上有2种可能：①cTN_0；②肿瘤异质性，穿刺未找到阳性组织。第2种情况临床多见，为了更好地指导后续治疗方案的制订，建议医师在新辅助治疗前积极进行多学科讨论，综合分析患者的病史、查体情况及影像学资料，必要时可再次行穿刺活检，为后续放疗指征的把握及治疗计划的实施提供更多的临床证据。

（湖南省肿瘤医院　田　璨　欧阳取长）

【指南背景】

1. 2020年美国NCCN指南（第6版） 对于病理分期≥T_2M_0期或≥N_1M_0期的患者，可选择行新辅助治疗；对于可手术（分期≤T_3N_1）的患者，新辅助治疗是可选策略；对于不可手术的患者，新辅助治疗是必选策略，只有通过新辅助治疗降期后才可获得手术机会；对于HER-2阳性、有一定肿瘤负荷、有局部治疗需求的患者，新辅助治疗是优选策略。HER-2阳性乳腺癌患者应接受曲妥珠单抗术前全身治疗，对于病理分期≥T_2期或≥N_1期、HER-2阳性早期乳腺癌患者，术前可给予含帕妥珠单抗的治疗方案。首选AC-TH（A，多柔比星；C，环磷酰胺；T，多西他赛；H，曲妥珠单抗）方案、AC-TPH（A，多柔比星；C，环磷酰胺；T，多西他赛；P，帕妥珠单抗；H，曲妥珠单抗）方案、TCbH方案、TCbHP方案。如果患者术前治疗后无残留病灶或未接受术前治疗，应完成长达1年的曲妥珠单抗±帕妥珠单抗（抗HER-2靶向治疗）。专家组推荐，对于接受术前全身化疗的患者，应根据化疗前肿瘤的特征和（或）病理分期确定最大分期并做出放疗相关决定，无论术前全身治疗后肿瘤的缓解情况如何。

2.《中国临床肿瘤学会（CSCO）乳腺癌诊疗指南2020》 术前新辅助治疗的指征包括：①肿物体积较大（最大径>5.0 cm）；②腋窝淋巴结转移；③HER-2阳性；④三阴性；⑤有保乳意愿，但肿瘤大小与乳房体积比例大难以保乳者。曲妥珠单抗+化疗与单用化疗相比，前者能够显著提高pCR率，奠定了曲妥珠单抗在HER-2阳性乳腺癌新辅助治疗中的标准地位。随着双靶向时代的到来，专家组普遍认可在新辅助治疗阶段凡是符合单靶向治疗的患者都可以考虑双靶向治疗。HER-2阳性乳腺癌患者行新辅助治疗时应该完成预先计划的治疗周期，只有完成足疗程后手术，术后才能根据新辅助治疗靶向药物的使用情况及术后是否达到pCR来决定后续的辅助治疗。术前使用曲妥珠单抗联合帕妥珠单抗治疗达pCR的患者，术后Ⅰ级推荐原方案继续治疗直到1年。由于新辅助化疗后的辅助放疗决策尚无Ⅲ期随机对照临床试验的结果可以参考，目前的推荐为结合患者新辅助治疗前的临床分期和新辅助化疗后的病理分期，按照病程中的最高分期进行放疗决策。

3.《中国抗癌协会乳腺癌诊治指南与规范（2019年版）》 新辅助治疗前肿大的区域淋巴结是否为乳腺癌转移，应通过穿刺获得病理结果证实。HER-2阳性乳腺癌患者新辅助治疗建议加曲妥珠单抗（单靶向治疗）或曲妥珠单抗+帕妥珠单抗/拉帕替尼（双靶向治疗），以提高pCR率。在对治疗有反应或疾病稳定的患者中，推荐手术前进行完所有的既定周期数。患者在接受有效的新辅助治疗后，即便临床上肿瘤完全消失，也必须接受既定的后续治疗，包括手术，并根据手术前后的病理检查结果决定进一步的辅助治疗方案。对初始腋窝淋巴结临床或病理穿刺活检阳性的患者，若腋窝淋巴结在新辅助治疗后达到pCR，目前仍可推荐术后放疗。对于初始临床分期为Ⅰ~Ⅱ期、治疗前腋窝淋巴结临床及病理检查评估为阴性、治疗后和术后淋巴结阴性的患者，目前不推荐术后行辅助放疗。

（湖南省肿瘤医院 田 璨 欧阳取长）

【循证背景】

1. CTNeoBC研究 该研究是一项荟萃分析，证明了乳腺癌的pCR与长期临床获益相关，尤其是HER-2阳性乳腺癌。因此，pCR成了新辅助治疗预后的替代研究终点。

2. NeoSphere研究（Ⅱ期） 该研究考察了新辅助治疗方面帕妥珠单抗的作用。结果显示，4个周期的多西他赛+曲妥珠单抗+帕妥珠单抗方案达到pCR的比例为46%，明显高于其他3种方案（多西他赛+曲妥珠单抗，29%；多西他赛+帕妥珠单抗，24%；曲妥珠单抗+帕妥珠单抗，17%），从而使HER-2阳性乳腺癌的治疗进入了双靶向时代。

3. TRAIN-2研究（$n=438$） 该研究针对所有Ⅱ~Ⅲ期HER-2阳性乳腺癌患者，按1∶1的比例分别给予3个周期FEC（氟尿嘧啶+表柔比星+环磷酰胺）序贯6个周期紫杉醇+卡铂（TCb）或9个周期紫杉醇+卡铂（TCb），2组所有的化疗周期均同时接受曲妥珠单抗+帕妥珠单抗（HP）。2013-12-09至2016-01-14，共有438例患者入组（蒽环组212例，去蒽环组206例）。在随访19个月后，发现在HER-2阳性乳腺癌患者的新辅助治疗中，双靶向治疗联合蒽环类药物和去蒽环类药物的pCR率无差异（67% vs. 68%，$P=0.95$）。2020年，ASCO大会报道了该研究3年的疗效和安全性随访数据。结果显示，在中位随访48.8个月后，蒽环组和去蒽环组的3年EFS率分别为92.7%（95%CI：88.3~96.2）和93.5%（95%CI：90.4~96.9），3年OS率分别为97.7%（95%CI：95.7~99.7）和98.2%（95%CI：96.4~100），2组结果相似。且该研究的结果与患者的HR情况和淋巴结状态无关。LVEF较基线下降10%的患者和LVEF<50%的患者在蒽环组比在去蒽环组中更常见（8.6% vs. 3.2%，$P=0.021$）。蒽环组有2例患者出现了化疗相关的急性白血病，未发

现其他新的安全事件。

4. PHERGain 研究（$n=376$） 该研究解答了内分泌治疗能否使 HER-2 阳性早期乳腺癌患者的化疗降阶这一问题。其共入组了中心实验室确认的 376 例 HER-2 阳性早期乳腺癌患者，按 1∶4 的比例分成队列 A 和队列 B。队列 A 的患者接受多西他赛+卡铂+曲妥珠单抗+帕妥珠单抗（TCbHP）方案治疗，队列 B 的患者接受曲妥珠单抗+帕妥珠单抗±内分泌治疗（HP±ET）方案治疗。所有患者根据 HR 状态分层，队列 C 的入组患者为通过 F-PET 确认的亚临床转移。队列 A 纳入 71 例患者，队列 B 纳入 285 例患者，队列 C 纳入 20 例患者。在采用原始方案对患者进行 2 个周期的治疗后，对患者进行 F-PET 检查，若队列 B 的患者治疗无效，则改为 TCbHP 方案继续 6 个周期的治疗。在队列 A 中，41 例患者取得了 pCR（57.7%）；在队列 B 中，101 例患者取得了 pCR（35.4%）。在队列 B 中，227 例（79.6%）患者经 F-PET 评估为治疗有效，其中 86 例（37.9%）取得了 pCR。在 F-PET 评估治疗无效的患者中，15 例（25.9%）在加用化疗后取得 pCR。根据 HR 状态进行分析，在 F-PET 评估治疗有效的患者中，HR 阳性和 HR 阴性患者的 pCR 率分别为 44.3% 和 35%（$P=0.184$）。结果提示，F-PET 可以发现能从无化疗的抗 HER-2 HP 方案治疗中获益的 HER-2 阳性早期乳腺癌患者，未来或可采用这一策略筛选不需要接受化疗的 HER-2 阳性早期乳腺癌患者。

5. KATHERINE 研究 该研究是首项针对新辅助治疗手术后仍有残存病灶的 HER-2 阳性乳腺癌患者优化辅助治疗的全球、多中心、Ⅲ期试验，共纳入 1486 例新辅助治疗期间接受含曲妥珠单抗和紫杉烷类药物化疗且手术后仍有残存病灶的 HER-2 阳性早期乳腺癌患者。随机分组后，2 组分别使用 T-DM1 3.6 mg/kg 或曲妥珠单抗 6 mg/kg，每 3 周 1 次，共完成 14 个周期。主要研究终点为 iDFS，即从随机分组到侵袭性乳腺癌复发或任何原因死亡的时间；次要研究终点包括 DFS 和 OS。结果显示，T-DM1 组的患者在辅助治疗后的 3 年内，iDFS 率达到 88.3%，而曲妥珠单抗单药组为 77%，2 组的绝对差异达 11.3%。该研究证实，对于新辅助治疗手术后仍有残余病灶的 HER-2 阳性乳腺癌患者，在使用 T-DM1 治疗后，能够进一步降低 50% 的疾病复发风险及死亡风险，同时可以显著降低远处复发风险。2020 年，ASCO 大会上也公布了该研究生物标志物的最新分析结果，提示 *PIK3CA* 基因突变状态、HER-2 表达、PD-L1 表达等均不影响 T-DM1 的治疗获益。

（湖南省肿瘤医院 田　璨 欧阳取长）

【核心体会】

HER-2 阳性乳腺癌患者行新辅助化疗的 pCR 率高，且能转化为生存获益。新辅助治疗后达 pCR 的患者预后很好，可尝试降阶梯治疗；没有达到 pCR 的患者肿瘤退缩较差，可以尝试行辅助升阶梯治疗。HER-2 阳性乳腺癌患者要想获得最优的 DFS，有 3 个关键因素：①完成足量、规范的新辅助治疗后才能在选择手术时根据 pCR/非 pCR 选择升/降阶梯治疗。②当患者达到 pCR 时，应乘胜追击完成后续的足疗程双靶向治疗。③对于残留肿瘤，需要通过全疗程筛选后，非 pCR 患者才能进行辅助强化。

（湖南省肿瘤医院 田　璨 欧阳取长）

参 考 文 献

[1] 中国临床肿瘤学会指南工作委员会. 中国临床肿瘤学会（CSCO）乳腺癌诊疗指南 2020. 北京：人民卫生出版社，2020.

[2] Kristine RB, Melanie Q, Margaret F, et al. Association of pathologic complete response to neoadjuvant therapy in

HER2-positive breast cancer with long-term outcomes: a meta-analysis. JAMA Oncol, 2016, 2 (6): 751-760.

[3] Gianni L, Pienkowski T, Im YH, et al. 5-year analysis of neoadjuvant pertuzumab and trastuzumab in patients with locally advanced, inflammatory, or early-stage HER-positive breast cancer (NeoSphere): a multicentre, open-label, phase 2 randomised trial. Lancet Oncol, 2016, 17 (6): 791-800.

[4] Hurvitz SA, Martin M, Symmans WF, et al. Neoadjuvant trastuzumab, pertuzumab, and chemotherapy versus trastuzumab emtansine plus pertuzumab in patients with HER2-positive breast cancer (KRISTINE): a randomised, open-label, multicentre, phase 3 trial. Lancet Oncol, 2018, 19 (1): 115-126.

[5] van Ramshorst MS, van der Voort A, van Werkhoven ED, et al. Neoadjuvant chemotherapy with or without anthracyclines in the presence of dual HER2 blockade for HER2-positive breast cancer (TRAIN-2): a multicentre, open-label, randomised, phase 3 trial. Lancet Oncol, 2018, 19 (12): 1630-1640.

[6] Cortaza P. Pathological complete response and long-term clinical benefit in breast cancer: the CTNeoBC pooled analysis. The Lancet, 2014, 384 (9938): 164-172.

[7] Gianni L, Pienkowski T, Im YH, et al. Efficacy and safety of neoadjuvant pertuzumab and trastuzumab in women with locally advanced, inflammatory, or early HER2-positive breast cancer (NeoSphere): a randomised multicentre, open-label, phase 2 trial. Lancet Oncol, 2012, 13: 25-32.

[8] Pérez G, José M, Gebhart G, et al. Chemotherapy de-escalation using an ^{18}F-FDG PET/CT-based, pathologic response-adapted strategy in HER2-positive early breast cancer: the PHERGain trial. Electronic Journal, 2020, 2: 38.

[9] de Azambuja E, Holmes AP, Piccart-Gebhart M, et al. Lapatinib with trastuzumab for HER2-positive early breast cancer (NeoALTTO): survival outcomes of a randomised, open-label, multicentre, phase 3 trial and their association with pathological complete response. Lancet Oncol, 2014, 15: 1137-1146.

[10] Shao ZM, Pang D, Yang HJ, et al. Efficacy, safety, and tolerability of pertuzumab, trastuzumab, and docetaxel for patients with early or locally advanced ERBB2-positive breast cancer in Asia: the PEONY phase 3 randomized clinical trial. JAMA Oncol, 2020, 6: e193692.

[11] Nitz UA, Gluz O, Christgen M, et al. De-escalation strategies in HER2-positive early breast cancer (EBC): final analysis of the WSG-ADAPT HER2+/HR-phase Ⅱ trial: efficacy, safety, and predictive markers for 12 weeks of neoadjuvant dual blockade with trastuzumab and pertuzumab±weekly paclitaxel. Ann Oncol, 2017, 28: 2768-2772.

病例 7 左侧乳腺癌伴多发转移 1 例

徐玲玉[*]

常州市肿瘤医院

【关键词】

骨转移；初诊Ⅳ期；来曲唑；CDK4/6 抑制剂哌柏西利

【病史及治疗】

➤ 患者，女性，41 岁，未绝经，曾于 2008 年、2009 年、2015 年分别行体外受精胚胎移植术，2015 年成功，2016 年通过剖宫产生下 1 子。

➤ 2016 患者在哺乳初期发现左侧乳头后方有一个肿物，约"鸽子蛋"大小，局部无明显红肿、疼痛、瘙痒等不适，无乳头内陷，无乳晕湿疹，无畏寒、发热等症状，但左侧乳房的泌乳量少，曾于某医院检查，考虑积乳，未行治疗。其后持续通过右侧乳房哺乳，且发现左侧乳腺肿物逐渐增大。

➤ 2018-11-05 患者至某医院就诊。查体发现，两侧乳房不对称，左侧乳房偏小且乳头内缩固定，同时皮肤出现橘皮样改变，内里实变、僵硬，累及大部分腺体，质硬，边界不清晰，活动度差，无压痛；右侧乳房腺体出现结节样增厚改变；左侧腋窝扪及肿大的淋巴结融合成团，长径约 3.0 cm，质韧，无压痛；右侧腋窝扪及肿大淋巴结 1 枚，长径约 2.0 cm，质韧，无压痛；双侧锁骨上未扪及明显肿大的淋巴结。

➤ 2018-11-05 乳腺彩超显示右侧乳房局部乳腺导管扩张；左侧乳房腺体紊乱，可见多条索状低回声，呈栅栏样分布，提示左侧乳腺弥漫性改变；左侧腋窝可见大小为 1.7 cm×0.8 cm、2.0 cm×0.8 cm 的"假肾形"团块，提示左侧腋窝淋巴结肿大。

➤ 2018-11-08 胸部 CT 显示左肺下叶出现纤维灶，双侧腋窝淋巴结增大。

➤ 2018-11-20 患者行左侧乳腺肿物、左侧腋窝肿物空芯针穿刺+右侧腋窝淋巴结穿刺。病理结果考虑左侧乳腺浸润性癌+左侧腋窝浸润性、转移性癌（伴少量淋巴细胞浸润），结合免疫组织化学结果[ER（95%，强，+）、PR（90%，强，+）、HER-2（0）、Ki-67（5%）、E-cad（-）、P120（浆+）、GATA3（+）、乳腺球蛋白（mammaglobin）（-）、囊泡病液体蛋白 15（gross cystic disease fluid protein 15，GCDFP15）（+）]，符合乳腺来源的浸润性小叶癌+右侧腋窝转移性腺癌。

➤ 2018-11-26 全身骨扫描显示胸骨、脊柱多处、右侧骶髂关节及双侧髋臼、右侧肩胛骨、双侧多根肋骨放射性摄取增高，提示乳腺癌全身多发骨转移可能性大，建议进一步检查（图 7-1）。

---

[*] 通信作者，邮箱：xly9911269@126.com

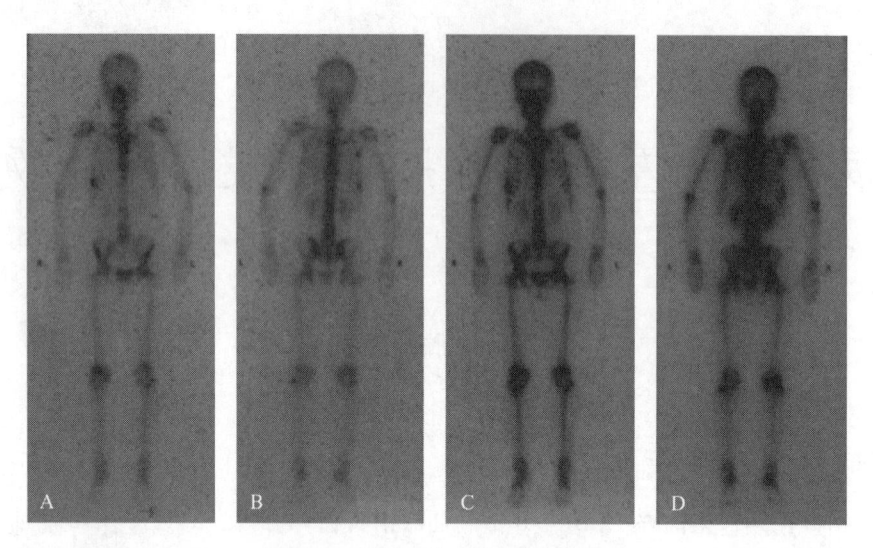

图 7-1　2018-11-26 全身骨扫描

注：A~D. 胸骨、脊柱多处、右侧骶髂关节及双侧髋臼、右侧肩胛骨、双侧多根肋骨放射性摄取增高

> 2018-12-13 乳腺 MRI 显示左侧乳晕后区见 1 个肿物，左侧乳腺散在非肿物强化，符合恶性肿瘤，BI-RADS 分级为 6 级；右侧乳腺上部见 1 个肿物，考虑良性，且散在局灶性强化，考虑为背景强化，BI-RADS 分级为 3 级；左侧乳房内乳区见强化的小淋巴结，两侧腋窝多发小淋巴结，结合两侧肋骨及胸骨多发骨质信号异常伴强化，可疑乳腺癌转移。

> 2018-12-18 全腹部 CT 显示部分胸腰椎及右侧第 10 后肋多发异常密度灶，左侧乳腺癌骨转移可能性大，建议结合 ECT 进行诊断；盆腹腔及腹膜后见小淋巴结；子宫内膜略增厚；右侧第 7 肋见陈旧性骨折。

> 2018-12-19 颅脑 MRI 显示脑内多发缺血灶。

> 2018-12-21 全脊椎 MRI 显示左侧乳腺癌多发骨转移，颈 2、颈 4~5、腰 3~骶 1 椎间盘轻度突出。

> 2018-12-21 肿瘤标志物 CEA、CA12-5、CA15-3 未见异常升高。

【病史及治疗续一】

> 2018-12-26 患者行腹腔镜下双侧卵巢切除术。

> 2019-01-04 患者开始使用芳香化酶抑制剂（来曲唑，2.5 mg，每天 1 次）+CDK4/6 抑制剂（哌柏西利，125 mg，每天 1 次，口服 3 周停 1 周）内分泌治疗，同时配合唑来膦酸骨保护治疗（每 4 周 1 次）。

【本阶段小结】

本例患者确诊为左侧乳腺癌伴双侧腋窝淋巴结、全身多发骨转移，病理分期为 $cT_3N_2M_1$ 期，临床分期为Ⅳ期，分子分型为 Luminal A 型。本例患者属于初诊Ⅳ期激素依赖型乳腺癌。《中国晚期乳腺癌临床诊疗专家共识（2018 版）》指出，对于 HR 阳性晚期乳腺癌，病变局限在乳腺、骨及软组织，无症状、肿瘤负荷不大的内脏转移患者，可以优先选择内分泌治疗。关于 HR 阳性、HER-2 阴性晚期乳腺癌内分泌治疗的重要研究之一 PALOMA-2 研究指出，仅骨转移亚组的 PFS 结果显示，哌柏西利+芳香化酶抑制剂组降低了 59% 的疾病进展风险，显著延长了仅骨转移患者的

PFS 达 36.2 个月。

【病史及治疗续二】

➢ 2019-05 患者使用哌柏西利联合来曲唑治疗 4 个周期后，查体发现左侧乳房较前明显松弛变软，复查彩超提示双侧腋窝淋巴结明显缩小。

➢ 2020-03-12 乳腺彩超显示右侧乳腺 10 点钟距乳头 4.5 cm 处见大小为 0.6 cm×0.5 cm×0.5 cm 的团块，呈低回声，内部回声均匀，边界清晰，形态不规则，提示右侧乳腺实质性结节，BI-RADS 分级为 4B 级。

➢ 2020-03-12 乳腺 MRI 显示左侧乳晕后方的病变较前略缩小（图 7-2），骨转移与前相仿，双侧腋窝小淋巴结部分较前缩小；双侧乳腺内见强化结节灶，BI-RADS 分级为 3 级。

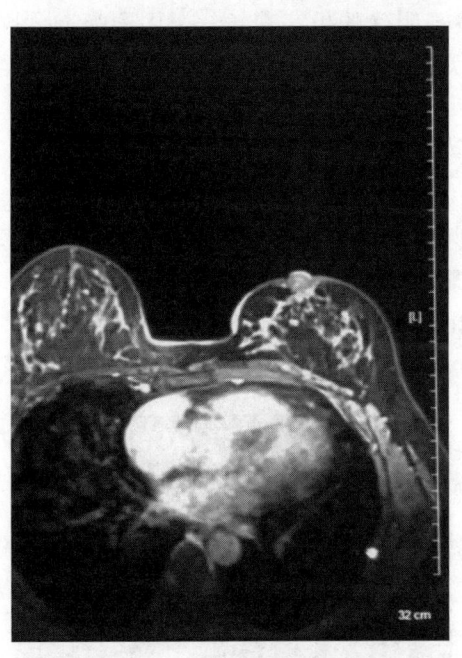

图 7-2　2020-03-12 乳腺 MRI

➢ 2020-03-18 患者行右侧乳腺肿物切除术。术中冷冻病理显示右侧乳腺浸润性癌。术后病理显示右侧乳腺浸润性癌，结合免疫组织化学结果 [ER（-）、PR（-）、HER-2（+）、E-cad（+）、P120（胞质+）、Ki-67（50%，+）、CK5/6（-）、PMS2（70%，+）]，考虑浸润性小叶癌，肿物大小为 0.6 cm×0.5 cm×0.5 cm。

➢ 2020-03-25 PET-CT 显示右侧乳房皮下见 FDG 代谢轻度增高灶，倾向术后改变；左侧乳腺多发小结节，未见 FDG 代谢增高，考虑治疗后改变（病灶无明显代谢活力），建议随访；双侧腋窝多发小淋巴结，其中右侧 1 枚伴 FDG 代谢轻度增高，考虑治疗后改变（右侧腋窝病灶仍有代谢活力），建议随访；颈 6 左侧横突、胸骨柄、左侧第 6 和第 8 前肋、腰 1 和腰 5 椎体、骶骨、双侧髂骨、左侧坐骨及耻骨伴 FDG 代谢增高，考虑骨转移治疗后改变（病灶仍有较高代谢活力）。

➢ 2020-03-25 实体瘤全景基因检测显示有临床意义的体细胞突变为 0，可能具有临床意义的生殖系变异为 0。

➢ 2020-04 建议患者行右侧乳房切除术，但其拒绝，继续行芳香化酶抑制剂（来曲唑，2.5 mg，每天 1 次）+CDK4/6 抑制剂（哌柏西利，125 mg，每天 1 次，口服 3 周停 1 周）内分泌治疗，同时配合唑来膦酸骨保护治疗（每4周1次）。

【本阶段小结】

鉴别乳腺原发性癌和转移性癌可参考：①成分，是否有导管内癌成分，如果有，则考虑为原发灶；②病理类型，免疫组织化学类型是否相同，如果相同，则考虑转移可能性大；③病变部位，转移灶多位于乳房皮下组织内侧，原发灶多位于乳腺腺体内，外侧及外上象限多见；④发生时间间隔，如果>5年多为原发性癌，如果<2年考虑转移性癌。本例患者以上指标不典型，且经过内分泌治疗，无法确定右侧乳腺癌是原发性癌还是转移性癌，笔者建议其行右侧乳房切除术，但其拒绝，结合其肿瘤负荷及既往的治疗方案，目前其他部位未出现明确进展，故仍给予内分泌维持治疗。关于初诊Ⅳ期乳腺癌的局部治疗，有荟萃分析显示，一部分患者经高度筛选后行积极手术干预，能改善PFS和OS，但结论的证据级别较低，尚不足以指导临床实践。有几项前瞻性随机试验在早期的随访分析中均未发现明确的生存获益。《中国晚期乳腺癌临床诊疗专家共识（2018版）》认为多学科综合治疗是关键，推荐以全身治疗为主，不推荐行姑息性乳房切除，除非手术可以改善总体生活质量。

【病史及治疗续三】

➢ 2020-07-27 肿瘤标志物显示 CA15-3 568 U/L，较 2020-03-12（38.8 U/L）明显升高。

➢ 2020-07-31 乳腺 MRI 显示，与 2020-03-12 相比，左侧乳晕后方病变增大（图 7-3）。查体发现，左侧乳腺病变范围较前增大，且质硬饱满。

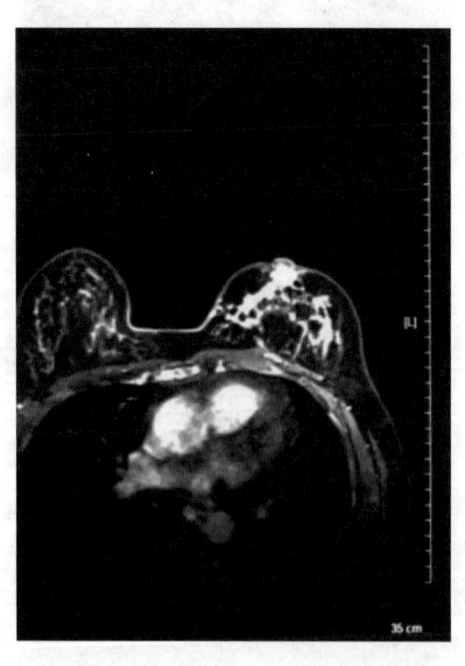

图 7-3　2020-07-31 乳腺 MRI

➢ 2020-08-06 患者再次行左侧乳腺肿物空芯针穿刺。病理显示左侧乳腺大量增生，胶原化纤维组织中见少量癌细胞，部分细胞有退化变性。免疫组织化学显示 ER（2%，+）、PR（-）、Ki-67（30%，+）、HER-2（0）。

➢ 2020-08-12 患者行 NP（N，长春瑞滨，40 mg，第1、8天；P，顺铂，40 mg，第1~3天）

方案化疗。

【本阶段小结】

本例患者内分泌治疗期间出现左侧乳腺病灶较前进展，肿瘤标志物CA15-3水平较前明显升高，考虑内分泌治疗耐药。左侧乳腺病灶穿刺病理提示免疫表型发生改变，遂暂停内分泌治疗，改行化疗。

【专家点评】

本例患者为初诊Ⅳ期、Luminal A型晚期乳腺癌患者，一线治疗采用哌柏西利+来曲唑，14个月后发现右侧乳腺肿物，穿刺病理提示三阴性乳腺癌，继续维持内分泌治疗+靶向治疗4个月后发现病情进展，后更换为NP方案化疗。

本例患者具有2点值得探讨之处。

1. 新发现的右侧乳腺病灶是原发灶还是转移灶？治疗期间发现分型不同的新病灶该如何处理？ 乳腺癌原发灶与转移灶的鉴别要点包括时间间隔、病理类型、原位癌成分、病变部位及生长方式等，但目前尚无明确的鉴别标准。本例患者的右侧乳腺虽然穿刺病理提示三阴性乳腺癌，但需要考虑穿刺病理的异质性，以及治疗对分子表达的影响，且其与原发性肿瘤均为小叶癌，体积较小，发现的时间间隔较短，综合考虑为转移的可能性大，必要时应切除进行活检以明确。本例患者的一线治疗根据PALOMA-2研究及相关指南选择来曲唑+哌柏西利的方案符合规范，发现右侧乳腺病灶后应强烈建议其接受右侧乳房切除术，有助于原发灶或转移灶的鉴别及后续治疗方案的制订。本例患者拒绝切除右侧乳房，继续接受原方案治疗，可能一方面考虑一线治疗的疗效较好（未明确提及疗效评估，仅表述为明显缩小，考虑为PR），另一方面考虑新发病灶的肿瘤负荷不高，可以继续观察。考虑本例患者的右侧乳腺病灶为转移灶，分子分型转变为三阴性，可能是由于肿瘤的异质性，原发灶ER表达阴性部分发生转移，或由于治疗因素使ER表达受到抑制，显示出与三阴性亚型相似的表达特征。对于转移灶发生ER表达转为阴性的情况，未有确切数据提示其后续的治疗选择。ER阴性提示内分泌治疗可能不敏感，化疗是可考虑的方案，但是否可选择三阴性亚型敏感的药物，如铂类药物，证据尚不充分。本例患者后续选择NP方案治疗，对于这类肿瘤负荷较低的患者，也可选择乳腺癌敏感的单药化疗，如紫杉类药物、蒽环类药物、卡培他滨等。

2. 本例患者为单纯性骨转移，原发灶是否有手术意义？ 关于Ⅳ期患者手术切除原发灶是否可获益，代表性的2项前瞻性研究分别为来自土耳其和印度。土耳其的MF07-01研究提示，短期随访2组的生存率无差异，长期随访后发现手术治疗组的中位生存期显著优于非手术治疗组；亚组分析提示，肿瘤生物学行为较好的转移性乳腺癌患者，如HR阳性、HER-2阴性、单发骨转移、年龄<55岁的患者，可以从初始接受手术中得到显著的生存获益。印度的研究提示，初诊Ⅳ期患者手术切除组与非手术组的OS无差异，且年龄、ER和HER-2的状态、转移部位及其数目亚组分析中2组无差异。目前，关于原发性肿瘤切除是否可以改善Ⅳ期乳腺癌患者的预后，证据仍不足。相关指南推荐，当全身药物治疗取得很好的疗效、其他转移部位无致命危险且原发灶手术切缘干净时，才可考虑姑息性的局部治疗。综上所述，本例患者若有手术意愿，可在病灶控制良好、手术可完整切除的情况下考虑行局部姑息性手术，但本例患者存在广泛的骨转移，手术对生存的获益不确定。

（复旦大学附属肿瘤医院　王碧芸）

本例患者初诊确认为Ⅳ期、Luminal A型左侧乳腺癌，伴全身多发骨和淋巴结转移，确诊后行双侧卵巢去势，一线治疗应用 CDK4/6 抑制剂联合来曲唑+唑来膦酸，之后乳腺病灶明显缩小，确认治疗有效。本例患者在一线治疗 15 个月时出现右侧乳腺占位，大小为 0.6 cm×0.5 cm×0.5 cm，行右侧乳腺肿物切除，病理确认为为三阴性，给予继续原方案系统治疗。2020-07 本例患者的肿瘤标志物 CA15-3 异常升高，左侧乳腺病灶较前进展，此时对左侧乳腺病灶行再穿刺，发现病理性质转为为三阴性。本例患者在出现右侧乳腺病灶后送检实体瘤进行全景基因检测，显示有临床意义的体细胞突变为 0，可能具有临床意义的生殖系变异为 0。提示无 *PI3K* 基因突变、无 *BRCA* 基因突变，PD-L1 未检测。截至投稿，本例患者的全身治疗行 NP 方案化疗。

目前，国内判断双侧乳腺癌是原发性癌还是转移性癌的原则与国外的认知比较一致。依据 Robbins 等于 1964 年提出的诊断标准和我国阚秀等后来补充归纳的双侧原发性乳腺癌（bilateral primary breast cancer，BPBC）的诊断标准，主要从临床和病理 2 个方面考虑，临床特征包括：①BPBC 多位于乳腺实质内，好发于外上象限及乳晕区，常单发，边界欠清晰；转移性乳腺癌多位于乳腺外周脂肪组织中，以内侧多见，常多发，边界较清晰。②BPBC 两侧的发病间隔时间较长，无局部复发和远处转移灶，转移者多因淋巴管阻塞逆流引起，常伴有皮下淋巴管浸润征象，表现为皮肤橘皮样改变。病理特征包括：①两侧病变组织学类型不同；②如果两侧的组织学类型相同，应具有不同的细胞分化程度和形态特征；③存在原发性病变。从整体病程来看，本例患者的右侧乳腺癌病理无导管内癌成分，两侧乳腺病灶的发病时间间隔<2 年，右侧乳腺病灶的病理性质为三阴性，后续 3 个月内左侧乳腺病灶疾病进展且再活检也为三阴性，考虑初始的 HR 阳性乳腺癌在内分泌治疗的压力选择下转为三阴性可能，故右侧乳腺病灶为左侧乳腺原发灶转移的可能性大。

截至投稿，本例患者的肿瘤负荷为左侧乳腺及全身多发骨转移，无内脏转移，相对负荷不大，但分子分型转为三阴性。《中国临床肿瘤学会（CSCO）乳腺癌诊疗指南 2020》推荐晚期转移性乳腺癌解救化疗的适应证有：①HR 阴性；②有症状的内脏转移；③HR 阳性，但对内分泌治疗耐药。具备以上 1 个因素即可考虑选择化疗。故本例患者转为三阴性后选择化疗是符合上述指南推荐的。现阶段需要使肿瘤迅速缩小或症状迅速缓解，本例患者可选择联合化疗，而以耐受性和生活质量作为优先考虑因素的患者可选择单药化疗。截至投稿，本例患者应用 NP 方案化疗。《中国晚期乳腺癌规范诊疗指南（2020 版）》指出，对联合化疗有效的患者待疾病稳定后可考虑其中一个单药进行维持治疗，以尽量延长疾病控制时间。维持化疗的理想选择应该是单药治疗有效、相对低毒、便于长期使用。在化疗维持方面，卡培他滨单药因为便捷、高效、低毒成为主流的推荐。我国学者针对晚期乳腺癌卡培他滨单药维持化疗进行了数项研究。我国的一项研究随机选择了 98 例接受卡培他滨和长春瑞滨预处理的转移性乳腺癌患者，让他们接受或不接受卡培他滨维持治疗，在维持组中，转移后患者的中位生存期为 63 个月，而对照组为 28 个月。一项墨西哥的研究发现，使用卡培他滨维持化疗的患者较观察组患者延长了 OS 7.97 个月和 PFS 11.5 个月，具有良好的毒性反应。因此，建议本例患者行 4~6 个周期 NP 方案化疗，待疾病稳定后可改为卡培他滨单药维持治疗。

对于既往处于疾病晚期阶段且内分泌治疗有效的患者（肿瘤出现进展时间或 PFS≥6 个月），无论是否绝经，后续内分泌治疗仍有可能控制肿瘤，疾病进展后可以换用不同作用机制的其他内分泌治疗药物。本例患者因既往 HR 阳性、晚期一线内分泌治疗维持>6 个月，且截至投稿前总体肿瘤负荷不大、无内脏危象、无明显的临床相关症状，故 NP 方案化疗稳定后，后续内分泌维持治疗也是可以选择的。治疗方案可以选择氟维司群、依维莫司联合氟维司群、西达苯胺联合依西美坦、他莫昔芬、托瑞米芬、芳香化酶抑制剂、孕激素类药物等。2020 年，王晓稼等对 OVERSTEP 研究进行初步分析，发现在晚期一线含卡培他滨方案的联合化疗后，内分泌治疗比单药卡培他滨化疗更有利于维持生存，特别是对于内分泌治疗敏感和无内脏受累的患者。

美国 NCCN 指南指出，转移性乳腺癌和原发性肿瘤完整的女性患者的主要治疗方案是全身治疗，对于那些需要缓解症状或即将出现并发症（如皮肤溃疡、出血、真菌感染及疼痛）的患者，在初次全身治疗后考虑进行手术。一般来说，患者只有在可以获得肿瘤的完全局部清除且其他疾病部位没有立即威胁生命的情况下才可进行此类手术。放疗可以被认为是外科手术的一种选择。这种手术通常需要乳腺外科医师和整形外科医师合作，以提供最佳的癌症控制和伤口闭合。一项研究的亚组分析显示，从局部治疗获得最大收益的患者包括 HR 阳性患者、HER-2 阴性患者、年龄<55 岁的患者、单纯性骨转移患者。截至投稿，本例患者无急切需要缓解症状或即将出现并发症（如出血、真菌感染等）的情况，手术等局部治疗暂无强烈的证据支持，但当其一线内分泌治疗全身骨病灶控制良好，且本人及其家属有积极意愿的情况下，左侧乳腺病灶的切除或放疗等局部治疗也是值得尝试的。

乳腺癌复发Ⅳ期疾病的系统治疗可以延长患者的生存期并提高生活质量，但不能治愈。因此，与最小毒性相关的治疗是优选。在合理的情况下，使用毒性最小的内分泌治疗可能优于使用细胞毒药物。

（中国科学技术大学附属第一医院　潘跃银　林　琳）

【指南背景】

1. 2020 年美国 NCCN 指南　对于同时具有转移灶和原发灶的乳腺癌患者，首选的治疗方案为系统治疗。当全身药物治疗取得很好的疗效、其他转移部位无致命危险且原发灶手术切缘干净时，可考虑姑息性的局部治疗。

2.《中国临床肿瘤学会（CSCO）乳腺癌诊疗指南 2020》　对于绝经后 HR 阳性转移性乳腺癌患者，内分泌治疗可选择非甾体芳香化酶抑制剂、氟维司群、他莫昔芬或托瑞米芬、依西美坦、CDK4/6 抑制剂联合 AI 或氟维司群、依西美坦/氟维司群/他莫昔芬联合依维莫司等。其中，CDK4/6 抑制剂联合 AI 或氟维司群可作为一线内分泌治疗的选择方案。绝经前患者在接受了卵巢功能抑制后，治疗方案与绝经后一致。

内分泌治疗适用于晚期 HR 阳性、肿瘤进展缓慢、既往内分泌治疗获益的人群。对于初治的绝经后 HR 阳性转移性乳腺癌患者，内分泌治疗首选 CDK4/6 抑制剂联合 AI。对于既往蒽环类药物术前/辅助治疗失败的晚期乳腺癌患者，通常优先选择以紫杉类药物为基础的方案。

（复旦大学附属肿瘤医院　王碧芸）

1.《中国临床肿瘤学会（CSCO）乳腺癌诊疗指南 2020》　晚期转移性乳腺癌解救化疗的适应证有：①HR 阴性；②有症状的内脏转移；③HR 阳性，但对内分泌治疗耐药。具备以上 1 个因素即可考虑选择化疗。

2.《中国晚期乳腺癌规范诊疗指南（2020 版）》　①使用联合化疗有效的患者待疾病稳定后，可考虑其中一个单药进行维持治疗，以尽量延长疾病控制时间。②对于既往疾病晚期阶段内分泌治疗有效的患者，无论是否绝经，后续内分泌治疗仍有可能控制肿瘤，疾病进展后可以换用不同作用机制的其他内分泌治疗药物。治疗方案可以选择氟维司群、依维莫司联合氟维司群、西达苯胺联合依西美坦、他莫昔芬、托瑞米芬、芳香化酶抑制剂、孕激素类药物等。

3. 2020 年美国 NCCN 指南　对于晚期转移性乳腺癌中需要缓解症状或即将出现并发症（如皮肤溃疡、出血、真菌感染及疼痛）的女性患者，在初次全身治疗后可考虑进行手术。一般来说，患者只有在可以获得肿瘤的完全局部清除且其他疾病部位没有立即威胁生命的情况下才能进行此类手术。放疗可以被认为是外科手术的一种选择。

（中国科学技术大学附属第一医院　潘跃银　林　琳）

【循证背景】

1. PALOMA-2 研究　该研究是一项国际、多中心、随机、双盲的Ⅲ期临床试验，全球超过 200 个医学中心参与，一共入组 666 例绝经后 ER 阳性、HER-2 阴性晚期乳腺癌女性患者，一线治疗方案试验组接受哌柏西利（125 mg，第 1~21 天，每 28 天 1 次）+来曲唑（2.5 mg，每天 1 次），对照组接受来曲唑+安慰剂，对 PFS 进行评估。结果显示，试验组患者的中位 PFS 为 24.8 个月，对照组仅为 14.5 个月（$HR=0.58$，$95\%CI$：$0.46~0.72$，$P<0.001$），相对降低了 42% 的疾病进展风险。

2. MF07-01 研究　该研究是一项来自土耳其的Ⅲ期随机对照临床试验，将入组的 274 例Ⅳ期乳腺癌患者随机分为 2 组，试验组先接受局部手术（乳房全切或保乳+前哨淋巴结活检或腋窝淋巴结清扫，保乳术后常规配合全乳房照射）再联合全身治疗，对照组仅接受全身治疗。结果显示，短期随访（中位 36 个月）2 组的生存率无显著差异；而长期随访（中位 40 个月）时观察到试验组具有更好的预后（5 年 OS 率：41.6% *vs.* 24.4%；OS：46 个月 *vs.* 37 个月，$HR=0.66$，$95\%CI$：$0.49~0.88$，$P=0.005$）。亚组分析进一步提示，肿瘤生物学行为较好的转移性乳腺癌患者，如 HR 阳性（$HR=0.64$，$P=0.01$）、HER-2 阴性（$HR=0.64$，$P=0.01$）、年龄<55 岁（$HR=0.57$，$P=0.007$）及单一骨转移（$HR=0.67$，$P=0.09$）的患者，可以从初始接受局部治疗中得到显著的生存获益。

3. NCT00193778 研究　该研究入组 716 例初诊为转移性乳腺癌的患者，其中对全身治疗有反应（CR 或 PR）的 350 例患者被随机分至接受或不接受局部治疗组。经过中位 23 个月的随访，173 例接受局部治疗和 177 例未接受局部治疗的患者的中位 OS 分别为 19.2 个月与 20.5 个月（$HR=1.04$，$95\%CI$：$0.81~1.34$，$P=0.79$）。该研究的结果提示，局部治疗并不能改善转移性乳腺癌患者的生存，且年龄、ER 和 HER-2 的状态、转移部位及其数目在亚组分析中 2 组无差异。

（复旦大学附属肿瘤医院　王碧芸）

1. CONFIRM 研究　该研究将接受过内分泌治疗失败（辅助治疗后或结束 1 年内进展或接受晚期一线内分泌治疗失败）的绝经后 HR 阳性进展期乳腺癌患者随机分为 2 组，分别接受氟维司群 250 mg 和 500 mg。结果显示，500 mg 组在 PFS 方面均优于 250 mg 组，且具有统计学意义。

2. PrE0102 研究　该研究将接受过 AI 治疗耐药（辅助 AI 治疗期间复发或晚期 AI 治疗失败）的绝经后 HR 阳性、HER-2 阴性局部不可切除或转移性乳腺癌患者随机分为 2 组，分别接受依维莫司+氟维司群或安慰剂+氟维司群。结果显示，依维莫司组较安慰剂组 PFS 显著延长，且具有统计学意义。

3. ACE 研究　西达本胺是一种口服苯甲酰胺类组蛋白去乙酰化酶（histone deacetylase, HDAC）抑制剂。该研究旨在评估西达本胺+依西美坦用于内分泌治疗进展后的绝经后 HR 阳性晚期乳腺癌患者的疗效和安全性。结果显示，研究者评估的中位 PFS 分别为 7.4 个月和 3.8 个月（$P=0.033$）；独立中心盲法评估的中位 PFS 分别为 9.2 个月和 3.8 个月（$P=0.024$）。

4. OVERSTEP 研究　该研究将晚期一线含卡培他滨方案的联合化疗后非进展的 HR 阳性、HER-2 阴性患者随机分为 2 组，分别接受卡培他滨维持治疗或内分泌维持治疗。结果显示，内分泌维持治疗比卡培他滨单药化疗更有利于维持生存。

（中国科学技术大学附属第一医院　潘跃银　林　琳）

【核心体会】

对于原发性或转移性判断不明确的病灶，可手术明确或观察疗效后决定后续治疗；在全身病灶控制良好、手术可完整切除原发灶的情况下，可考虑姑息性手术治疗。

（复旦大学附属肿瘤医院　王碧芸）

新发对侧乳腺癌要注意甄别是原发灶还是转移灶。HR阳性、HER-2阴性晚期乳腺癌患者内分泌治疗耐药的原因之一是转为了三阴性乳腺癌，对于这类患者中一线化疗后病情未进展的患者，医师需要根据其症状、疾病的发生和发展、肿瘤负荷大小及身体耐受情况合理选择内分泌维持治疗或单药化疗药物维持治疗。

（中国科学技术大学附属第一医院　潘跃银　林　琳）

参 考 文 献

[1] 中国抗癌协会乳腺癌专业委员会. 中国晚期乳腺癌临床诊治专家共识（2018版）. 中华肿瘤杂志, 2018, 40（9）：703-713.

[2] Choi SH, Kim JW, Choi J, et al. Locoregional treatment of the primary tumor in patients with de novo stage IV breast cancer: a radiation oncologist's perspective. Clin Breast Cancer, 2018, 18（2）：167-178.

[3] Fornetti J, Welm AL, Stewart SA, et al. Understanding the bone in cancer metastasis. J Bone Miner Res, 2018, 33（12）：2099-2113.

[4] Ettl J, Harbeck N, Gelmon K, et al. Impact of palbociclib plus letrozole on Health Related Quality of Life (HRQOL) compared with letrozole alone in first-line postmenopausal patients with ER+HER2-Metastatic Breast Cancer (MBC): results from PALOMA-2 bone metastases subgroup. European Journal of Cancer, 2018, 92：S119-S120.

[5] Soran A, Ozmen V, Ozbas S, et al. Early follow up of a randomized trial evaluating resection of the primary breast tumor in women presenting with de novo stage IV breast cancer: Turkish study (protocol MF07-01). Cancer Research, 2013, 73：24.

[6] Badwe R, Hawaldar R, Nair N, et al. Locoregional treatment versus no treatment of the primary tumour in metastatic breast cancer: an open-label randomised controlled trial. Lancet Oncology, 2015, 16（13）：1380-1388.

[7] Finn RS, Martin M, Rugo HS, et al. Palbociclib and letrozole for advanced breast cancer. N Engl J Med, 375（20）：1925-1936.

[8] Robbins GF, Berg JW. Bilateral primary breast cancers-A prospective clinicopathological study. Cancer, 1964, 17（12）：1501-1527.

[9] 阚秀. 乳腺癌临床病理学. 北京：北京医科大学中国协和医科大学联合出版社, 1993.

[10] 国家肿瘤质控中心乳腺癌专家委员会，中国抗癌协会乳腺癌专业委员会，中国抗癌协会肿瘤药物临床研究专业委员会. 中国晚期乳腺癌规范诊疗指南（2020版）. 中华肿瘤杂志, 2020, 42（10）：781-797.

[11] Huang H, Jiang Z, Wang T, et al. Single-agent capecitabine maintenance therapy after response to capecitabine-based combination chemotherapy in patients with metastatic breast cancer. Anticancer Drugs, 2012, 23（7）：718-723.

[12] Segura-González M, Quintana-Quintana M. Systemic treatment with capecitabine as maintenance therapy in patients with recurring or metastatic breast cancer: experience in the Oncology Hospital, National Medical Center Siglo XXI, Mexican Social Security Institute. Med Oncol, 2015, 32（4）：93.

[13] Chen XL, Du F, Hong RX, et al. Hormonal therapy might be a better choice as maintenance treatment than capecitabine after response to first-line capecitabine-based combination chemotherapy for patients with hormone receptor-positive and HER2-negative, metastatic breast cancer. Chin J Cancer, 2016, 35：39.

[14] Di Leo A, Jerusalem G, Petruzelka L, et al. Results of the CONFIRM phase III trial comparing fulvestrant 250 mg with fulvestrant 500 mg in postmenopausal women with estrogen receptor-positive advanced breast cancer. Journal of Clinical Oncology, 2010, 28: 4594-4600.

[15] Kornblum N, Zhao F, Manola J, et al. Randomized phase II trial of fulvestrant plus everolimus or placebo in postmenopausal women with hormone receptor-positive, human epidermal growth factor receptor 2-negative metastatic breast cancer resistant to aromatase inhibitor therapy: results of PrE0102. J Clin Oncol, 2018, 36 (16): 1556-1563.

[16] Jiang Z, Li W, Hu X, et al. Tucidinostat plus exemestane for postmenopausal patients with advanced, hormone receptor-positive breast cancer (ACE): a randomised, double-blind, placebo-controlled, phase 3 trial. Lancet Oncol, 2019, 20 (6): 806-815.

[17] Soran A, Ozmen V, Ozbas S, et al. Randomized trial comparing resection of primary tumor with no surgery in stage Ⅳ breast cancer at presentation: protocol MF07-01. Ann Surg Oncol, 2018, 25: 3141-3149.

病例 8 三阴性乳腺癌新辅助化疗 1 例

张　晔　齐晓伟*

陆军军医大学西南医院

【关键词】

局部晚期三阴性乳腺癌；年轻乳腺癌；新辅助治疗；洛铂；白蛋白结合型紫杉醇

【病史及治疗】

➢ 患者，女性，29 岁，未绝经。

➢ 2019-08 患者发现右侧乳房肿物，约"鸡蛋"大小，乳房表面皮肤无红肿、破溃，乳头下方皮肤见轻度凹陷，无乳头溢液。

➢ 2019-08 患者至医院就诊。查体发现，两侧乳房对称，发育正常，皮肤无破溃，无橘皮征，乳头无明显异常。右侧乳房 3~6 点钟方向可扪及大小为 5.0 cm×5.0 cm 的肿物，质硬，边界欠清晰，可轻度活动。肿物表面皮肤局部发红。双侧腋窝及锁骨上未触及明显肿大的淋巴结。左侧乳房未触及明显肿物。

➢ 2019-09 乳腺彩超显示右侧乳腺 3~6 点钟方向距乳头 2.0 cm 处腺体层内可见范围为 4.1 cm×2.8 cm×3.8 mm 的低回声区，边界尚清晰，形态不规则，周边及内部见点线状血流信号，阻力指数（resistance index，RI）为 1.0，BI-RADS 分级为 5 级，考虑乳腺癌（图 8-1）；双侧腋窝可见多枚淋巴结，淋巴门结构清晰，双侧锁骨上下区和胸骨旁未探及明显的淋巴结。

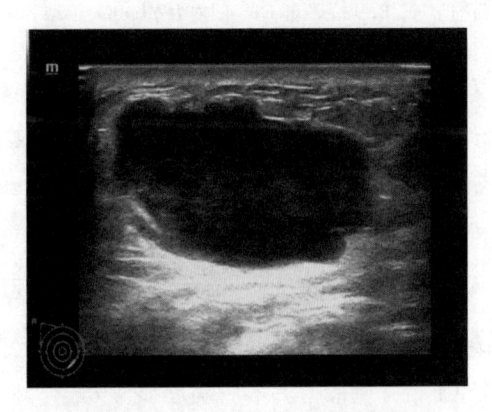

图 8-1　2019-09 乳腺彩超

➢ 2019-09 乳房 MRI 显示右侧乳腺内下象限 5~6 点钟方向距皮下 1.0 cm 处见 1 个团块影，边

---

* 通信作者，邮箱：qxw9908@foxmail.com

界部分欠清晰，大小为 3.4 cm×3.6 cm（图 8-2）；双侧腋窝未见肿大淋巴结。

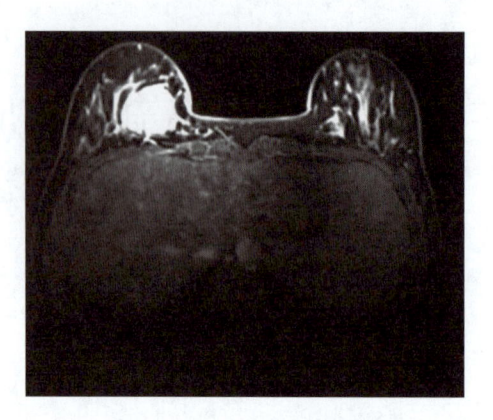

图 8-2　2019-09 乳腺 MRI

注：肿物表面局部皮肤增厚

➢ 2019-09 胸部 CT 显示右侧乳腺内下象限 5~6 点钟方向距皮下 1.0 cm 处见占位，符合乳腺癌表现，BI-RADS 分级为 6 级；左肺（如上叶尖段）多发小结节，转移待排除（图 8-3）。

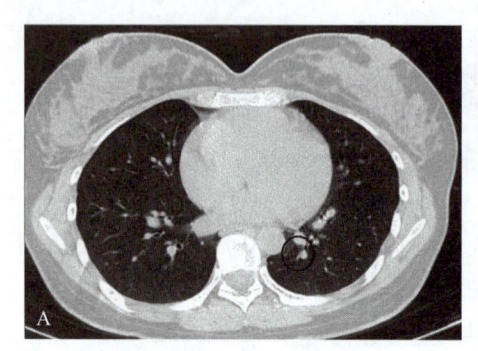

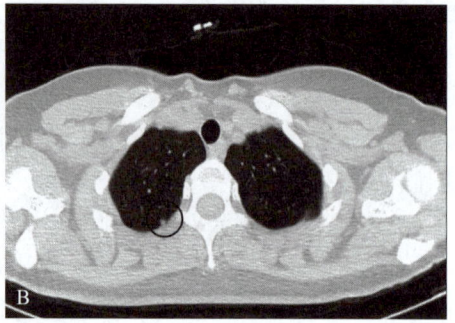

图 8-3　2019-09 胸部 CT

注：A、B. 均为胸部 CT，圈内为左肺可疑小结节

➢ 2019-09 PET-CT 显示右侧乳腺内下象限腺体层内见占位伴代谢增高，符合乳腺癌表现，乳房皮肤未见明显代谢增高；右侧腋窝部分淋巴结代谢增高，不排除转移可能；左肺上叶胸膜下见小结节，糖代谢不高，考虑增生；骨未见明显代谢异常灶。

➢ 2019-09 腹部超声显示脾稍大，肝、胆、胰、双肾未见异常。

➢ 2019-09 基因检测显示未发现 BRCA 基因突变。

➢ 2019-09 患者于超声引导下行穿刺活检。术后病理显示右侧乳腺非特殊型浸润性癌（图 8-4）；组织学分级为 Ⅱ 级，腺管形成 3 分，核级别 2 分，核分裂 2 分，共 7 分。免疫组织化学显示 ER（-）、PR（-）、HER-2（-）、Ki-67（80%，+）、P120（++）、E-cad（+）；P63 显示肌上皮消失。

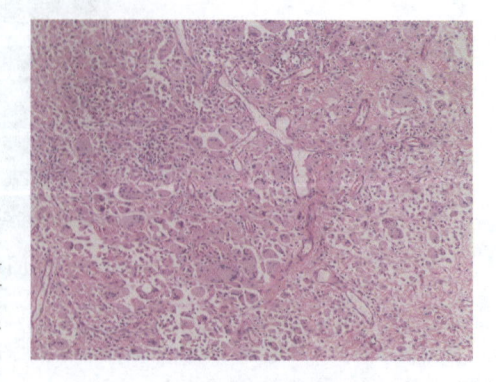

图 8-4　2019-09 右侧乳腺肿物穿刺组织 HE 染色

【本阶段小结】

本例患者为绝经前女性，右侧乳腺肿物较大，未见远处转移，查体可见肿物表面皮肤局部发红，MRI 提示肿物表面局部皮肤增厚，猜测皮肤可能受侵，加之 PET-CT 提示右侧腋窝淋巴结转移不能排除，结合右侧乳腺肿物穿刺活检的结果，诊断为右侧乳腺浸润性导管癌，病理分期为 $cT_{4b}N_1M_0$ 期，临床分期Ⅲb 期，分子分型为三阴性。

【病史及治疗续一】

➢ 2019-09 患者开始行新辅助化疗，具体方案为白蛋白结合型紫杉醇（×12，每周 1 次）+洛铂（×4，每 3 周 1 次）序贯多柔比星+环磷酰胺（×4，每 3 周 1 次）（wPL×4-AC×4）。

➢ 2019-09 至 2019-12 患者连续行乳腺彩超，发现经过 4 个周期的新辅助治疗（图 8-5），右侧乳腺肿物明显缩小，从化疗前的 4.1 cm×2.8 cm×3.8 cm 缩小到 0.32 cm×0.42 cm（图 8-6）。

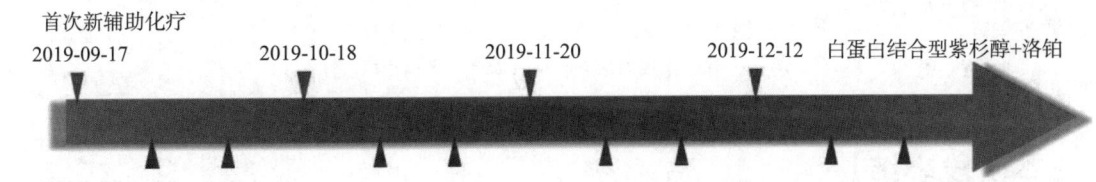

图 8-5　2019-09 至 2019-12 新辅助化疗的时间轴

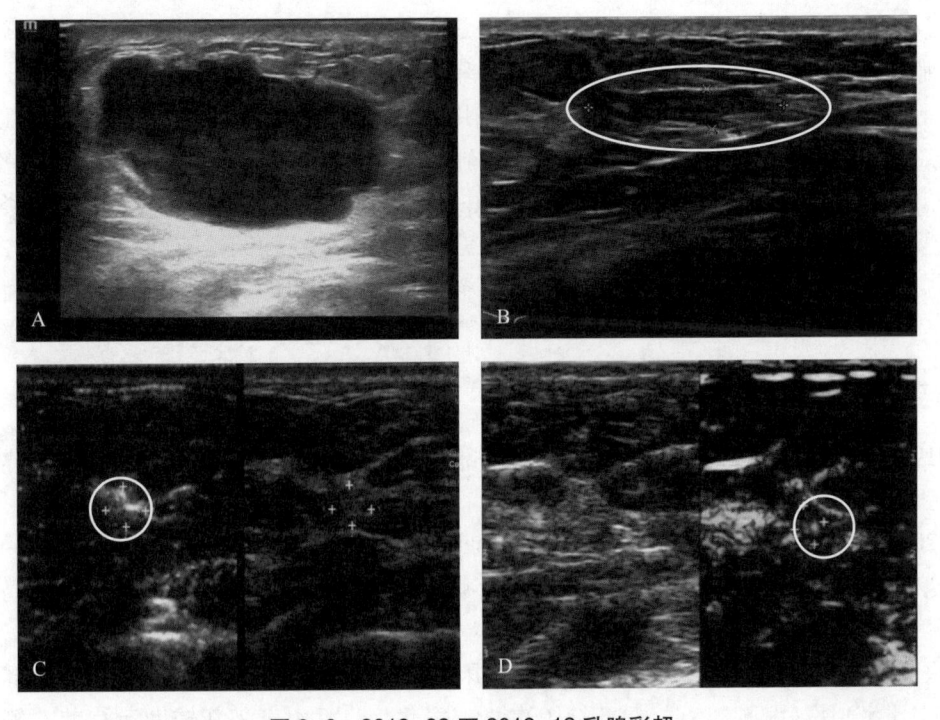

图 8-6　2019-09 至 2019-12 乳腺彩超

注：A. 2019-09 初诊；B~D. 2019-10 至 2019-12 第 2~4 个周期化疗前复查，圈内为右侧乳腺肿物

➢ 2019-09 至 2019-12 乳腺 MRI 显示右侧乳腺肿物明显缩小，且肿物表面皮肤增厚明显减轻（图 8-7）。

➢ 2019-09 由于患者未婚、未育，未来可能存在生育需求，故化疗前给予戈舍瑞林保护卵巢功能。

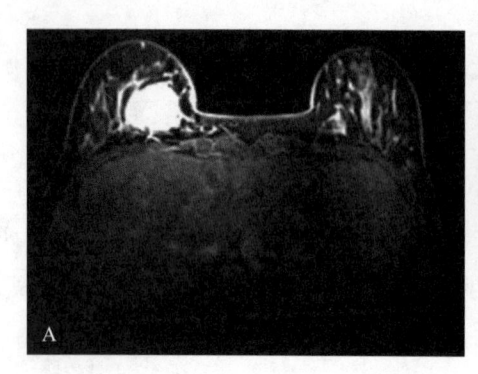

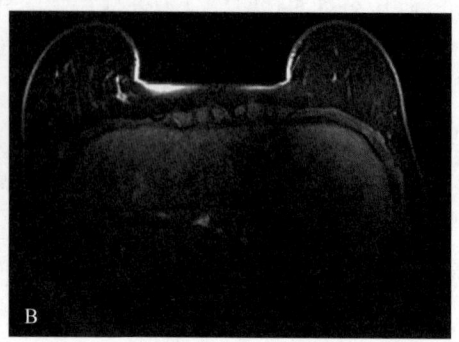

图 8-7　2019-09 至 2019-12 乳腺 MRI

注：A. 第 1 个周期化疗前；B. 第 4 个周期化疗前复查

【本阶段小结】

根据美国 NCCN 指南、《中国临床肿瘤学会（CSCO）乳腺癌诊疗指南》等文件，分子分型为三阴性、肿物最大径>4.0 cm、腋窝淋巴结呈阳性的乳腺癌患者需要行新辅助治疗。同时，2020 年美国 NCCN 指南（第 2 版）也将单周紫杉类药物联合铂类药物方案作为三阴性乳腺癌新辅助治疗和辅助治疗的推荐方案，并特别指出虽然目前铂类药物在三阴性乳腺癌新辅助治疗中的使用具有争议，但有研究表明铂类药物可以改善 pCR 率。不推荐大多数三阴性乳腺癌患者使用铂类药物，但那些需要更好地进行局部控制的三阴性乳腺癌患者可以考虑。

张毅等进行了一项多西他赛+表柔比星+洛铂用于三阴性乳腺癌新辅助化疗的前瞻性随机对照临床研究。其结果显示，洛铂显著提高了三阴性乳腺癌患者新辅助化疗的 ORR 和 pCR 率，且降低了复发率（随访 3 年）；洛铂组的粒细胞减少等并发症发生率升高。同时，多项包含铂类药物新辅助治疗方案的临床研究也证实铂类药物可以提高三阴性乳腺癌新辅助治疗的 pCR 率。齐晓伟等进行的一项含铂类药物方案的新辅助治疗临床研究希望在获得高 pCR 率的同时降低患者血液毒性方面的并发症（ChiCTR1900023776）。

【病史及治疗续二】

➢ 2019-12 患者对 wPL 方案反应良好，4 个周期新辅助化疗后疗效评估达 cCR，患者及其家属手术意愿强烈，要求先行手术治疗。

➢ 2020-01-01 患者术前先选择右侧单纯乳房切除术+扩张器植入重建术。2020-01-07 患者改为在全身麻醉下行右侧乳腺癌改良根治术。术后病理显示右侧乳腺癌新辅助化疗后，局部见少量导管内癌残留，Miller-Payne 分级为 5 级；右侧腋窝淋巴结（17 枚）均为慢性炎症。

➢ 2021-01-20 患者术后存在多个高危复发因素（年龄、淋巴结、HR、Ki-67），继续行之前中断的多柔比星+环磷酰胺（×4，每 3 周 1 次）方案化疗。且由于其新辅助治疗前右侧乳腺肿物体积较大、局部皮肤发红、腋窝可疑淋巴结转移，建议行放疗。

【本阶段小结】

经过 4 个周期的 wPL 方案新辅助治疗，影像学检查结果提示本例患者已达到 cCR，根据相关指南的推荐，应该继续行新辅助治疗，完成既定方案，但本例患者及其家属手术意愿强烈，要求退出临床研究，先行手术治疗，故给予手术。在手术方式的选择上，本例患者既可以选择保乳手术，也可以选择全乳切除术后植入物重建。最终其因个人原因放弃全乳切除术后植入物重建，选择改良根治术。

本例患者的疾病诊疗过程见图 8-8。

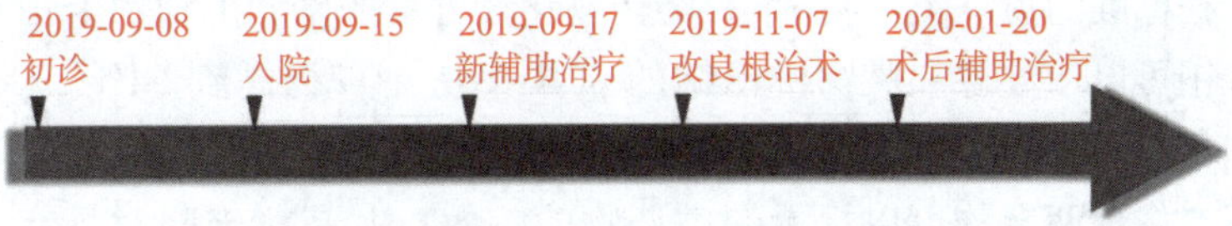

2019-09-08	2019-09-15	2019-09-17	2019-11-07	2020-01-20
初诊	入院	新辅助治疗	改良根治术	术后辅助治疗

图 8-8　本例患者的疾病诊疗过程

【专家点评】

本例患者为起病局部晚期的年轻三阴性乳腺癌患者，起病时 29 岁，未婚、未育。体格检查发现右侧乳腺肿物，大小为 5.0 cm×5.0 cm，表面皮肤局部发红，腋窝未扪及肿大淋巴结。右侧乳腺肿物的穿刺活检病理结果提示右侧乳腺非特殊型浸润性癌、三阴性、Ki-67（80%），诊断为右侧乳腺非特殊型浸润性癌，病理分期为 $cT_4N_1M_0$ 期。在本例患者的诊治过程中，医师对诊疗思路清晰，给出了相关的临床研究作为循证医学证据，有据可循，在遵循相关指南的前提下结合患者的实际情况进行了更多尝试。本例患者在新辅助化疗疗程未足的情况下达 cCR 状态，术后病理也提示获得了良好缓解，截至投稿前疾病缓解稳定，处于后续随访中。在本例年轻三阴性乳腺癌患者的诊疗经过中，有几个热点问题值得深入学习。

1. 新辅助治疗前生育力保护的若干问题　目前，乳腺癌的发病趋于年轻化，年轻乳腺癌患者（年龄≤40 岁）占近 20%；在幸存者中，超过 40% 的患者存在生育愿望。近年来，随着乳腺癌综合治疗的发展，患者的长期生存率逐步提高，年轻患者的生育需求日益凸显。对于年轻乳腺癌患者，化疗所致的闭经和卵巢功能受损、后期出现的生育力下降、长时间的内分泌治疗导致延误最佳生育年龄及乳腺癌的发生和发展与雌激素、孕激素、遗传因素关系密切，可能使其对疾病复发和子代患病等相关问题产生担忧，严重影响其生活及预后。并且，年轻乳腺癌患者治愈后的生活仍面临很多问题，故医师对此类患者化疗前的生育力保护应给予重视和思考，并逐渐形成共识。目前，患者自身的认知、基层医务人员的理解、生育力保护相关技术的普及都存在一定局限性，导致我国年轻乳腺癌患者的生育力保护存在一定问题，如何更好地解决年轻乳腺癌患者的生育力保护，除了提高乳腺专科医师的认知外，加强多学科协作、提高患者的认知也是非常重要的环节。目前，生育力保护的方式分为：①卵巢组织冻存；②卵子冻存；③胚胎冻存；④GnRH 保护。每种方法有各自的适应人群，且应用程度和作用机制不一样。目前，GnRH 方案运用于生育力保护的效果尚无统一结论，相关指南中对于其保护卵巢功能的认可也存在冲突，一些指南认为卵巢抑制作为生育力保护方法的有效性暂时缺乏足够的证据，不能依赖这类药物保留生育力；另一些指南则认为 GnRH 似乎可以在女性化疗时保留卵巢功能，降低早期闭经的风险，提高未来的生育机会。总体来说，GnRH 方案对于有生育要求的患者的自然妊娠率缺乏大样本量数据。对于本例患者，化疗前的生育力保护需要给予更多关注，条件适合的情况下可考虑多种方式同时进行，多重保障其治疗后的生育力。

2. 新辅助治疗方案的选择 本例患者的临床分期为局部晚期，分子分型为三阴性，结合国内外相关指南，有行新辅助化疗的指征。三阴性乳腺癌新辅助治疗的探索在不断深入中，铂类药物和免疫治疗的加入均给患者提供了更多的治疗选择，也为今后的分类治疗打下了基础。从目前的指南推荐来看，三阴性乳腺癌新辅助治疗方案蒽环类药物联合或序贯紫杉类药物仍是主要选择，也有越来越多的研究采用白蛋白紫杉醇替换常规紫杉醇，或紫杉类药物联合铂类药物。既往的研究提示，蒽环类药物联合紫杉类药物方案的 pCR 率为 30%～35%，而紫杉类药物联合铂类药物的 pCR 率可提高至 45%～50%。铂类药物是近年研究的重点。CALGB40603 研究探讨了三阴性乳腺癌患者新辅助治疗中在标准的蒽环类药物-紫杉类药物化疗方案的基础上加用卡铂对疗效的影响。其结果表明，加用卡铂可以使乳腺和腋窝淋巴结的 pCR 率从 41% 提高到 54%。GeparSixto 研究在亚组分析中加用卡铂，发现 pCR 率也有明显提高。该研究进一步对 *BRCA* 基因突变情况及乳腺癌家族史情况进行分析，发现两者均可以提示铂类药物的疗效，尤其对于同时具有 *BRCA* 基因突变及乳腺癌家族史的患者，加用铂类药物后 pCR 率高达 81.8%。目前仍无铂类药物应用于三阴性乳腺癌的远期生存结果报道，但鉴于铂类药物在三阴性乳腺癌新辅助治疗中的广泛研究，尤其在 *BRCA* 基因突变或家族性乳腺癌患者中的优异疗效，临床实践中部分三阴性乳腺癌患者可以考虑接受含有铂类药物的新辅助治疗方案。

3. 新辅助治疗后的外科治疗策略 新辅助治疗最常见的获益是保乳手术成功率的提高。目前，并无随机对照研究直接比较新辅助治疗后保乳手术与乳房切除手术的疗效。就本例患者新辅助化疗后的外科手术方式选择问题，笔者认为：①本例患者不适合行保乳根治术。其处于临床Ⅲ期（T$_4$期），化疗前乳房表面皮肤红肿，手术可能需要切除部分皮肤，术后是否可保持乳房外形存在疑虑，且新辅助化疗降期后，保乳根治术切除的病变范围目前无明确定论，是化疗前的肿物范围还是化疗后残存病变的范围、切缘如何定义等，都需要考量。②本例患者适合行乳腺癌改良根治术。其新辅助化疗后降期、无远处转移病灶、无锁骨上淋巴结转移，可行乳腺癌改良根治术。③对于全乳房切除术+自体组织重建，本例患者未婚、未育，腹部脂肪相对较少，且后续需要经历妊娠等，行 TRAM 或 DIEP 可能造成腹壁薄弱等，对妊娠可能造成影响；其股前外侧脂肪含量较少，可能容积不够，乳房双侧可能不对称，不适合行臀上动脉穿支皮瓣（superior gluteal artery perforator flap，SGAP）乳房重建术；其可选择扩大背阔肌皮瓣转移重建术，但术前需要评估患侧及健侧乳房的体积，因血供等原因，背阔肌带蒂皮瓣会出现皮瓣萎缩，使重建乳房的体积缩小，若其乳房体积较大，扩大背阔肌无法满足体积需求，则失去了乳房重建的意义。④本例患者不适合行全乳房切除术+假体植入。因其后续需要行放疗，在放疗过程中可能出现放射性皮炎/皮肤感染破裂等问题，易形成假体外露，导致重建术失败。⑤本例患者可选择全乳房切除术+背阔肌联合假体植入（或大网膜联合假体植入）。假体植入后，用背阔肌或大网膜覆盖，减少了术后放疗对假体的影响。有文献报道，背阔肌联合假体植入或大网膜联合假体植入在放疗后出现皮肤感染、皮肤破裂、假体取出等问题的风险明显小于单纯假体植入。若其有重建需求，可选择全乳房切除术+背阔肌联合假体植入（或大网膜联合假体植入），但取大网膜需要行腹腔镜手术，且术后可能会造成腹腔粘连，其未婚、未育，腹腔粘连是否对妊娠有影响，这也是医师术前需要充分与患者沟通的问题。

4. 术后治疗的选择 结合本例患者术前的分期和分型特点，给予其未完成的 4 个周期的 AC 方案符合目前的临床实践。CREATE-X 研究也为术后未达 pCR 的患者使用卡培他滨方案提供了循证医学证据：对于三阴性乳腺癌新辅助治疗后未达 pCR 的患者，术后给予卡培他滨强化治疗能够带来 PFS 及 OS 获益；对于复发风险高的三阴性乳腺癌患者，完成术后标准的治疗方案后，强化治疗能否带来远期获益是目前临床较具有争议的话题。卡培他滨是一种口服的抗代谢物化疗制剂，能够在人体内转化为氟尿嘧啶，发挥抗肿瘤效应。既往有多项研究探索了卡培他滨加入三阴性乳腺癌标准化疗方案的效果，期待可以改善传统治疗，但似乎都没有达到理想的结果：①在标准的蒽环类药物、烷基化类药物和紫杉类药物化疗方案上搭配卡培他滨的尝试未能取得预期效果，尽管标准化疗联合卡培他滨能够降低三阴性乳腺癌患者的复发风险，但 OS 并未见改善，同时还带来了显著的治疗相关不良反应。②在标准化疗方案后加入卡培他滨的策略所取得的效果也不尽如人意，GEICAM 2003-11/CIBOMA 2004-01 研究证实，标准的辅助化疗方案后加入卡培他滨并不能防止三阴性乳腺癌复发。近期，SYSUCC-001 研究的发表，可以让医师重新审视卡培他滨的地位：在标准的化疗方案外加入卡培他滨可以帮助三阴性乳腺癌患者获得更好的长期疗效（5 年 DFS 的延长，OS 的延长），这些临床获益还能够进一步扩展到淋巴结阴性的患者，这一群体被认为比淋巴结受累的患者有更低的基线风险。当然，由于没有做预设亚组分析，亚组分析的结论暂不能提供临床选择的依据。因此，这些结果也引发了一些值得思考的问题。例如，如何筛选出最适合治疗的患者？何种卡培他滨给药方案才最优？如何做到个体化治疗？因此，临床上筛选出更适合做加强治疗的患者人群及给药方式和剂量，是后续的研究方向之一。

总之，中国年轻乳腺癌患者的占比较高，在临床、病理和遗传方面具有特殊性。抗肿瘤治疗后，提前闭经和生育力受损等问题可能对患者造成躯体、心理和社会等多方面的影响。年轻乳腺癌患者更需要通过多学科会诊和跨学科讨论来制订整体的治疗方案。三阴性乳腺癌患者行新辅助治疗可以减轻肿瘤负荷，增加手术方式的选择，并为发现和验证疗效预测指标、验证药物疗效及辅助治疗方案的选择提供可靠依据。随着乳腺癌临床研究的深入、多学科综合治疗的开展及个体化、规范化治疗的普及，最终将为患者带来生存获益。

（湖南省肿瘤医院　田　璨　欧阳取长）

三阴性乳腺癌是乳腺癌的特殊亚型，因侵袭性强、预后差，新辅助化疗凸显了重要的预后价值。如何优化化疗方案、提高新辅助化疗的 pCR 率、改善患者的预后已成为新辅助化疗领域的热点和难点问题。GBG 69 研究显示，白蛋白紫杉醇与溶剂型紫杉醇相比，不仅提高了 pCR 率，且改善了患者的 3 年 iDFS 率。因此，《中国临床肿瘤学会（CSCO）乳腺癌诊疗指南 2020》首次强调了白蛋白紫杉醇在 HER-2 阴性乳腺癌新辅助化疗中的地位。对于铂类药物在新辅助化疗中的应用价值，多项研究证实，在紫杉类药物、蒽环类药物的基础上加入铂类药物，可显著提高三阴性乳腺癌的 pCR 率，但这些研究尚缺少更多生存获益的数据，也缺少预测铂类药物获益的生物标志物。因此，美国 NCCN 指南及《中国临床肿瘤学会（CSCO）乳腺癌诊疗指南 2020》对三阴性乳腺癌新辅助化疗方案的推荐仍以蒽环类药物和紫杉类药物为主，铂类药物的应用只限定在特定人群，如年轻、三阴性、*BRCA*1/2 基因突变等需要快速降低肿瘤负荷的患者。此外，含铂类药物的方案也加重了骨髓抑制，增加化疗的风险，故各大指南不推荐铂类药物在三阴性乳腺癌新辅助化疗中常规应用。

本例患者为年轻的乳腺癌患者，使用含铂类药物的方案仅 4 个周期，却取得超乎寻常的疗效，不除外存在 *BRCA*1/2 基因外其他同源重组修复基因的突变，应该做 NGS 或同源重组修复缺陷（homologousrecombination deficiency，HRD）检查。本例患者新辅助化疗 pCR 的取得固然与洛铂的加入有关，但洛铂的骨髓抑制要重于卡铂和顺铂，尤其会导致较重的血小板计数下降，故不建议在临床试验外应用洛铂。另外，本例患者新辅助化疗前腋窝淋巴结的评估欠全面，在腋窝淋巴结 PET-CT 考虑恶性可能时，可进一步行超声引导下的穿刺活检明确病理诊断。本例患者尽管新辅助化疗4个周期达到pCR，但临床实践中还是建议术前完成预定的新辅助化疗（6~8个周期），这样可能有更多机会获得更高的pCR率。

（中国医科大学附属第一医院 滕月娥）

【指南背景】

1. 2020年美国NCCN指南（第6版） 医师应告知所有绝经前患者化疗对生育力的潜在影响，并询问其将来是否有生育意愿。在化疗和（或）内分泌治疗前，医师应将未来可能有生育意愿的患者转诊给生殖专科医师，以根据患者的具体情况、疾病分期和生物学情况（决定质量的紧迫性、类型和顺序）进行讨论并选择治疗方案。讨论内容包括保留生育力的时间和持续时间、卵母细胞和胚胎冷冻保存及其他不断发展的技术选项、乳腺癌治疗完成后成功妊娠的可能性。有随机研究表明，对于绝经前的乳腺癌患者（无论HR状态如何），辅助化疗期间给予GnRHa行卵巢抑制可能会保留卵巢功能、降低化疗诱发闭经的可能性。任何接受乳腺癌手术的患者均可选择乳房重建。重建的选择基于对癌症治疗、患者的身体习惯、肥胖、吸烟史、并发症及患者意愿的评估。在接受术前治疗期间，医师应通过临床检查和影像学检查常规评估患者的肿瘤反应。首选在患者手术前给予完整的标准方案治疗，如果患者在手术前未完成所有的治疗计划，可在手术后接受额外的化疗以完成之前的治疗计划。

2.《中国临床肿瘤学会（CSCO）乳腺癌诊疗指南2020》 术前新辅助治疗的指征包括：①肿物较大（最大径>5.0 cm）；②腋窝淋巴结转移；③HER-2阳性；④三阴性；⑤有保乳意愿，但肿瘤大小与乳房体积比例大难以保乳者。对于年轻、三阴性，尤其是BRCA基因突变的患者，可以选择紫杉类药物联合铂类药物的方案，如TP方案。

3.《湖南省年轻女性乳腺癌患者生育力保护实施方案专家共识》 生育力保护及卵巢功能保护的患者的初筛标准：①年龄≤40岁（可视卵巢储备和个人情况适当放宽），卵巢储备功能评级次低反应及以上（低反应慎重考虑）；②低中度复发风险患者（高风险慎重考虑）；③乳腺癌治疗方案有造成卵巢衰竭的风险，或对生育力有不利影响；④患者能够耐受辅助生殖技术或卵巢组织活检；⑤距化疗开始有1~3周时间窗口（参见特殊病情）；⑥患者本人或其监护人知情同意。目前，生育力的保存技术正逐步发展，许多方法可用于保护年轻乳腺癌患者的卵巢功能，包括体外的冷冻保存技术和（或）GnRHa的保护性治疗。考虑化疗时联用GnRH简单易行、未对化疗的疗效产生影响且存在减轻化疗导致的卵巢损伤可能，建议其可作为所有乳腺癌分型、需要接受化疗、有意愿保留生育力和（或）卵巢功能女性的一种选择，并可以与其他生育力保护方式同时使用。

4.《中国乳腺癌新辅助治疗专家共识（2019年版）》 BRCA基因突变的患者可能会从铂类药物的治疗中获益。已知携带BRCA基因突变的患者若行新辅助治疗，在新辅助化疗阶段可优选TP（紫杉类药物联合铂类药物）方案。

（湖南省肿瘤医院 田 璨 欧阳取长）

【循证背景】

1. GeparSixto（GBG66）研究（Ⅱ期） 该研究探索了在蒽环类药物联合紫杉类药物的基础上加入或不加入卡铂新辅助治疗的疗效。结果表明，在传统的紫杉醇+多柔比星方案中加入卡铂可提高pCR率（53.2% vs. 36.9%，$P=0.005$）和3年DFS率（85.5% vs. 76.1%，$P=0.035$），但中性粒细胞减少（65% vs. 27%）和血小板减少（14% vs. 1%）的发生率更高。Hahnen等对GeparSixto研究中所有患者进行同源重组修复的检测，发现存在同源重组缺陷的患者在加用卡铂后pCR率明显增加。

2. 来自 MD. Anderson 肿瘤中心的回顾性分析 该研究显示，$cN_{2\sim3}$、淋巴管浸润、残留肿瘤多灶性和残留肿瘤范围>2.0 cm 是乳腺癌局部/区域复发的独立影响因素。对于有 3~4 个不良预后因素的患者，接受保乳手术的局部区域复发率明显高于接受乳房切除术的患者。

3. GEICAM 2003-11/CIBOMA 2004-01 研究 该研究将接受手术和化疗的早期三阴性乳腺癌患者按 1∶1 的比例随机分组，分别接受 8 个周期口服卡培他滨（每天 2 次，1000 mg/m²，持续 14 天，每 3 周重复）或观察，并根据研究中心、免疫表型（基底样 vs. 非基底样）、腋窝淋巴结数量（0 枚 vs. 1~3 枚 vs. ≥4 枚）和既往的化疗方案（蒽环类药物 vs. 蒽环类药物+紫杉烷类药物）分层；主要研究终点为 DFS，次要研究终点为 5 年 DFS、OS 和安全性；中位随访时间为 7.3 年。结果显示，卡培他滨组和观察组的 5 年 DFS 率分别为 79.6% 和 76.8%，无统计学意义（$P=0.135$）；卡培他滨组和观察组的 5 年 OS 率分别为 86.2% 和 85.9%（$P=0.623$）。亚组分析显示，对于基底样乳腺癌患者，卡培他滨组的 5 年 DFS 率为 78.5%，观察组为 78.2%（$HR=0.94$，95%CI：0.70~1.27，$P=0.696$）；卡培他滨的 5 年 OS 率 84.9%，观察组为 88.0%（$P=0.286$）。对于非基底样乳腺癌患者，卡培他滨组的 5 年 DFS 率为 82.6%，观察组为 72.9%（$HR=0.53$，95%CI：0.31~0.91，$P=0.02$）；卡培他滨组的 5 年 OS 率为 89.5%，观察组为 79.6%（$P=0.007$）。此外，在整体人群中，卡培他滨组中有 14 例死亡，而观察组为 10 例；观察组中有 4 例患者出现局部复发，卡培他滨组为 0 例；卡培他滨组中有 5 例患者发生同侧乳腺癌复发，12 例发生对侧浸润性乳腺癌，而观察组分别为 12 例和 14 例；卡培他滨组和观察组的远处复发率分别为 14.3% 和 15.4%，但在非基底样乳腺癌患者中，卡培他滨组的远处复发率为 10.9%，观察组为 16.4%。安全性方面，卡培他滨辅助治疗的耐受性如预期，中位剂量强度为 86.3%，共 75.2% 的患者完成了 8 个周期的计划。

4. SYSUCC-001 研究 该研究对完成标准治疗的三阴性乳腺癌患者行 1 年不间断、低剂量的卡培他滨治疗［卡培他滨的使用剂量为通常采取的每天常规剂量的 50%（约 1000 mg，每天 2 次），且治疗频次为每天给药，持续 1 年］。结果证实，节拍化疗模式大大减少了 5 年复发风险；在 56.5 个月的中位随访期间，卡培他滨治疗组的 5 年 DFS 率明显优于未接受额外治疗的对照组（82.8% vs. 73%，$HR=0.63$，95%CI：0.42~0.95），绝对获益达 10%；在 OS 方面，卡培他滨治疗组也具有一定优势（但无统计学显著性），预估 5 年 OS 率可达 85.5%，对照组为 81.3%（$HR=0.75$，95%CI：0.47~1.19）。这些临床获益还能进一步扩展到淋巴结阴性的患者（$n=268$），这一群体被认为比淋巴结受累的患者有更低的基线风险。至于安全性，与传统的卡培他滨给药相比，节拍治疗方案导致的疲劳、低血小板计数、黏膜炎、腹泻及手足综合征等不良反应也更少。

5. GALGB 40603 研究（Ⅲ期，$n=455$） 该研究纳入 455 例三阴性乳腺癌患者，对比紫杉醇/卡铂-AC 方案（贝伐珠单抗）和紫杉醇-AC 方案（贝伐珠单抗）新辅助化疗的疗效。结果显示，前者显著提高了 pCR 率（60% vs. 46%），但 DFS 无获益。

6. ADAPT-TN 研究（Ⅲ期，$n=336$） 该研究纳入 336 例三阴性乳腺癌患者，对比白蛋白结合型紫杉醇周疗联合卡铂和白蛋白结合型紫杉醇周疗联吉西他滨合新辅助化疗的疗效。结果显示，前者显著提高了 pCR 率（46% vs. 29%）。

7. TBCRC 031（IMFORM）研究（Ⅱ期，$n=117$） 该研究的结果显示，顺铂单药（4 个周期）对比 AC 方案（4 个周期）未能改善 pCR 率（22% vs. 28%）。

8. GBG69 研究（Ⅲ期，$n=1206$） 该研究对比白蛋白紫杉醇周疗×12-AC 方案×4 和紫杉醇周疗×12-AC 方案×4 的疗效。结果显示，前者提高的 pCR 率（38% vs. 29%）更高，且降低了 34% 无浸润性癌的复发风险（$HR=0.66$，$P=0.002$）

（湖南省肿瘤医院　田　璨　欧阳取长）

【核心体会】

目前，年轻乳腺癌患者的生育力保护处于临床低估状态，强调治疗前的总体规划和多学科协作可以帮助患者最大限度地保留生育力，减少治疗后因生育力降低等导致的生活质量下降等一系列问题。建议年轻、有恶性肿瘤家族史的患者行 *BRCA* 基因检测，医师充分评估其状态后可考虑联合铂类药物，甚至 PARP 抑制剂，以提高治疗的有效率。三阴性乳腺癌的新辅助治疗强调足量、足疗程。

（湖南省肿瘤医院　田　璨　欧阳取长）

参 考 文 献

[1] Wu X, Tang P, Li S, et al. A randomized and open-label phase Ⅱ trial reports the efficacy of neoadjuvant lobaplatin in breast cancer. Nat Commun, 2018, 9（1）：832.

[2] von Minckwitz G, Schneeweiss A, Loibl S, et al. Neoadjuvant carboplatin in patients with triple-negative and HER2-positive early breast cancer（GeparSixto；GBG 66）: a randomised phase 2 trial. Lancet Oncol, 2014, 15（7）：747-756.

[3] Sikov WM, Berry DA, Perou CM, et al. Impact of the addition of carboplatin and/or bevacizumab to neoadjuvant once-per-week paclitaxel followed by dose-dense doxorubicin and cyclophosphamide on pathologic complete response rates in stage Ⅱ to Ⅲ triple-negative breast cancer: CALGB 40603（Alliance）. J Clin Oncol, 2015, 33（1）：13-21.

[4] 湖南乳腺癌患者生育力保护专家协作组. 湖南省年轻女性乳腺癌患者生育力保护实施方案专家共识. 中国普通外科杂志, 2018, 27（11）：1361-1369.

[5] Hahnen E, Lederer B, Hauke J, et al. Germline mutation status, pathological complete response, and disease-free survival in triple-negative breast cancer. JAMA Oncology, 2017, 3（10）：1378-1385.

[6] Martn M, Barrios CH, Torrecillas L, et al. Efficacy results from GEICAM/2003-11_ CIBOMA/2004-01 study: a randomized phase Ⅲ trial assessing adjuvant capecitabine after standard chemotherapy for patients with early triple negative breast cancer, San Antonio, USA, 2018. Texas: San Antonio Breast Cancer Symposium.

[7] Wang XI, Wang SS, Huang H, et al. Phase Ⅲ trial of metronomic capecitabine maintenance after standard treatment in operable triple-negative breast cancer（SYSUCC-001）. Journal of Clinical Oncology, 2020, 38（15 suppl）：507.

[8] Michael U, Christian J, Andreas S, et al. Nab-paclitaxel versus solvent-based paclitaxel in neoadjuvant chemotherapy for early breast cancer（GeparSepto-GBG 69）: a randomised, phase 3 trial. Lancet Oncol, 2016, 17（3）：345-356.

[9] Michael U, Christian J, Andreas S, et al. NAB-paclitaxel improves disease-free survival in early breast cancer: GBG 69-GeparSepto. J Clin Oncol, 2019, 37（25）：2226-2234.

[10] Oleg G, Ulrike N, Cornelia L, et al. Comparison of neoadjuvant nab-paclitaxel+carboplatin vs nab-paclitaxel+gemcitabine in triple-negative breast cancer: randomized WSG-ADAPT-TN trial results. J Natl Cancer Inst, 2018, 110（6）：628-637.

[11] Nadine T, Banu A, Michele RH, et al. TBCRC 031: randomized phase Ⅱ study of neoadjuvant cisplatin versus doxorubicin-cyclophosphamide in germline BRCA carriers with HER2-negative breast cancer（the INFORM trial）. J Clin Oncol, 2020, 38（14）：1539-1548.

[12] 中国临床肿瘤学会指南工作委员会. 中国临床肿瘤学会（CSCO）乳腺癌诊疗指南2020. 北京：人民卫生出版社，2020.

[13] 中国乳腺癌新辅助治疗专家组. 中国乳腺癌新辅助治疗专家共识（2019年版）. 中国癌症杂志, 2019, 29（5）：390-400.

病例 9　乳腺淋巴上皮瘤样癌合并甲状腺癌 1 例

孙　杰　李　珺*　赵海东*

大连医科大学附属第二医院

【关键词】

左侧乳腺淋巴上皮瘤样癌；三阴性乳腺癌；甲状腺癌

【病史及治疗】

➢ 患者，女性，56 岁，已绝经，孕 2 产 1，无特殊疾病史，否认乳腺癌家族史。

➢ 2020-05 患者以"发现右侧乳腺肿物半个月"就诊。查体发现，两侧乳房对称且乳头平齐，右侧乳腺外上象限可触及 1 个肿物，大小为 2.0 cm×2.0 cm，质硬，边界尚清晰，形态不规则，不伴压痛；左侧乳腺外上象限可触及 1 个肿物，大小为 1.0 cm×1.0 cm，质硬，边界尚清晰，形态不规则，伴压痛；双侧腋窝及锁骨上下区未触及明显肿大的淋巴结。

【辅助检查】

➢ 2020-05 乳腺彩超显示右侧乳腺见 1 个实性结节，大小为 1.6 cm×1.3 cm（BI-RADS 分级为 4C 级）；左侧乳腺见 1 个实性结节，大小为 1.0 cm×0.8 cm（BI-RADS 分级为 4B 级）；双侧腋窝未见异常肿大的淋巴结（图 9-1）。

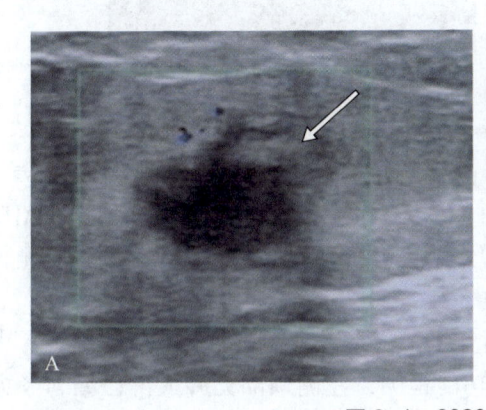

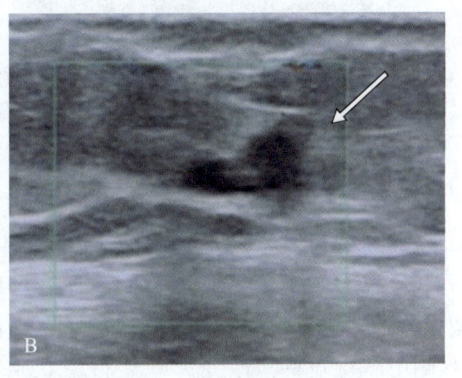

图 9-1　2020-05 乳腺彩超

注：A. 右侧乳腺彩超，箭头指向结节影；B. 左侧乳腺彩超，箭头指向结节影

---

* 通信作者，邮箱：z. hddl@ hotmail. com

➤ 2020-05 乳腺钼靶显示右侧乳腺外上象限见 1 个肿物，大小为 2.0 cm×1.9 cm（BI-RADS 分级为 4C 级）；左侧乳腺外上象限见 1 个肿物，大小为 1.3 cm×1.0 cm（BI-RADS 分级为 4B 级）；双侧腋窝多发小淋巴结（图 9-2）。

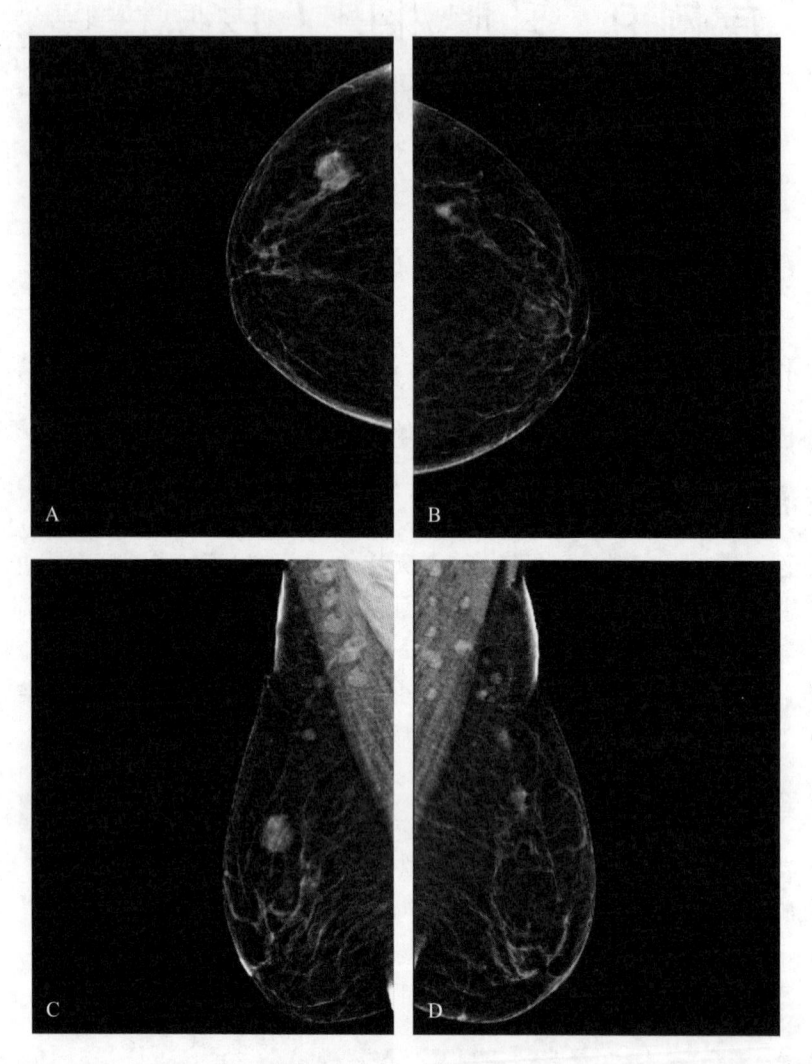

图 9-2　2020-05 乳腺钼靶
注：A、C. 右侧乳腺肿物；B、D. 左侧乳腺肿物

➤ 2020-05 乳腺增强 MRI 显示右侧乳腺见 1 个肿物，大小为 1.7 cm×1.5 cm（BI-RADS 分级为 4C 级）；左侧乳腺见 1 个肿物，大小为 1.0 cm×0.8 cm（BI-RADS 分级为 4C 级）；双侧腋窝多发稍大淋巴结（图 9-3）。

➤ 2020-05 甲状腺彩超显示左叶甲状腺见 1 个实性占位，大小为 0.43 cm×0.46 cm，考虑乳腺癌转移；双侧甲状腺见回声改变，建议行甲状腺功能检测；左侧颈部见肿大淋巴结，考虑乳腺癌转移。

➤ 2020-05 颈部、淋巴结彩超显示左侧颈部见 1 枚肿大淋巴结，大小为 0.8 cm×0.7 cm，考虑乳腺癌转移。

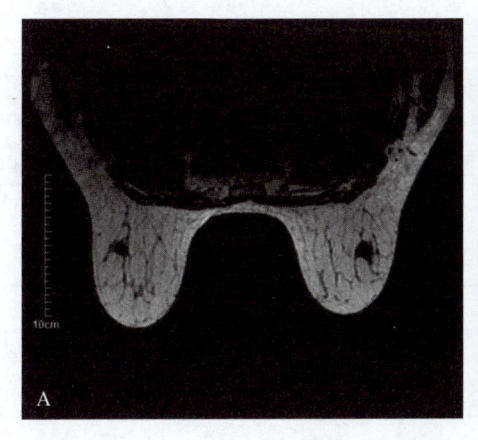

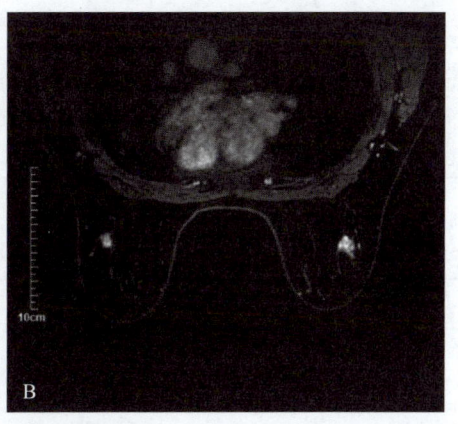

图 9-3　2020-05 乳腺增强 MRI

注：A、B. 两侧乳腺各见 1 个肿物

【病史及治疗续】

➤ 2020-05 患者行右侧乳腺肿物穿刺活检+左侧乳腺肿物微创旋切术。病理显示右侧乳腺肿物为良性病变，左侧乳腺淋巴上皮瘤样癌。免疫组织化学显示 ER（-）、PR（-）、HER-2（0）、Ki-67（80%）。

➤ 2020-05 患者行右侧乳腺区段切除术+左侧全乳房切除术+前哨淋巴结活检。病理显示右侧乳腺纤维腺瘤，左侧乳腺淋巴上皮瘤样癌，前哨淋巴结未见癌转移。HE 染色显示大量淋巴细胞弥漫浸润，密集淋巴细胞背景中散在分布上皮细胞巢，细胞体积大，胞质丰富，胞核呈泡状，核仁明显，核分裂象易见（图 9-4）。临床诊断为右侧乳腺纤维腺瘤，左侧乳腺淋巴上皮瘤样癌（三阴性）。

➤ 2020-06 患者行左侧甲状腺癌根治术+右侧甲状腺全切术+左侧颈部 4 区淋巴结切除活检。病理显示左侧甲状腺乳头状癌，中央区淋巴结（4/5 枚）见癌转移，4 区淋巴结黑染及未黑染均未见癌转移。临床诊断为左侧甲状腺乳头状癌，病理分期为 $pT_1N_1M_0$ 期。

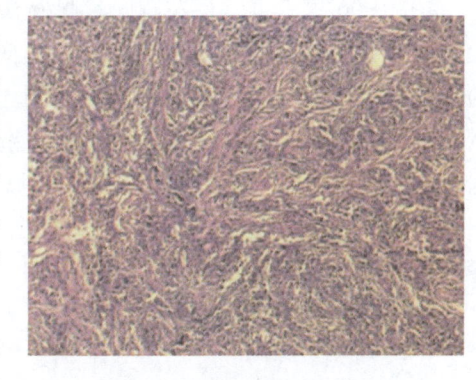

图 9-4　2020-05 HE 染色

➤ 2020-06 患者于左侧乳腺淋巴上皮瘤样癌术后行 EC-T（表柔比星 90 mg/m²，环磷酰胺 600 mg/m²，序贯多西他赛 90 mg/m²）方案化疗；于甲状腺癌术后行左甲状腺素钠片治疗，每天 2.5 片。

➤ 2020-06 患者行基因检测，结果见表 9-1、表 9-2。

表 9-1　基因点突变、缺失、插入的分析结果

基因	突变类型	核苷酸变化	氨基酸变化	氨基酸变化	频率（%）	染色体	外显子	转录本号
ABCB4	错义突变	c. 2057A>G	p. Asp686Gly	p. D686G	5.3	7	16/28	NM_ 018849.2
ATR	错义突变	c. 3227A>G	p. His1076Arg	p. H1076R	6.5	3	16/47	NM_ 001184.3
FAT3	错义突变	c. 5382C>G	p. Ser1794Arg	p. S1794R	7.1	11	9/25	NM_ 001008781.2

续 表

基因	突变类型	核苷酸变化	氨基酸变化	氨基酸变化	频率（%）	染色体	外显子	转录本号
MET	错义突变	c.1592C>G	p.Ser531Cys	p.S531C	7.4	7	5/21	NM_001127500.2
TP53	错义突变	c.844C>T	p.Arg282Trp	p.R282W	4.5	17	8/11	NM_001126112.2

表 9-2 拷贝数的分析结果

基因	染色体	拷贝数变异起始位置	拷贝数变异终止位置	变异倍数	变异类型
HGF	7	81331834	81399342	2.0	基因扩增
IGF1R	15	99192757	99500729	2.1	基因扩增

➤ 截至投稿前，患者已完成8个周期化疗，无明显不适。

【本阶段小结】

本例患者以"发现右侧乳腺肿物半个月"为主诉入院，完善相关检查发现右侧乳腺肿物的BI-RADS分级为4C级，左侧乳腺肿物的BI-RADS分级为4B级，左侧甲状腺见肿物。遂于2020-05行右侧乳腺肿物穿刺活检+左侧乳腺肿物微创旋切术。病理显示右侧乳腺肿物为良性病变，左侧乳腺淋巴上皮瘤样癌。后行右侧乳腺区段切除术+左侧全乳房切除术+前哨淋巴结活检。2020-06患者继续行左侧甲状腺癌根治术+右侧甲状腺全切术+左侧颈部4区淋巴结切除活检。临床诊断为右侧乳腺纤维腺瘤、左侧乳腺淋巴上皮瘤样癌（三阴性）、左侧甲状腺乳头状癌（$pT_1N_1M_0$期），其在甲状腺癌术后规律口服左甲状腺素钠片（每天2.5片）。由于临床上淋巴上皮瘤样癌这种特殊组织学类型的乳腺癌很罕见，故没有明确的指南来定义最佳的治疗方式。根据既往发表的有关文献及《中国临床肿瘤学会（CSCO）乳腺癌诊疗指南2020》对三阴性乳腺癌的治疗指导，本例患者应用EC-T方案进行辅助化疗。截至投稿前，本例患者已完成8个周期化疗，无明显不适。

本例患者的疾病诊疗过程见图9-5。

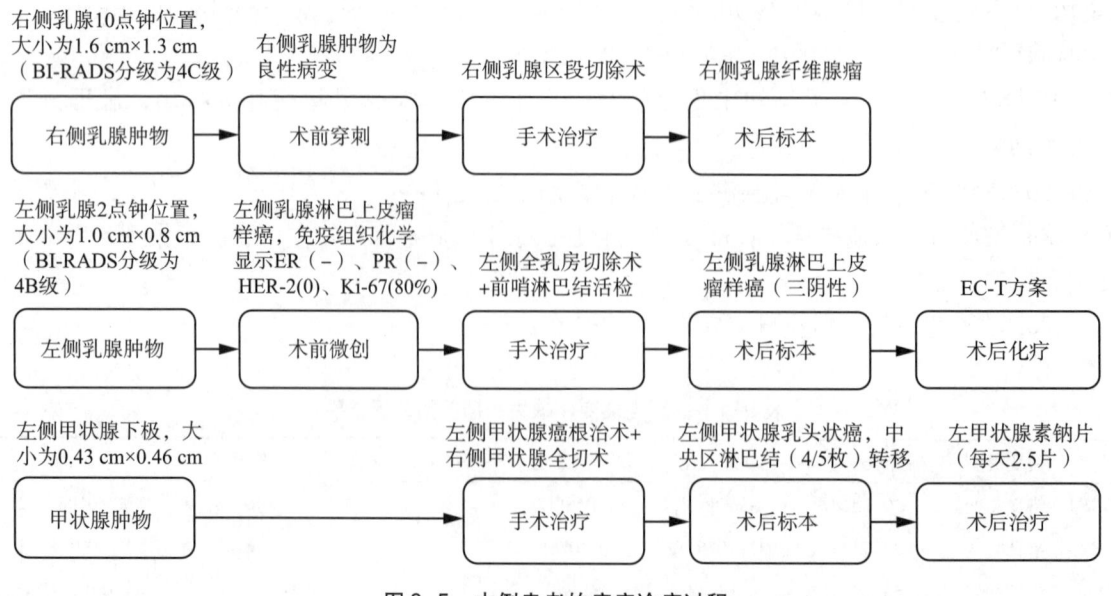

图 9-5 本例患者的疾病诊疗过程

【专家点评】

本例患者确诊为乳腺淋巴上皮瘤样癌，这是一种极其罕见的上皮性恶性肿瘤，以淋巴组织显著增生、浸润并包绕未分化癌组织为特征。据文献报道，乳腺淋巴上皮瘤样癌与乳腺常见的浸润性癌的临床表现及免疫表型相似，上皮性标志物呈阳性，而ER、PR、HER-2和E-cad等报道不一。乳腺淋巴上皮瘤样癌的预后较好，多数病例完整切除无复发，但少数病例出现复发和转移。目前，没有明确的指南来定义乳腺淋巴上皮瘤样癌的最佳治疗方式，多参照非特殊型乳腺癌。本例患者的分子分型为三阴性且无淋巴结转移，依据《中国临床肿瘤学会（CSCO）乳腺癌诊疗指南2020》的推荐及GALGB9344研究、E1199研究的结果，给予EC-T方案化疗是合理的。另外，曾有文献报道，乳腺癌生存者发生第二原发性癌的风险为18%~30%。大部分第二原发性癌的风险由激素介导，包括卵巢癌和子宫恶性肿瘤，但甲状腺癌的诱发机制更复杂。有报道称，乳腺癌患者发生甲状腺癌的概率会升高；同时，甲状腺癌患者发生乳腺癌的概率也升高，但具体的机制尚不明确，可能与乳腺和甲状腺组织上皮细胞膜对碘的主动转运机制有关。有研究发现，乳腺和甲状腺受类似的激素调控，乳腺组织存在丰富的促甲状腺激素（thyroid stimulating hormone，TSH）受体，同时雌激素也影响甲状腺的发育、生理和病理，这可能是引起乳腺及甲状腺多发性原发性癌的生理基础。*TP*53作为重要的抑癌基因之一，其突变被认为与第二原发性癌有关。

（辽宁省肿瘤医院　孙　涛）

1. 本例患者被确诊为左侧乳腺淋巴上皮瘤样癌和左侧甲状腺乳头状癌，符合同时性多原发肿瘤，相互间的发生、发展应无直接关联因素。

2. 乳腺淋巴上皮瘤样癌发病罕见，组织学上因肿瘤不形成腺样结构且间质大量淋巴细胞浸润而与乳腺伴髓样癌特征的浸润性癌形态学相似，免疫组织化学多呈三阴性乳腺癌表型，应予以鉴别。

3. 某些器官的淋巴上皮瘤样癌与EB病毒关系密切，而乳腺淋巴上皮瘤样癌未见EB病毒整合。

4. 近年来发现，部分器官的淋巴上皮瘤样癌的肿瘤细胞有高比例的PD-L1表达，且与预后和免疫治疗的选择明显相关，而乳腺淋巴上皮瘤样癌未见相关研究，建议本例患者进一步检查PD-1和PD-L1的表达。

（上海交通大学医学院附属仁济医院　刘　强）

淋巴上皮瘤样癌多见于中老年女性，是一种少见的上皮性恶性肿瘤，以淋巴组织显著增生、浸润并包绕未分化的癌组织为特征，原发于乳腺的淋巴上皮瘤样癌极其罕见，且在2019年世界卫生组织（World Health Organization，WHO）的乳腺癌分类中未被提及。乳腺淋巴上皮瘤样癌的肿瘤边界不清晰，呈侵袭性生长和结节状或巢状分布；结节内的淋巴组织呈弥漫性增生，淋巴细胞中散在分化差的肿瘤细胞；肿瘤呈不规则岛状、巢状、片状和单个细胞弥漫性浸润；癌细胞的体积较大，呈圆形、卵圆形或多角形，核大且呈圆形、卵圆形或不规则形，空泡状，核膜清晰，厚薄不均，可见明显的核仁，胞质丰富，嗜酸性；部分细胞分界不清，融合成合体细胞样，并可见双核或多核细胞，核分裂象可见，周围乳腺可呈淋巴细胞性小叶性炎症；免疫表型和一般浸润性癌类似，上皮性标志物呈阳性，ER、PR、HER-2和E-cad等表达不一。本例患者56岁，HE切片显示密集淋巴细胞背景中见上皮细胞巢，细胞体积大，核仁明显，核分裂象易见，符合淋巴上皮瘤样癌的诊断。淋巴上皮瘤样癌患者的预后较好，多数病例完整切除无复发，少数病例出现复发或转移。目前，尚无淋巴上皮瘤样癌大宗病例的报道，随访和总结很重要。本例患者还合并甲状腺乳头状癌，是甲状腺最常见的恶性肿瘤，占所有甲状腺恶性肿瘤的85%，远处转移很少见。本例患者甲状腺乳头状癌诊断明确，是否与乳腺淋巴上皮瘤样癌存在关系尚不清楚。

（上海交通大学医学院附属仁济医院　张雪晴）

【指南背景】

由于淋巴上皮瘤样癌这种特殊组织学类型的乳腺癌很罕见，故没有明确的指南来定义最佳的治疗方式。《中国临床肿瘤学会（CSCO）乳腺癌诊疗指南2020》提出，HER-2阴性乳腺癌患者常用的化疗方案为AC（蒽环类药物联合环磷酰胺）-T（紫杉类药物）。对于部分三阴性乳腺癌患者，如果存在 BRCA 基因突变，可在蒽环类药物和紫杉类药物基础上考虑加用铂类药物。该指南还提出，关于AC-T方案中紫杉类药物的选择，E1199研究显示多西他赛3周方案或紫杉醇每周方案比紫杉醇3周方案疗效更好。

（辽宁省肿瘤医院　孙　涛）

【核心体会】

TP53 是一种肿瘤抑制基因，其突变或缺失会导致基因组不稳定和细胞过度增生。TP53 基因编码肿瘤抑制蛋白，参与多种细胞应激，调节靶基因，诱导细胞周期停滞及细胞凋亡、衰老、DNA 修复和代谢改变。本例患者样本携带的 TP53-p. Arg282Trp 突变位于 p53 蛋白 DNA 结合结构域（DBD）的 LSH2 区域，位于 DBD 结构域的突变常影响 p53 蛋白的转录激活活性，而 LSH2 区域直接参与 p53 蛋白与 DNA 的结合并激活基因转录。有文献报道，该突变改变了 p53 蛋白的 DNA 结合表面的构象，降低 p53 蛋白的 DNA 结合能力，从而失去了转录激活功能。该突变在结直肠癌、乳腺癌、血液及淋巴系统肿瘤等癌症中有相关报道。目前，针对 TP53 基因 8 号外显子突变的药物 AMG510 在国内处于Ⅱ和Ⅲ期临床试验阶段，尚无直接推荐应用。

本例患者样本携带的 ABCB4-p. Asp686Gly、ATR-p. His1076Arg、FAT3-p. Ser1794Arg、MET-p. Ser531Cys 皆是错义突变，尚未被 COSMIC 数据库收录，其对蛋白功能的影响尚不明确。

本例患者的样本携带 HGF 基因扩增，HGF/c-Met 的致癌作用主要由激活 Ras/MAPK 和 PI3K/AKT 的信号通路介导。HGF/c-Met 信号解除可以增强各种细胞类型的体外侵袭性和体内转移潜能。携带的 IGF1R 基因扩增在胃肠道间质瘤、肾上腺皮质腺癌中有报道。有研究表明，IGF1R 基因扩增与胰岛素生长因子 1 受体激活相关，可以激活 IGF-1R 信号通路。在淋巴上皮瘤样癌中，这 2 个基因扩增与靶向药物敏感性的关系尚不明确。

对于乳腺淋巴上皮瘤样癌与甲状腺癌是彼此独立存在的还是相互关联的，目前暂无定论，可能与 TP53 基因突变有关。

（辽宁省肿瘤医院　孙　涛）

参 考 文 献

[1] Koufopoulos N, Syrios J, Papanikolaou A, et al. Lymphoepithelioma-like breast carcinoma. Pol J Pathol, 2018, 69（1）：98-104.

[2] Sanati S, Ayala AG, Middleton LP. Lymphoepithelioma-like carcinoma of the breast: report of a case mimicking lymphoma. Ann Diagn Pathol, 2004, 8（5）：309-315.

[3] Calhoun S, Daggett V. Structural effects of the L145Q, V157F, and R282W cancer-associated mutations in the p53 DNA-binding core domain. Biochemistry, 2011, 50（23）：5345-5353.

[4] John W, Sons L. Cytological features of lymphoepithelioma-likecarcinoma of the breast. Cytopathology, 2017, 28 (2): 169-172.
[5] Asmaa GA, Nancy YA. Lymphoepithelioma-like carcinoma of the breast: cytological, histological, and immunohistochemical characteristics. Diagnostic Cytopathology, 2014, 43: 3.

病例 10　BRCA 1 基因突变三阴性乳腺癌新辅助化疗 1 例

初钊辉　汪　洁*

复旦大学附属华山医院

【关键词】

三阴性乳腺癌；BRCA 基因突变；新辅助化疗；乳腺专用 PET；白蛋白紫杉醇；卡铂

【病史及治疗】

- 患者，女性，46 岁，未绝经，已婚、已育，无乳腺癌和卵巢癌家族史。
- 2019-06 患者行腹腔镜下子宫腺肌病病灶切除术+盆腔子宫内膜异位症病灶电灼术，术后使用戈舍瑞林缓释植入剂（3.6 mg，皮下注射，每 28 天 1 次×6）。
- 2020-03 患者在体检做超声检查时发现右侧乳腺外下象限占位，大小为 1.7 cm×1.1 cm，伴钙化；右侧腋窝多枚淋巴结肿大，较大者大小为 2.4 cm×1.5 cm，考虑癌转移。
- 2020-03-17 患者行右侧乳腺结节穿刺活检。病理显示右侧乳腺非特殊型浸润性癌。免疫组织化学显示 ER（-）、PR（-）、Ki-67（60%，+）、CerbB2（-）。FISH 显示 HER-2 基因无扩增。患者拒绝行右侧腋窝淋巴结穿刺。乳腺癌病灶因穿刺组织过少无法检测到 BRCA1 和 BRCA2 基因。血 BRCA1 基因发生有害突变，编码碱基改变 EXON11 c.3268C>T，氨基酸改变 p. Q1090。BRCA2 基因未检测到有害或疑似有害突变。诊断为右侧三阴性乳腺癌，病理分期为 $cT_{1c}N_1M_0$ 期，临床分期为 Ⅱa 期，血 BRCA1 基因突变。

【辅助检查】

- 2019-03-31 肿瘤标志物显示 CEA、CA15-3 水平正常。
- 2019-03-31 胸腹部 CT、骨 ECT、颅脑增强 MRI 显示未见癌转移。
- 2020-03-31 乳腺专用 PET 显示右侧腋窝见 2 枚淋巴结，SUV_{max} 为 4.05（右侧乳腺脂肪本底 SUV 为 0.9，右侧乳腺腺体本底 SUV 为 2.6），考虑癌转移；右侧腋窝观测到疑似乳腺病灶（图 10-1）。

【本阶段小结】

对于临床高度怀疑乳腺癌转移至腋窝淋巴结的患者，若其拒绝行腋窝淋巴结穿刺，乳腺专用 PET 对诊断有一定参考价值，但有待更多数据的累积验证。

---

* 通信作者，邮箱：wangjie2655@139.com

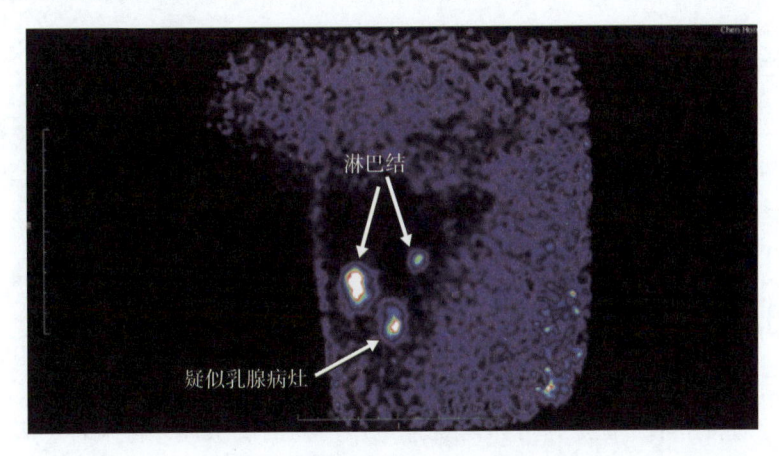

图 10-1　2020-03-31 乳腺专用 PET

【病史及治疗续】

➢ 2020-04-02 至 2020-06-04 患者行白蛋白紫杉醇（260 mg/m²，442 mg，第 1 天）+卡铂［曲线下面积（area under the curve，AUC）= 5；第 1 个周期 700 mg，第 2~4 个周期 600 mg，第 1 天，每 3 周 1 次］新辅助化疗 4 个周期（计划 6 个周期）。在第 1 个周期的第 21 天，患者出现丙氨酸转氨酶（alanine aminotransferase，ALT）（93 U/L）和天冬氨酸转氨酶（aspartate aminotransferase，AST）（72 U/L）水平升高；第 2~4 个周期将卡铂减量至 600 mg，期间随访肝功能正常；第 1~4 个周期化疗后使用长效粒细胞集落刺激因子（granulocyte-colony stimulating factor，G-CSF）6 mg，无明显的骨髓抑制。

【辅助检查】

➢ 2020-04-02 至 2020-06-04 患者第 1~4 个周期化疗前 1 天行乳腺 B 超，发现右侧乳腺病灶进行性缩小（1.8 cm×1.1 cm→1.0 cm×0.7 cm→0.9 cm×0.4 cm→0.8 cm×0.3 cm），右侧腋窝淋巴结进行性缩小（2.4 cm×1.5 cm→1.3 cm×0.7 cm→1.0 cm×0.4 cm→0.8 cm×0.3 cm）。

➢ 2020-06-16 乳腺专用 PET 显示右侧腋窝淋巴结 1 枚，长径约 0.5 cm，SUV_{max} 为 0.27，右侧乳腺病灶未显示，与 2020-03-31 相比，其他放射性摄取异常增高灶均已消散，考虑病变活性基本受抑制（图 10-2）。

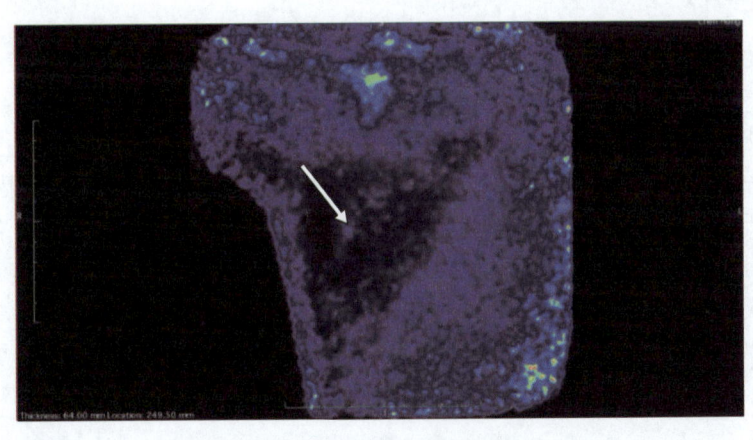

图 10-2　2020-06-16 乳腺专用 PET
注：箭头指向右侧腋窝病灶

【病史及治疗续二】

➢ 2020-06-22 患者行右侧乳腺肿物局部扩大切除术+右侧腋窝淋巴结清扫。病理显示局部扩大切除标本内（4.5 cm×4.0 cm×2.2 cm）乳腺病变伴部分导管上皮增生及乳头状增生，切缘（－）；右侧腋窝淋巴结（0/17 枚）（＋），胸肌间淋巴结（0/1 枚）（＋）。诊断为右侧三阴性乳腺癌，病理分期 $ypT_0N_0M_0$，疗效评估为 pCR。

【本阶段小结】

本例患者患三阴性乳腺癌伴同侧腋窝淋巴结转移，有新辅助化疗的指征，治疗的选择包括：①新辅助化疗后再手术。优点为可体内观察化疗药物的敏感性，将来若患者发生复发/转移，可提供药物参考；若达到 pCR，可能转化为 DFS 获益，甚至 OS 获益。缺点为少部分患者对新辅助化疗不敏感，甚至疾病进展；患者心理压力大。②右侧乳腺癌改良根治术后辅助化疗。不具备前者的优点，可部分弥补前者的缺点。本例患者选择新辅助化疗后再手术，具体方案采用《中国临床肿瘤学会（CSCO）乳腺癌诊疗指南 2020》中年轻、三阴性尤其是 *BRCA* 基因突变的患者可选择紫杉类药物联合铂类药物的方案。尽管三阴性乳腺癌新辅助治疗的最佳方案尚不明确，但近期发表的荟萃分析总结了 13 项随机对照研究中的 10 种不同方案。其结果显示，在紫杉类药物的基础上联合含铂类药物的方案较不含铂类药物的方案 pCR 率明显更优。

目前，国内外相关指南均推荐新辅助化疗的评估采用每 2 个周期行乳腺 MRI，但这是否是唯一的选择有待探索。本例患者行乳腺专用 PET，结果显示新辅助化疗后右侧腋窝淋巴结的 SUV_{max} 由 4.05 降至 0.27，甚至部分病灶未见放射性摄取，提示病变活性基本受抑制，疗效评估达 pCR。

关于新辅助治疗后手术的时机，《中国临床肿瘤学会（CSCO）乳腺癌诊疗指南 2020》推荐若患者治疗后疗效好，应完成全部治疗周期后再手术。本例患者没有在完成 6 个周期化疗后手术，而是在 4 个周期化疗后手术，主要是因为第 3、4 个周期化疗前超声显示右侧乳腺结节和右侧腋窝淋巴结未进一步明显缩小。

【病史及治疗续三】

➢ 2020-07-17 至 2020-08-07 患者继续行 2 个周期原方案术后辅助化疗。3 周后序贯术后辅助放疗。

【本阶段小结】

本例患者为 *BRCA1* 基因突变三阴性乳腺癌，行白蛋白紫杉醇+卡铂化疗 4 个周期后已达 pCR，故选择手术，术后按照计划完成了另 2 个周期的化疗。假如本例患者未达 pCR，可参考 CREATE-X 研究中关于三阴性乳腺癌行新辅助含紫杉类药物化疗（不含铂类药物的方案）未达 pCR 的患者可术后强化使用卡培他滨 6~8 个周期，但不一定适用于 *BRCA* 基因突变的患者。PARP 抑制剂在新辅助治疗中的疗效目前没有令人鼓舞的一致临床研究结果，但未达 pCR 的患者可否采用其强化治疗，未来值得进一步探索。

本例患者的疾病诊疗过程见图 10-3。

```
右侧三阴性乳腺      白蛋白紫杉醇+      右侧乳腺肿物局部       白蛋白紫杉醇+卡
癌,病理分期为   →   卡铂新辅助化疗   → 扩大切除术+右侧腋   →   铂术后辅助化疗2
cT₂cN₁M₀期,临      4个周期,乳腺        窝淋巴结清扫,病          个周期,术后辅
床分期为ⅡA期,      专用PET评估病       理分期为ypT₀N₀M₀          助放疗
血BRCA1基因         灶活性,发现基      期,疗效评估为
突变                  本受抑制             pCR
```

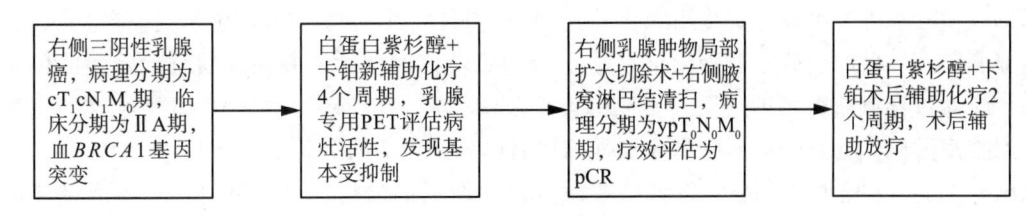

图 10-3 本例患者的疾病诊疗过程

【专家点评】

本例患者被诊断为ⅡA期三阴性乳腺癌伴淋巴结转移+血 *BRCA1* 基因突变,予以新辅助TP(白蛋白紫杉醇+卡铂)方案化疗4个周期后手术,疗效评估达pCR,继续原方案2个周期辅助化疗后拟行辅助放疗。

本例患者具有几点值得探讨之处。

1. 新辅助治疗方案 本例患者为三阴性乳腺癌伴淋巴结转移,有新辅助治疗的指征。2020年美国NCCN指南推荐HER-2阴性乳腺癌可考虑AC-P、TC等新辅助治疗方案,卡铂联合紫杉类药物的方案尚有争议。《中国临床肿瘤学会(CSCO)乳腺癌诊疗指南2020》则指出,年轻、三阴性、*BRCA* 基因突变的乳腺癌患者可考虑使用紫杉醇联合铂类药物的TP方案化疗。GeparSixto研究(Ⅱ期)证实,铂类药物可以使三阴性乳腺癌患者在新辅助化疗中获益。该研究纳入初诊非转移性Ⅱ~Ⅲ期三阴性和HER-2阳性乳腺癌患者,其中296例患者随机接受卡铂治疗,另299例患者未另外接受卡铂治疗。在三阴性乳腺癌患者中,接受卡铂治疗的患者的pCR率较未接受卡铂治疗的患者显著提高($P=0.005$),且与 *gBRCA* 基因突变无关。CALGB40603研究的结果显示,紫杉类药物联合或不联合贝伐珠单抗加用卡铂可提高pCR率(53% *vs.* 42%,$P=0.0029$)。但GeparOcto研究却显示,在三阴性乳腺癌患者中,每周紫杉醇+脂质体多柔比星+卡铂方案与不含铂类药物的剂量密集紫杉醇+表柔比星+环磷酰胺方案相比,pCR率相当(51.7% *vs.* 48.5%,$P=0.584$)。尽管在三阴性乳腺癌新辅助治疗中使用铂类药物似乎可以改善结局,但仍缺乏长期随访数据,包括 *BRCA* 基因突变在内的同源重组缺陷可能是预测三阴性乳腺癌新辅助铂类药物选择的生物标志物。本例患者存在 *BRCA* 基因突变,尝试TP方案是可以接受的。

2. PARP抑制剂的使用 BrighTNess研究纳入潜在可手术治愈的三阴性乳腺癌患者。第一阶段治疗:紫杉醇+卡铂+维利帕尼(A组);紫杉醇+卡铂+维利帕尼的安慰剂(B组);紫杉醇+卡铂的安慰剂+维利帕尼的安慰剂(C组)。第一阶段治疗结束后,所有患者进入第二阶段治疗,方案为每2~3周多柔比星+环磷酰胺给药1次,共4个周期。结果提示,将卡铂和维利帕尼添加到紫杉醇中可改善三阴性乳腺癌患者的pCR率;虽然会增加毒性,但仍在可控范围内。目前,PARP抑制剂在三阴性乳腺癌新辅助治疗中的应用证据仍不充分,暂不考虑使用。

3. pCR后的处理 CREATE-X/JBCRG-04研究提示,对于新辅助化疗后未达pCR的HER-2阴性乳腺癌患者,术后随机给予标准8个周期的卡培他滨治疗,可减少复发风险,其中三阴性亚组的获益最显著。SYSUCC-001研究(2020年)提示,早期三阴性乳腺癌患者在标准的辅助化疗后接受低剂量的卡培他滨维持治疗1年能显著降低复发风险,而能否得到生存获益仍需要延长随访时间后观察。医师可根据患者的意愿及耐受性选择低剂量的卡培他滨强化辅助治疗。

(复旦大学附属肿瘤医院　王碧芸)

本例患者在就诊时发现右侧乳腺外下象限见大小为 1.7 cm×1.1 cm 的肿物，穿刺活检的病理提示非特殊型浸润性乳腺癌，免疫组织化学表型为三阴性，B 超发现右侧腋窝见多枚肿大淋巴结，怀疑乳腺癌转移。此时明确右侧腋窝淋巴结是否为癌转移对预后的判断及后续治疗策略的选择至关重要，应通过穿刺获得病理结果，其他检查手段值得进一步探索。本例患者拒绝在新辅助化疗前行右侧腋窝淋巴结穿刺，提示医师应加强与患者的沟通及教育，进而完善检查。

临床分期为 II～III 期的乳腺癌患者可考虑行术前新辅助治疗，目的是将不可保乳的乳腺癌降期为可保乳的乳腺癌，将不可手术的乳腺癌降期为可手术的乳腺癌，同时可以通过患者体内药敏反应的信息指导后续治疗。对于三阴性及 HER-2 阳性乳腺癌，肿瘤负荷较高时优选新辅助治疗。新辅助治疗达 pCR 的患者往往预示着有更好的远期生存。近年来的研究显示，对于未达 pCR 的患者，根据不同的分子分型调整术后的治疗策略可以在一定程度上改善预后。本例患者的乳腺癌为 T_1，腋窝淋巴结虽无病理证实性质，但临床检查高度怀疑为癌转移，且为三阴性乳腺癌，新辅助化疗为其标准治疗。

目前，对于三阴性乳腺癌的新辅助治疗，化疗仍是主要的治疗方法，包含蒽环类药物、紫杉类药物的化疗方案是标准治疗方案，优选 EC-T 方案。铂类药物在三阴性乳腺癌新辅助治疗中的价值仍存在争议，虽然一些研究显示铂类药物的加入提高了 pCR 率，但并未得出一致的结论，长期的获益仍不明确。因此，铂类药物不作为三阴性乳腺癌新辅助化疗的常规推荐。对于合并 *BRCA* 基因突变的乳腺癌，含铂类药物的新辅助化疗方案可能提高 pCR 率，已知携带胚系 *BRCA* 基因突变的患者在新辅助化疗时可选择含铂类药物的方案，但不同的研究并未得出一致的结论。《中国临床肿瘤学会（CSCO）乳腺癌诊疗指南 2020》推荐年轻、*BRCA* 基因突变的三阴性乳腺癌患者可选择紫杉类药物联合铂类药物的方案，但推荐级别为 II 级。本例患者为胚系 *BRCA1* 基因突变的三阴性乳腺癌患者，选择白蛋白紫杉醇联合卡铂新辅助治疗达 pCR，近期疗效满意，该方案值得进一步研究。

对于新辅助化疗达 CR 或 PR 的患者，建议完成既定的新辅助治疗计划，本例患者术前化疗有效，建议完成 6 个周期化疗后手术。

本例患者为 *BRCA* 基因突变携带者，选择保乳手术存在相对较高的同侧乳腺复发风险及对侧乳腺癌发生风险，需要加强术后的监测和随访。

（江苏省肿瘤医院　张莉莉）

【指南背景】

1. 2020 年美国 NCCN 指南（第 6 版）　局部晚期 HER-2 阴性乳腺癌患者可考虑术前化疗，方案首选剂量密集多柔比星+环磷酰胺续贯紫杉醇方案、多西他赛+环磷酰胺方案等。对于需要获得更好局部控制的三阴性乳腺癌患者，术前可选择每周紫杉醇联合卡铂方案、多西他赛联合卡铂方案。术前化疗达 pCR 可提高 DFS 和 OS，对于三阴性乳腺癌患者意义最大。患者术后若新辅助化疗未完成，则应继续完成。

2.《中国临床肿瘤学会（CSCO）乳腺癌诊疗指南 2020》　局部晚期三阴性乳腺癌患者可考虑行含蒽环类药物及紫杉类药物的新辅助化疗方案，包括多西他赛+白蛋白紫杉醇+环磷酰胺方案、蒽环类药物+紫杉类药物的方案等。对于年轻、三阴性，尤其是 *BRCA* 基因突变的患者，可考虑紫杉醇+铂类药物的方案。

（复旦大学附属肿瘤医院　王碧芸）

1.《中国抗癌协会乳腺癌诊治指南与规范（2019 年版）》　乳腺癌患者在新辅助治疗实施前，

对于肿大的区域淋巴结是否为乳腺癌转移，应通过穿刺获得病理结果证实。对于临床分期为Ⅱ~Ⅲ期的患者，可考虑行术前新辅助治疗。对于新辅助化疗达CR或PR的患者，目前推荐完成既定的新辅助治疗计划，即使肿瘤退缩明显，也应完成原计划（除非不能耐受），避免因治疗有效而临时中断新辅助治疗+立即手术的情况。专家组推荐，若患者在术前就完成了新辅助化疗的总周期数（如6或8个周期），术后可不再化疗。

2.《中国乳腺癌新辅助治疗专家共识（2019年版）》 建议三阴性乳腺癌新辅助化疗的初始方案优选AC（F，氟尿嘧啶）序贯T。

3.《中国临床肿瘤学会（CSCO）乳腺癌诊疗指南2020》 对于年轻、*BRCA*基因突变的三阴性乳腺癌患者，术前化疗可选择紫杉类药物联合铂类药物的方案（2A类证据，Ⅱ级推荐）。

（江苏省肿瘤医院　张莉莉）

【循证背景】

1. GeparSixto研究（$n=595$） 该研究纳入未经治疗的非转移性Ⅱ~Ⅲ期三阴性乳腺癌患者和HER-2阳性乳腺癌患者，其中296例患者随机接受卡铂治疗，另299例患者未另外接受卡铂治疗。在三阴性乳腺癌患者中，158例接受卡铂治疗的患者中有84例达pCR，157例未接受卡铂治疗的患者中有58例达pCR（$P=0.005$），证实卡铂联合紫杉药物和蒽环类药物及靶向治疗的新辅助化疗能够显著提高三阴性乳腺癌患者的pCR率。

2. BrighTNess研究（$n=635$） 该研究的候选人均为潜在的可手术治愈的三阴性乳腺癌患者。第一阶段治疗：紫杉醇（每周静脉注射80 mg/m²，共给药12次）+卡铂［$AUC=6$，每3周静脉注射1次，共4个周期］+维利帕尼（口服50 mg，每天2次）（A组）；紫杉醇+卡铂+维利帕尼的安慰剂（每天2次）（B组）；紫杉醇+卡铂的安慰剂（每3周给药1次，共4个周期）+维利帕尼的安慰剂（C组）。第一阶段治疗结束后，所有患者进入第二阶段治疗，方案为每2~3周多柔比星+环磷酰胺给药1次，共4个周期。结果提示，将卡铂和维利帕尼添加到紫杉醇中可改善三阴性乳腺癌患者的pCR率；虽然会增加毒性，但仍在可控范围内。

3. CREATE-X/JBCRG-04研究（$n=910$） 该研究纳入910例接受蒽环类药物或紫杉类药物或两药联合的新辅助化疗后未达pCR的HER-2阴性乳腺癌患者，术后随机给予标准8个周期卡培他滨治疗。生存数据显示，加或不加卡培他滨组患者的2年DFS率分别为82.8%和74.0%，估算的5年DFS率分别为74.1%和67.7%（$P=0.005$）；DFS亚组的分析结果表明，三阴性亚组在卡培他滨辅助治疗中获益最显著。

4. SYSUCC-001研究（$n=434$） 该研究入组可手术的三阴性乳腺癌患者，在完成标准的局部治疗和系统治疗后随机给予卡培他滨节拍化疗（650 mg/m²，每天2次）维持1年或单纯观察。结果显示，卡培他滨组估计的5年DFS率为82.8%，高于观察组73.0%（$HR=0.64$，95%CI：0.42~0.95，$P=0.03$）；卡培他滨组与观察组中估计的5年无远处转移生存率分别为85.8%和75.8%，差异显著；估计的5年OS率分别为85.5%和81.3%，差异不显著。与卡培他滨相关的最常见的不良反应是手足综合征（45.2%）。

（复旦大学附属肿瘤医院　王碧芸）

1. INTENS研究 在乳腺癌患者的新辅助化疗中，AC-T方案相比于TAC方案，能将pCR率提高9%，5年DFS率显著提高10%。

2. BrighTNess研究 该研究发现，三阴性乳腺癌采用紫杉醇序贯多柔比星+环磷酰胺的标准新辅助化疗方案在紫杉醇化疗阶段加入卡铂，全组及胚系*BRCA*基因突变亚组的pCR率均显著提高；虽然不良反应有所增加，但总体安全可控。

3. GeparSixto 研究 该研究发现，在 291 例患者中，有 50 例患者存在 *BRCA*1/2 基因致病性胚系突变。在非卡铂组，存在 *BRCA*1/2 基因突变与无基因突变患者的 pCR 率分别为为 66.7%和 36.4%。在 *BRCA*1/2 基因突变的患者中观察到高 pCR 率，且 pCR 并未因增加卡铂而被进一步提高（65.4% *vs.* 66.7%）；相反，卡铂提高了无 *BRCA* 基因突变患者的 pCR 率（55.0% *vs.* 36.4%）和 DFS 率（85.3% *vs.* 73.5%）。

（江苏省肿瘤医院　张莉莉）

【核心体会】

三阴性乳腺癌，特别是年轻、*BRCA* 基因突变的患者，新辅助治疗可选铂类药物联合紫杉类药物。

（复旦大学附属肿瘤医院　王碧芸）

参 考 文 献

[1] Gao Q, Adebamowo CA, Fackenthal J, et al. Protein truncating BRCA1 and BRCA2 mutations in African women with pre-menopausal breast cancer. Hum Genet, 2000, 107（2）：192-194.

[2] Johann de B, Ramesh KR, Lida M, et al. Phase Ⅰ, dose-escalation, two-part trial of the PARP inhibitor talazoparib in patients with advanced germline BRCA1/2 mutations and selected sporadic cancers. Cancer Discov, 2017, 7（6）：620-629.

[3] Hirotaka M, Sera S, Christina C, et al. Neo-adjuvant therapy for triple-negative breast cancer: Insights from a network meta-analysis. Breast J, 2020, 11：1-12.

[4] Masuda N, Lee SJ, Ohtani S, et al. Adjuvant capecitabine for breast cancer after preoperative chemotherapy. N Engl J Med, 2017, 376（22）：2147-2159.

[5] Giovanna G, Antonella P, Ida P, et al. Neoadjuvant therapy for triple-negative breast cancer: potential predictive biomarkers of activity and efficacy of platinum chemotherapy, PARP-and immune-checkpoint-inhibitors. Expert Opin Pharmacother, 2020, 21（6）：687-699.

[6] von Minckwitz G, Schneeweiss A, Loibl S, et al. Neoadjuvant carboplatin in patients with triple-negative and HER2-positive early breast cancer（GeparSixto; GBG 66）: a randomised phase 2 trial. Lancet Oncol, 2014, 5（7）：747-756.

[7] Loibl S, O'Shaughnessy J, Untch M, et al. Addition of the PARP inhibitor veliparib plus carboplatin or carboplatin alone to standard neoadjuvant chemotherapy in triple-negative breast cancer（BrighTNess）: a randomised, phase 3 trial. Lancet Oncol, 2018, 19：497-509.

[8] 中国临床肿瘤学会指南工作委员会. 中国临床肿瘤学会（CSCO）乳腺癌诊疗指南 2020. 北京：人民卫生出版社，2020.

[9] Wang X, Wang SS, Huang H, et al. Effect of capecitabine maintenance therapy using lower dosage and higher frequency vs observation on disease-free survival among patients with early-stage triple-negative breast cancer who had received standard treatment: the SYSUCC-001 randomized clinical trial. JAMA, 2021, 325：50-58.

[10] Vriens B, Vriens IJH, Aarts MJB, et al. Improved survival for sequentially as opposed to concurrently delivered neoadjuvant chemotherapy in non-metastatic breast cancer. Breast Cancer Res Treat, 2017, 165（3）：593-600.

[11] Hahnen E, Lederer B, Hauke J, et al. Germline mutation status, pathological complete response, and disease-free survival in triple-negative breast cancer: secondary analysis of the GeparSixto randomized clinical trial. JAMA Oncol, 2017, 3（10）：1378-1385.

病例 11　首发锁骨上淋巴结转移的乳腺癌 1 例

王　霞　白俊文*

内蒙古医科大学附属医院

【关键词】

隐匿性乳腺癌；锁骨上淋巴结转移；新辅助治疗

【病史及治疗】

> 患者，女性，51 岁，未绝经。
> 2017-01-09 患者因发现"左侧锁骨上肿物 1 个月余"就诊。
> 2017-01-09 彩超显示甲状腺多发结节，左叶上极见长径约 0.6 cm 的病灶，怀疑恶性肿瘤［甲状腺影像报告和数据系统（thyroidimaging reporting and data system，TI-RADS）分级为 4C 级］；左侧锁骨上淋巴结肿大，怀疑转移。

> 2017-01-12 患者行甲状腺左叶结节+左侧锁骨上淋巴结细针穿刺细胞学检查。病理显示甲状腺左叶见少量滤泡细胞，左侧锁骨上淋巴结见恶性肿瘤细胞，考虑为腺癌。

> 2017-01-20 患者于局部麻醉下行左侧锁骨上淋巴结切除+活检。病理显示左侧锁骨上肿大淋巴结为转移癌。免疫组织化学显示 ER（40%~50%，++）、PR（40%~50%，++）、CerbB2（0）、Ki-67（70%~80%，+）、细胞角蛋白（cytokeratin，CK）5/6（-）、E-cad（+）、CK7（+）、CK20（-）、绒毛蛋白（villin）（-）、甲状腺转录因子 1（thyroid transcription factor，TTF1）（-）、甲状腺球蛋白（thyroglobulin，TG）（-）、GCDFP15（+）、mammaglobin（+）、CKAE1/AE3（+）、波形蛋白（vimentin）（-）、P40（-），符合乳腺来源。

【辅助检查】

> 2017-02-16 乳腺查体、彩超、钼靶显示无异常发现。
> 2017-02-16 乳腺 MRI 显示乳腺腺病，BI-RADS 分级为 2 级（图 11-1）。
> 2017-02-16 PET-CT 显示两侧乳腺多发密度不均的结节影，右侧乳腺外上象限显著，且伴代谢轻度增高（SUV_{max} 为 1.1），考虑上述部位不除外恶性肿瘤可能，建议进行活检；左侧颈部深处组织、咽旁间隙、左侧锁骨上下区及左侧腋窝见多发淋巴结转移（SUV 为 5.6）；甲状腺双叶密度不均，代谢未见增高，考虑腺瘤（图 11-2）。

---

*通信作者，邮箱：1119152079@qq.com

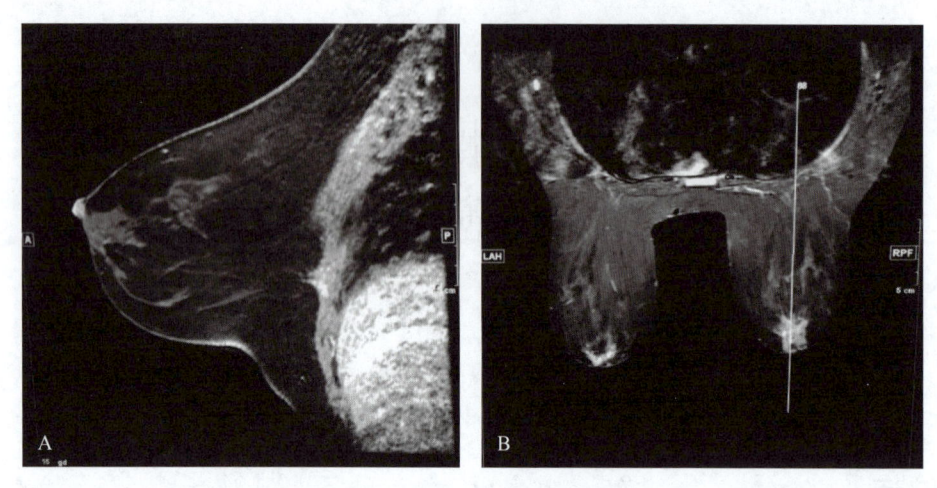

图 11-1　2017-02-16 乳腺 MRI

注：A. 侧位片；B. 正位片

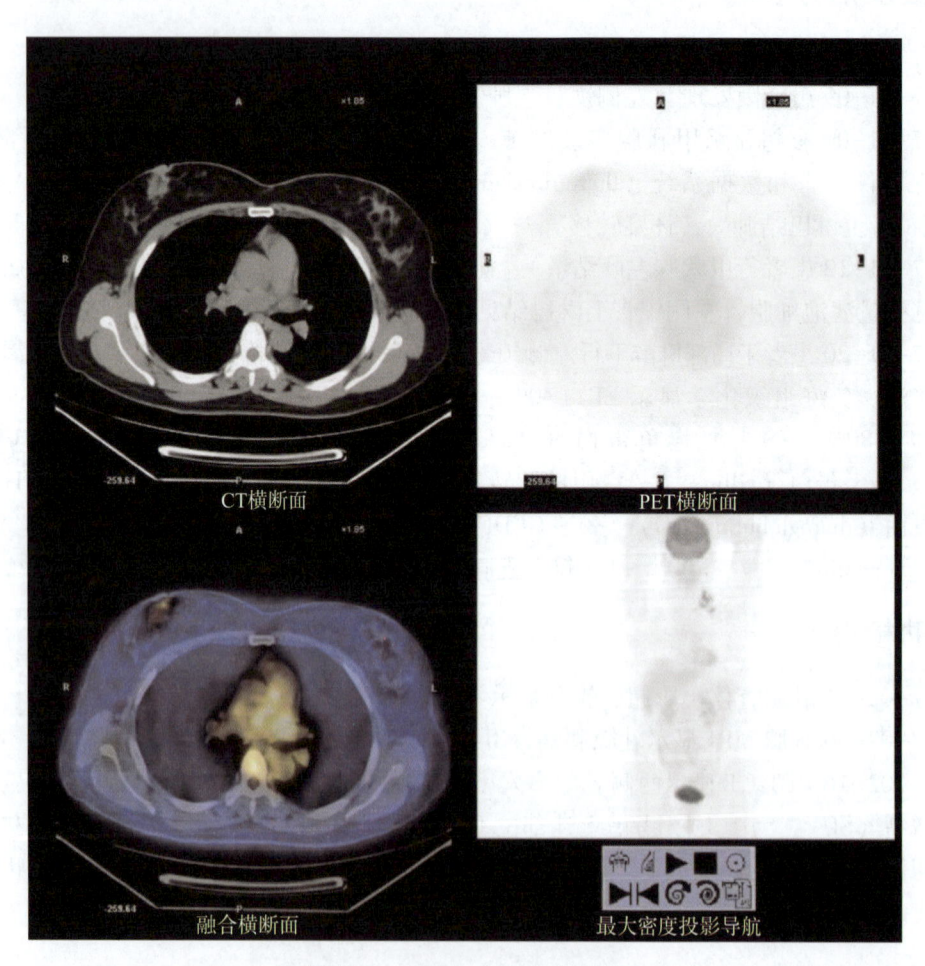

图 11-2　2017-02-16 PET-CT

【本阶段小结】

本例患者以左侧锁骨上淋巴结肿大为首诊原因，病理诊断淋巴结转移癌符合乳腺来源，乳腺查体及辅助影像学检查无阳性发现，符合隐匿性乳腺癌的诊断。

【病史及治疗续】

➤ 2017-03-06 患者行 EC×4-T×4（表柔比星 160 mg，环磷酰胺 1000 mg，多西他赛 180 mg）方案新辅助化疗。8 个周期化疗完成后，患者的淋巴结明显缩小，体表触诊（-）。疗效评估为 PR。

➤ 2017-08-16 乳腺彩超显示左侧乳腺 12 点钟位置见实性结节，结节内见微小钙化灶（BI-RADS 分级为 4a 级）。再次评估乳腺钼靶和 MRI，无异常发现。

➤ 2017-08-16 患者行左侧颈部淋巴结择区（Ⅲ、Ⅳ、Ⅴ区）清扫+左侧乳腺区段切除术。术后病理显示左侧乳腺腺病伴导管扩张、导管内乳头状瘤；左侧锁骨上淋巴结（0/21 枚）未见癌转移，其中 1 枚淋巴结可见被膜内瘤栓。

➤ 2017-08-23 患者术后行内分泌治疗，使用戈舍瑞林（3.6 mg，皮下注射，每 8 周 1 次）+他莫昔芬（20 mg，口服，每周 1 次）。

2017-08-30 患者术后行放疗。锁骨上照射野：上界至环甲膜，下界至锁骨小头下缘，内界至胸锁乳突肌内缘，外界与肱骨头相接。剂量为 50 Gy，病灶区加量至 60 Gy，2.0 Gy/次，5 次/周。

【本阶段小结】

本例患者为绝经前女性，患隐匿性乳腺癌（以左侧锁骨上淋巴结转移为首发表现，临床少见），新辅助化疗后行左侧颈部淋巴结择区（Ⅲ、Ⅳ、Ⅴ区）清扫+左侧乳腺区段切除术，术后病理显示未见癌，后给予锁骨上照射野放疗及内分泌治疗，每 3 个月门诊复查，随访 3 年，目前其生活质量良好。

本例患者的疾病诊疗过程见图 11-3。

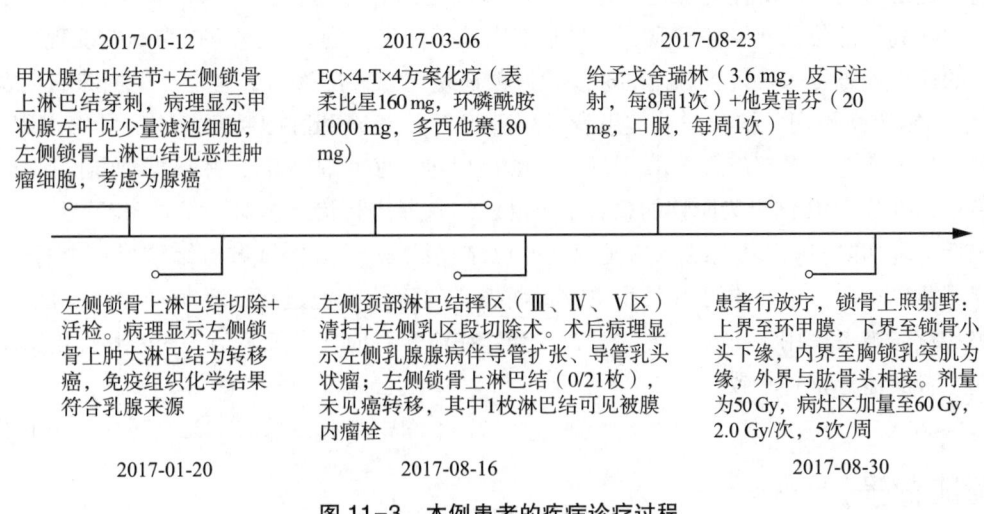

图 11-3 本例患者的疾病诊疗过程

【专家点评】

1. 隐匿性乳腺癌的诊疗　本例患者是以左侧锁骨上淋巴结肿大为首发症状的隐匿性乳腺癌患者，在既往的相关文献报道中较为罕见。其乳腺的体格检查、彩超及钼靶均未发现异常，切取左侧锁骨上淋巴结行病理诊断以明确原发性肿瘤的来源，免疫组织化学结果考虑为乳腺来源。PET-CT提示其右侧乳腺结节恶性不除外，同时其未对新辅助治疗后乳腺彩超发现的左侧乳腺实性结节做活检以明确性质，故尚不能确定是来源于左侧还是右侧的隐匿性乳腺癌，从而使临床分期不明确，究竟是Ⅲb期还是Ⅳ期，将决定其后续的治疗决策。

2. 新辅助治疗的全程规范管理　本例患者接受EC×4-T×4方案新辅助化疗，治疗前多优选空芯针穿刺行组织活检，不建议采用切取活检方式，后者可能会影响新辅助化疗的疗效评估。隐藏性乳腺癌患者新辅助治疗的疗效评估也具有较大挑战。手术治疗方面应包括腋窝淋巴结切除术伴或不伴乳房切除术。本例患者行左颈部淋巴结择区（Ⅲ、Ⅳ、Ⅴ区）清扫+左侧乳腺区段切除术，对于Ⅲb期颈部区域淋巴结手术的获益存在一定争议，能否为患者带来生存获益尚不明确。另外，隐匿性乳腺癌的局部治疗多采用全乳切除以便在全乳连续切片的病理上寻找原发的微小病灶，且可减少局部复发风险。此外，病例提供者在诊疗过程中并未对本例患者的左侧腋窝淋巴结进行处理，对于接受新辅助治疗反应良好的隐匿性乳腺癌，有研究显示，前哨淋巴结活检+放疗可被视为腋窝淋巴结清扫的替代方案。

3. 内分泌治疗的加强　对于Luminal型高危绝经前乳腺癌患者，在辅助治疗阶段应进行内分泌加强治疗。基于SOFT&TEXT联合分析的数据，若患者可耐受，首选OFS联合AI，可进一步降低复发风险。同时，基于近年来多基因检测相关临床研究证据的更新和本例患者的评估，可考虑增加多基因检测的危险度评估。

（复旦大学附属华东医院　葛　睿）

【指南背景】

1.《中国抗癌协会乳腺癌诊治指南与规范（2019年版）》　对于不可手术的隐匿性乳腺癌，行新辅助治疗是可行的。隐匿性乳腺癌的定义是腋窝淋巴结转移为首发症状，而乳房内未能找到原发灶，在排除其他部位的原发性肿瘤后，尽管临床检查和现有的影像学检查均不能发现乳腺肿物，甚至术后的病理检查也未发现乳腺内的原发灶，但还是可以做出诊断，这是一类特殊的乳腺癌。

2. 美国NCCN指南　推荐对此类患者应用乳腺X线检查和乳腺超声检查。乳腺MRI结果为乳腺癌阳性的患者应接受超声或MRI引导下的活检以进一步评估肿瘤，并根据肿瘤的临床分期给予相应治疗；推荐MRI结果为阴性的患者基于淋巴结状况进行治疗。对于$T_0N_1M_0$患者，可选的治疗方案包括全乳切除+腋窝淋巴结清扫或腋窝淋巴结切除+全乳放疗±淋巴结放疗。全身化疗、内分泌治疗或曲妥珠单抗治疗均可参照Ⅱ期或Ⅲ期患者的治疗推荐进行。新辅助化疗、曲妥珠单抗及内分泌治疗应被考虑用于$T_0N_{2-3}M_0$的患者，且其在治疗后应接受腋窝清扫+全乳房切除术，这与局部晚期患者的治疗推荐一致。

（湖南省肿瘤医院　吴　晖　欧阳取长）

【循证背景】

隐匿性乳腺癌的发病率显著低于其他类型乳腺癌，多为个案报道，国内外现阶段尚无对隐匿性乳腺癌进行大样本的临床随机对照研究。

（湖南省肿瘤医院　吴　晖　欧阳取长）

【核心体会】

本例患者以左侧锁骨上淋巴结肿大为首发症状，病理诊断左侧锁骨上淋巴结转移癌符合乳腺来源，乳腺查体及辅助影像学检查无阳性发现，符合隐匿性乳腺癌的诊断，且行术前新辅助化疗后疗效评估达 PR 进一步证实该诊断。其于术前发现左侧腋窝淋巴结肿大，但没有行左侧腋窝淋巴结的病理检查及细胞学检查，且未对左侧腋窝淋巴结做任何处理，包括手术及放疗。另外，乳腺只做了区段切除，是否还需要行术后放疗等都值得讨论。考虑其被诊断为隐匿性乳腺癌，病理分期为 $pT_0N_3M_0$ 期，临床分期为Ⅲc 期，复发风险高，《中国临床肿瘤学会（CSCO）乳腺癌诊疗指南2020》推荐给予 OFS+AI（内分泌治疗方案）。

（湖南省肿瘤医院　吴　晖　欧阳取长）

参 考 文 献

[1] 中国抗癌协会乳腺癌专业委员会. 中国抗癌协会乳腺癌诊治指南与规范（2017年版）. 中国癌症杂志，2017，27（9）：695-759.

[2] Sesterhenn AM, Albert US, Barth PJ, et al. The status of neck node metastases in breast cancer-locoregional or distant? Breast, 2006, 15 (2)：181-186.

[3] 沈浩元，胡超华，侯意枫，等. 隐匿性乳腺癌临床病理及诊疗策略. 中国癌症杂志，2018，28（6）：429-434.

[4] Catherine T, Beiqun Z, Theresa C, et al. Treatment for occult breast cancer：a propensity score analysis of the National Cancer Database. The American Journal of Surgery, 2020, 220：153-160.

[5] Haeyoung K, Won P, Su SK, et al. Outcome of breast-conserving treatment for axillary lymph node metastasis from occult breast cancer with negative breast MRI. The Breast, 2020, 49：63-69.

[6] Johnson HM, Irish W, Vohra NA, et al. The effect of local therapy on breast cancer-specific mortality of occult breast cancer patients with advanced nodal disease（N_2/N_3）：a population analysis. Annals of Surgical Oncology, 2019, 26 (Suppl 1)：S69.

病例 12　HR 阳性、HER-2 阴性乳腺癌骨转移的内分泌治疗联合靶向治疗

李佳思　李　珺*　赵海东*

大连医科大学附属第二医院

【关键词】

管腔上皮 A 型；初诊晚期一线治疗；内分泌治疗敏感；骨转移；CDK4/6 抑制剂

【病史及治疗】

➢ 患者，女性，46 岁，未绝经，既往体健，否认基础疾病史、相关肿瘤病史及乳腺癌家族史。

➢ 2019-07-31 患者以"发现左侧乳腺肿物 1 周"为主诉就诊。查体发现，左侧乳腺外上象限可触及 1 个肿物，大小为 3.0 cm×2.0 cm，质硬，边界不清晰，形态不规则，活动度欠佳；左侧腋窝可触及 1 枚肿大淋巴结，大小为 1.5 cm×1.5 cm，质韧，边界尚清晰；右侧乳腺未触及明显肿物；右侧腋窝及两侧锁骨上下未触及明显肿大淋巴结；右侧骶髂关节疼痛（骨痛）。

➢ 2019-08-06 患者在局部麻醉下行左侧乳腺肿物穿刺活检。术后病理显示左侧乳腺癌，部分为黏液腺癌。免疫组织化学显示 ER（90%，中等强度，+）、PR（80%，中等强度，+）、HER-2（+）、Ki-67（10%）。

【辅助检查】

➢ 2019-08-02 乳腺超声显示左侧乳腺见实性占位性病变，大小为 3.3 cm×1.7 cm（BI-RADS 分级为 4C 级）；左侧腋窝见肿大淋巴结，较大者大小为 1.4 cm×1.1 cm，转移可能性大。

➢ 2019-08-02 乳腺增强 MRI 显示左侧乳腺外上象限病灶的范围为 2.8 cm×1.8 cm×2.0 cm（BI-RADS 分级为 4C 级）；左侧腋窝见肿大淋巴结，较大者大小为 1.4 cm×1.1 cm（图 12-1）。

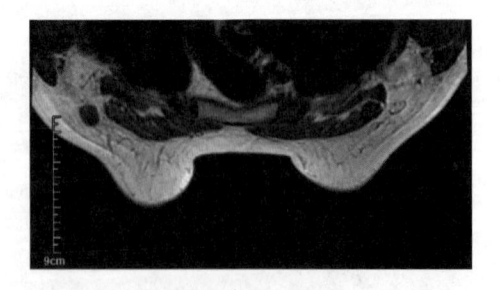

图 12-1　2019-08-02 乳腺增强 MRI

➢ 2019-08-05 全身骨显像显示右侧第 1 前肋核素浓聚；骶骨右侧及右侧骶髂关节核素浓聚，伴骨密度增高，考虑恶性肿瘤骨转移（图 12-2）。

➢ 2019-08-05 64 层 CT（骨重建）显示右侧第 1 前肋高密度影，右侧骶髂关节高密度影，倾向恶性肿瘤骨转移（图 12-3）。

---

* 通信作者，邮箱：z.hddl@hotmail.com

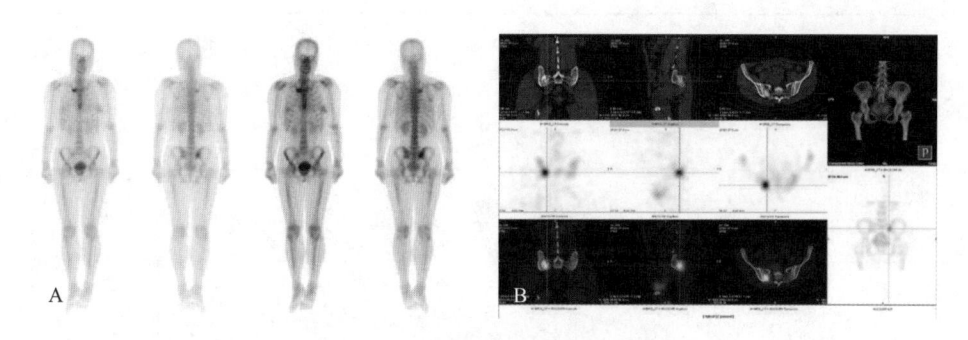

图 12-2　2019-08-05 全身骨显像
注：A. 右侧第 1 前肋核素浓聚；B. 骶骨右侧及右侧骶髂关节核素浓聚，伴骨密度增高

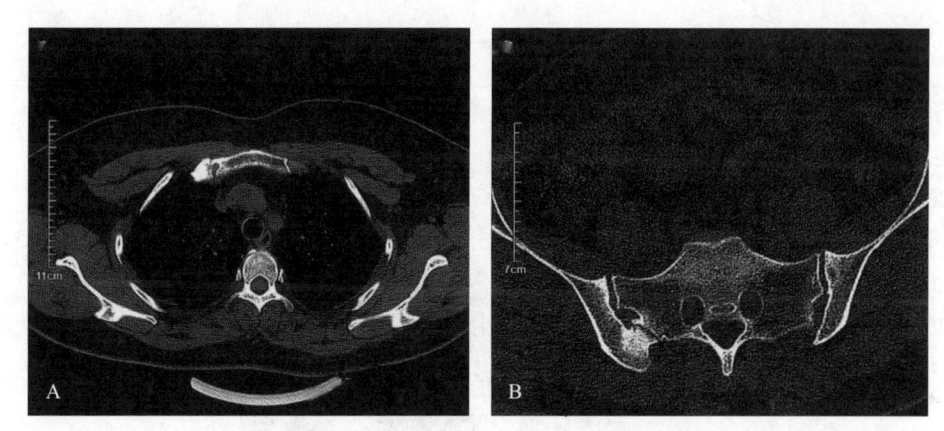

图 12-3　2019-08-05 64 层 CT（骨重建）
注：A. 右侧第 1 前肋高密度影；B. 右侧骶髂关节高密度影

【病史及治疗续一】

➢ 2019-08-12 患者行内分泌治疗 6 个周期，方案为 CDK4/6 抑制剂（哌柏西利，每天 125 mg）+AI（依西美坦，每天 25 mg）+OFS（亮丙瑞林微球注射剂，3.75 mg，每 28 天 1 次；伊班膦酸钠注射剂，6 mg，每 28 天 1 次）+双膦酸盐。

【本阶段小结】

本例患者在本阶段的临床诊断为左侧乳腺癌，病理分期为 $cT_2N_xM_1$ 期，临床分期为 Ⅳ 期，分子分型为 Luminal A 型，见骨转移（ECT+CT 骨重建+骨痛）。骨转移需要通过骨活检明确病理诊断，但考虑本例患者的临床证据充足，可以确诊乳腺癌骨转移，且其抵触骨活检，故未行骨活检。基于相关指南及临床研究的结论，对于类似患者［Luminal 型（HR 阳性、HER-2 阴性）晚期乳腺癌伴骨转移的患者］，适合选择一线内分泌治疗，如 CDK4/6 抑制剂联合 AI。

【病史及治疗续二】

➢ 2019-08-12 至 2020-04-20 患者规律接受 6 个周期的内分泌治疗，每次入院完善相关影像学检查，影像学评估结果见表 12-1。

表 12-1　6 个周期内分泌治疗过程中的病灶变化

		入院	第1个周期	第2个周期	第3个周期	第4个周期	第5个周期	第6个周期
超声检查（cm）	左侧乳腺肿物大小	3.3×1.7	2.3×1.2	1.2×0.8	1.0×0.5	0.7×0.5	0.6×0.5	0.4×0.4
	左侧腋窝淋巴结大小	1.4×1.1	1.4×1.1	1.2×1.0	未见异常	未见异常	未见异常	未见异常
MRI（cm）	左侧乳腺肿物大小	2.8×2.0×1.8	–	–	1.4×1.0×0.4	–	–	0.9×0.6×0.4
	左侧腋窝淋巴结大小	1.4×1.0	–	–	未见异常	–	–	未见异常
64层CT（骨重建）		见高密度影*	无变化	无变化	无变化	无变化	无变化	无变化
ECT		可见核素浓聚#	–	–	–	–	–	未见明显核素浓聚

注：*. 右侧第1前肋及右侧骶髂关节；#. 右侧第1前肋、骶骨右侧及右侧骶髂关节；"–"表示未做

➢ 2020-04-20 经过 6 个周期的内分泌治疗，乳腺超声显示左侧乳腺肿物明显缩小，最大径从 3.3 cm 缩小到 0.4 cm；左侧腋窝肿大淋巴结消失。

➢ 2020-04-20 ECT 显示骨转移灶完全缓解。

➢ 2020-04-20 PET-CT 显示左侧乳腺病灶、左侧腋窝淋巴结及骨转移灶未见异常核素摄取（图 12-4）。

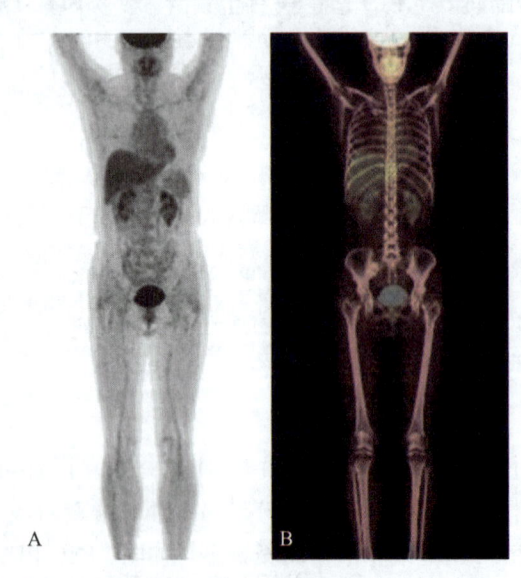

图 12-4　2020-04-20 PET-CT
注：A. 内脏窗；B. 骨窗

➢ 2020-04-24 内分泌治疗 6 个周期后，原发灶达到 PR 且骨转移灶消失。患者行保留左侧保乳术+左侧腋窝淋巴结清扫。术后病理显示左侧乳腺非特殊型浸润性腺癌，Ⅱ级，未见确切的脉管内癌栓及神经侵犯。免疫组织化学显示 ER（75%，+）、PR（2%，+）、HER-2（+）、Ki-67（约 15%）。左侧腋窝淋巴结（11/20 枚）见癌转移。

➢ 2020-05-13 患者术后行剂量密集 EC-T 方案辅助化疗 8 个周期，全部完成后病情平稳，无复发/转移，无明显不适。

【本阶段小结】

多项临床研究表明，CDK4/6 抑制剂可显著延长 PFS，使其成为晚期 Lunimal 型（HR 阳性和 HER-2 阴性）乳腺癌的标准治疗手段。本例患者使用 CDK4/6 抑制剂+AI 方案（内分泌治疗），对 Luminal 型乳腺癌有显著的缩小肿瘤作用及消灭骨转移灶作用。在本例患者的诊疗过程中可以发现，内分泌治疗联合靶向治疗缩小肿瘤的起效时间很短，第 1 个周期就有明显效果。并且，在接下来的每一个周期中，肿瘤持续明显缩小（表 12-1）。因此，对于 Luminal 型晚期乳腺癌患者，CDK4/6 抑制剂联合 AI 可以在短期内抑制骨转移灶，降低肿瘤分期，达到降期保乳的目的，之后可完全切除肿瘤病灶行保乳手术，提高患者的生存质量。

虽然本例患者的术前影像学检查显示左侧腋窝淋巴结完全缓解，但术后的病理结果提示左侧腋窝淋巴结（11/20 枚）见癌转移。针对这一现象，可以认为内分泌治疗在消除转移性淋巴结方面的疗效仍有待评估，也可以认为前哨淋巴结活检不适合用于内分泌治疗的患者。

在本例患者的疾病诊疗过程中可以发现，ECT 和 CT 在内分泌治疗后对骨转移的评估出现了不一致现象。ECT 证实骨中未摄取核素，提示骨转移消失；而 CT 较前未见明显变化，提示病灶至少保持稳定。笔者认为这是由于 CT 的局限性造成的，CT 可以检测形态异常，但不能提示病变代谢和功能状态的动态信息。因此，CT 在监测治疗过程中的动态变化方面可能不如 ECT，选择骨显像进行疗效评估敏感性更高，对乳腺癌骨转移治疗后病情的跟踪优于 CT。

本例患者术后的 PET-CT 显示全身无异常高代谢，而术后的病理结果提示左侧乳腺及淋巴结组织中有癌细胞存在。^{18}F-FDG PET-CT 的诊断方法基于恶性细胞中葡萄糖摄取增加的原理。然而，CDK4/6 抑制剂的主要机制是通过阻断 G1-to-S 过渡阶段的细胞周期，从而导致细胞周期进程阻滞，进而阻止肿瘤细胞进一步增生。这一机制进一步导致肿瘤细胞代谢的抑制和葡萄糖摄取量的减少。此外，肿瘤的代谢下降可能比新辅助治疗的解剖和病理改变来得早。因此，对 CDK4/6 抑制剂敏感的患者在治疗后 PET-CT 不能准确评估原发灶及转移淋巴结的状态，但 PET-CT 检测到的糖代谢降低可作为疗效评估的一个指标。

本例患者术后本应继续行内分泌治疗，其停止内分泌治疗转为辅助化疗的原因包括：①CDK4/6 抑制剂价格昂贵，患者难以负担；②考虑骨转移灶已消失且保持稳定；③术后病理显示左侧腋窝淋巴结的转移数量较多，故给予一定周期的辅助化疗。

本例患者的疾病诊疗过程见图 12-5。

2019-07-31	2019-08-06	2019-08-12	2020-04-24	2020-05-13
左侧乳腺肿物	穿刺活检	内分泌治疗	保乳手术	术后辅助化疗
彩超：左侧乳腺肿物，大小为3.3cm×1.7cm（BI-RADS 分级为4C级）；左侧腋窝肿大淋巴结，大小为1.4cm×1.1cm（转移可能性大）	病理：左侧乳腺癌，部分为黏液腺癌；免疫组织化学：ER（90%，+）、PR（80%，+）、HER-2（+）、Ki-67（10%）	6个周期治疗：CDK4/6抑制剂+AI+OFS+双膦酸盐	疗效评估：PR，骨转移灶消失；术后病理：非特殊型浸润性乳腺癌，Ⅱ级；免疫组织化学：ER（75%，+）、PR（2%，+）、HER-2（+）、Ki-67（15%）；淋巴结转移数：11/20枚	剂量密集EC-T方案，目前已完成7个周期术后辅助化疗，无明显不适

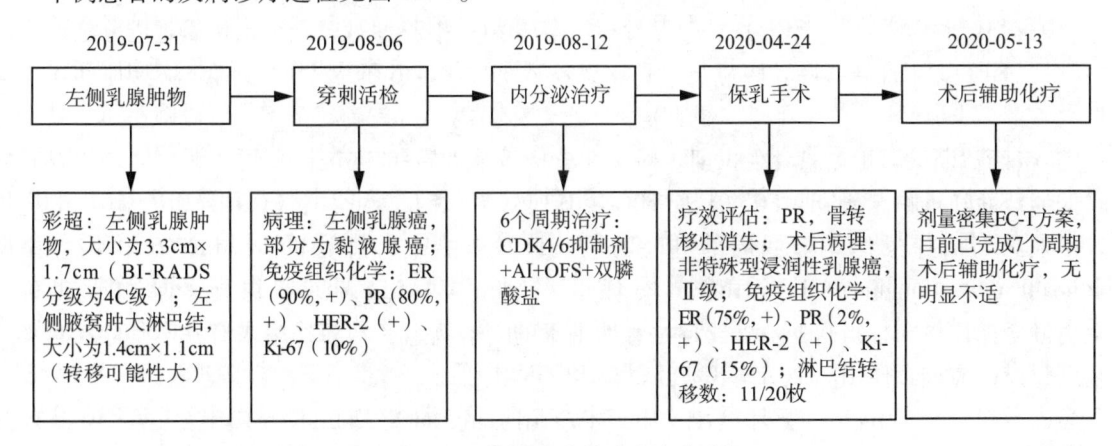

图 12-5 本例患者的疾病诊疗过程

【专家点评】

1. 本例患者在一线治疗行 CDK4/6 抑制剂+AI 的过程中，靶病灶包括左侧乳腺肿物、左侧腋窝肿大淋巴结，非靶病灶包括多发骨转移灶。按 RECIST 疗效评估标准，左侧乳腺病灶的最佳评估手段为乳腺 MRI，左侧腋窝淋巴结转移灶及多发骨转移灶可以使用 CT 评估。PET-CT 及骨 ECT 都不是评估左侧乳腺病灶、左侧腋窝淋巴结转移灶及骨转移灶的合适影像学手段。这点从术后的病理描述也可以体会：6 个周期治疗后，PET-CT 提示主要病灶已无核素摄取，但术后病理仍可见左侧乳腺病灶及较多的左侧腋窝淋巴结转移灶。

2. 本例患者为初诊Ⅳ期的乳腺癌患者，但远处转移仅局限在骨，此类患者的治疗原则可以参考局部晚期乳腺癌患者的新辅助治疗原则，初始治疗有效，局部乳腺及腋窝病灶参考根治性手术原则处理（本例患者接受了保乳手术）。在有关Ⅳ乳期腺癌化疗的临床研究中，对于仅伴有骨转移的患者，化疗后积极行手术治疗可以明显改善预后、延长 DFS。同理，参考局部晚期乳腺癌患者新辅助治疗后、术后的治疗原则，结合本例患者的术后病理［左侧腋窝淋巴结（11/20 枚）见癌转移，Ki-67 未见减低］，说明前期 CDK4/6 抑制剂+AI 治疗后肿瘤降期并不明显，离肿瘤完全缓解更是相去甚远。这种疗效反应提示医师术后需要调整治疗策略，此时按术后的辅助化疗原则给予 EC-T 方案是非常合理的选择。当然，EC-T 方案化疗后也应结合本例患者的肿瘤情况，虽然骨转移灶已经监测不到，但后续内分泌维持治疗的措施仍需要强化，如果其经济条件有限，建议化疗后给予 OFS+AI 治疗，并定期复查。

（中国医学科学院肿瘤医院　王佳玉　管秀雯）

本例患者首诊Ⅳ期，存在骨转移，病理活检证实为 Luminal A 型。根据各大指南和（或）共识，在排除内脏危象和内分泌治疗耐药的情况下，HR 阳性晚期乳腺癌患者应首选内分泌治疗。对于 HR 阳性晚期乳腺癌患者的一线内分泌治疗，PALOMA-2 研究、MONALEESSA-2 研究、MONARCH-3 研究、MONALEESSA-7 研究及 MONARCH plus 研究的亚组分析均证实，在 AI 的基础上联合 CDK4/6 抑制剂能显著延长 PFS 和 OS。MONALEESSA-3 研究的亚组分析和 FLIPPER 研究（Ⅱ期）也证实，对内分泌治疗敏感的人群在氟维司群的基础上联合 CDK4/6 抑制剂也能显著改善 PFS 和 OS。PARSIFAL 研究（Ⅱ期）的结果表明，对内分泌治疗敏感的患者一线采用 AI 联合 CDK4/6 抑制剂与氟维司群联合 CDK4/6 抑制剂的 PFS 和 OS 均无明显差异。因此，一线内分泌治疗敏感的患者无论是选择 AI 联合 CDK4/6 抑制剂还是氟维司群联合 CDK4/6 抑制剂都是合理的，但考虑本例患者的经济情况及二线后内分泌治疗的选择，一线 AI+CDK4/6 抑制剂的策略更可行。《中国临床肿瘤学会（CSCO）乳腺癌诊疗指南 2020》推荐，对于既往未接受过内分泌治疗的 HR 阳性、HER-2 阴性转移性乳腺癌患者，Ⅰ级推荐为 CDK4/6 抑制剂联合内分泌治疗（ⅠA 类证据）。

约 6% 新诊断的乳腺癌患者为Ⅳ期。回顾性分析显示，局部/区域治疗可改善患者的生存，但存在偏倚，而随机临床研究 MF07-01 及 TBCRC013 的结果相反。此外，ECOG-ACRIN2108 研究提示，早期局部治疗虽然能降低局部进展的风险，但未能改善患者的 OS 和健康相关生命质量（health-related quality of life，HRQOL）。因此，对于Ⅳ期乳腺癌患者，在全身治疗获益明确的情况下经全面评估和权衡利弊是可以行姑息性手术的。本例患者术后采用化疗并不是标准意义上的辅助化疗，应继续使用原来明确获益的全身治疗方案。

另外，对于腋窝淋巴结的影像学评估，可以采用彩超、MRI 及 PET-CT 等检查，虽然 PET-CT 在 CT 的基础上结合了放射性核素的代谢显像，对诊断腋窝淋巴结转移有一定优势，但其敏感性低、特异性高，一般在常规检查不确定时才予以选择。由于其分辨率的限制，长径<0.5 cm的病灶可能不显像。且本例患者缺少基线的PET-CT检查资料，无法确认病灶的动态变化。此外，相关文献表明，不同病理类型的乳腺癌对FDG的摄取率不同，而黏液腺癌对FDG的摄取不佳。本例患者的穿刺病理提示部分为黏液腺癌，故可能存在肿瘤对FDG摄取不良的情况。PET-CT作为影像学诊断的手段之一，无法完全与病理学诊断相一致。近年来，越来越多的前瞻性临床试验把^{18}F-FDG PET-CT作为乳腺癌疗效评估中的重要参考标准。目前已经证实，新辅助治疗前后^{18}F-FDG PET-CT的SUV_{max}等相关参数能够很好地预测pCR状态，从而个体化指导新辅助治疗。有研究显示，^{18}F-FDG PET-CT在ER阴性、HER-2阳性乳腺癌中具有良好的预测能力，其特异性及敏感性分别达84.2%和79.5%；而对于ER阳性、HER-2阴性乳腺癌，^{18}F-FDG PET-CT的预测效能较差，其特异性及敏感性分别仅为50.0%和54.2%。

（辽宁省肿瘤医院　孙　涛）

【指南背景】

1. 2020年美国NCCN指南（第2版）　ER阳性和（或）PR阳性的晚期或复发/转移性患者适合初始内分泌治疗，对于无内脏转移或无症状内脏转移的患者，尤其临床特征预测HR阳性，可以考虑采用内分泌治疗。

2. 2020年ESMO临床实践指南　HR阳性晚期乳腺癌患者优选内分泌治疗，即使存在内脏转移，除非有内脏危象或内分泌耐药的顾虑/证据。

3. 2020年ASCO指南　对于HR阳性晚期乳腺癌患者，推荐内分泌治疗作为初始治疗，除非患者存在危及生命的疾病或辅助内分泌治疗期间出现快速内脏复发/转移。

4.《中国晚期乳腺癌临床诊疗专家共识（2018版）》　对于HR阳性、HER-2阴性晚期乳腺癌，病变局限在乳腺、骨、软组织，以及无症状、肿瘤负荷不大的内脏转移患者，可以优先选择内分泌治疗。

5.《中国临床肿瘤学会（CSCO）乳腺癌诊疗指南2020》　对于既往未接受过内分泌治疗的HR阳性、HER-2阴性转移性乳腺癌患者，Ⅰ级推荐为CDK4/6抑制剂联合内分泌治疗。

（辽宁省肿瘤医院　孙　涛）

【循证背景】

1. MF07-01研究　该研究将初诊Ⅳ期的乳腺癌患者随机分为2组，一组先接受局部手术再联合全身系统治疗，另一组仅接受全身系统治疗。随访36个月时，2组的结局差异无统计学意义；随访40个月时，手术序贯全身系统治疗组患者的OS较单纯全身系统治疗组显著延长。亚组的分析显示，对于孤立性骨转移、年龄<55岁、HR阳性、HER-2阴性的Ⅳ期乳腺癌患者，手术联合全身系统治疗能够延长14个月的生存期。

2. TBCRC013研究　该研究是一项多中心的前瞻性研究，主要评估Ⅳ期乳腺癌患者行原发灶手术对生存期的影响。结果发现，无论患者属于乳腺癌的哪种分型（ER/HER-2），对化疗有反应的患者接受手术与不接受手术相比，生存期均无明显改变。也就是说，手术在全身治疗获益的情况下可能并不能提高晚期乳腺癌患者的预后。

3. ECOG-ACRIN 2108研究　该研究是一项初诊Ⅳ期乳腺癌女性患者采用全身系统治疗联合早期局部治疗与全身系统治疗对比的Ⅲ期随机临床试验，共390例患者接受全身系统治疗，其中256例符合条件的患者被随机分为仅接受持续的全身系统治疗（131例）和全身系统治疗联合局部区域放疗（125例）。结果显示，中位随访59个月后有121例患者死亡和43例患者局部进展；

2 组的 OS 率无明显差异；单独使用全身系统治疗组的患者较全身系统治疗联合放疗组的患者局部复发或进展的比例明显更高。根据 FACT-B 评分评估 HRQOL，发现在随机分组后 18 个月时，全身系统治疗联合放疗组较单独行全身系统治疗组 HRQOL 明显更差，但该差异在 6 个月或 30 个月时没有观察到。

4. PALOMA-2 研究 该研究是一项Ⅲ期、多中心、全球、双盲安慰剂的随机对照试验，纳入共 666 例既往未接受过转移性乳腺癌治疗的绝经后 ER 阳性、HER-2 阴性晚期乳腺癌患者，按照 2∶1 的比例随机接受 CDK4/6 抑制剂哌柏西利+AI（来曲唑）（$n=444$）或安慰剂+来曲唑（$n=222$），评估 2 组的疗效和安全性。其中，哌柏西利+来曲唑组中仅发生骨转移的患者为 103 例（23.2%），安慰剂组为 48 例（21.6%）。亚组的结果显示，在仅有骨转移的入组患者中，哌柏西利+来曲唑组患者的中位 PFS 达 36.2 个月（对照组 11.2 个月），显著降低了疾病进展风险达 59%；在没有内脏转移的亚组中，哌柏西利+来曲唑组（230 例）较安慰剂组（112 例）的疾病进展风险降低了 50%（2 组的中位 PFS 分别为 35.9 个月和 17.0 个月）。在整体人群中，哌柏西利+来曲唑组患者的中位 PFS 延长至 27.6 个月，而安慰剂组患者的中位 PFS 仅为 14.5 个月。PALOMA-2 研究的数据充分证实了 CDK4/6 抑制剂（哌柏西利）+AI 联合方案对 HR 阳性、HER-2 阴性转移性乳腺癌的显著疗效。

（辽宁省肿瘤医院 孙 涛）

【核心体会】

对于首诊Ⅳ期的 HR 阳性、HER-2 阴性晚期乳腺癌患者，除外内脏危象，优先选择 CDK4/6 抑制剂联合内分泌治疗。全身治疗明确获益的Ⅳ期患者经充分评估后可采用局部姑息性手术，之后继续原治疗方案。本例患者治疗后的 PET-CT 呈现假阴性，也提示任何一种影像学评估方法都有其优缺点，在无法确认的情况下应综合参考多项检查的结果，以指导后续治疗。

（辽宁省肿瘤医院 孙 涛）

参 考 文 献

[1] Pernas S, Tolaney SM, Winer EP, et al. CDK4/6 inhibition in breast cancer: current practice and future directions. Ther Adv Med Oncol, 2018, 10: 1758835918786451.

[2] de Groot AF, Kuijpers CJ, Kroep JR. CDK4/6 inhibition in early and metastatic breast cancer: a review. Cancer Treat Rev, 2017, 60: 130-138.

[3] Sobhani N, D'Angelo A, Pittacolo M, et al. Updates on the CDK4/6 inhibitory strategy and combinations in breast cancer. Cells, 2019, 8 (4): 321.

[4] Li D, Yao Q, Li L, et al. Correlation between hybrid ^{18}F-FDG PET/CT and apoptosis induced by neoadjuvant chemotherapy in breast cancer. Cancer Biol Ther, 2007, 6 (9): 1442-1448.

[5] Li H, Yao L, Jin P, et al. MRI and PET/CT for evaluation of the pathological response to neoadjuvant chemotherapy in breast cancer: a systematic review and meta-analysis. Breast, 2018, 40: 106-115.

病例13 HR阳性晚期乳腺癌1例

张海霞　尹清云　刘新兰*

宁夏医科大学总医院肿瘤医院

【关键词】

管腔上皮B型（HER-2阴性）乳腺癌；肺转移；淋巴结转移；内分泌治疗敏感；哌柏西利；依西美坦

【病史及治疗】

➢ 患者，女性，60岁，已绝经，否认肿瘤家族史。

➢ 2011-11-04患者因左侧乳腺肿物行左侧乳腺癌保乳术+左侧腋窝第一水平淋巴结清扫。术后病理：①左侧乳腺浸润性导管癌（Ⅱ级），伴导管原位癌，浸润性癌灶的最大径约为1.8 cm。②送检（上切缘、乳头切缘、下切缘）的乳腺组织未见癌。③在送检的淋巴结中，左侧腋窝第一水平4枚和前上5枚均显示反应性增生。免疫组织化学显示ER（90%，+）、PR（85%，+）、CerbB2（-）、Ki-67（80%，+）。

➢ 2011-12至2012-04患者术后行CAF（C，环磷酰胺；A，多柔比星；F，氟尿嘧啶）方案化疗5个周期；化疗后完成辅助放疗；放化疗后口服他莫昔芬内分泌治疗，4年后患者自行停药。

【本阶段小结】

本例患者初诊时的诊断为左侧乳腺浸润性导管癌保乳术后，病理分期为pT$_1$N$_0$M$_0$期，临床分期为Ⅰa期，术后行CAF方案化疗5个周期，并行局部放疗，放化疗后口服他莫昔芬内分泌治疗4年。

【病史及治疗续一】

➢ 2019-05-29患者因骑电动车摔倒后就诊。

➢ 2019-06-13胸部CT显示双肺散在大小不等的结节影，较大者位于右肺上叶，最大径为1.1 cm，考虑癌转移；右侧胸膜增厚（图13-1）。

➢ 2019-06-13甲状腺彩超显示左侧锁骨上窝见多枚异常肿大的淋巴结，较大者大小为2.3 cm×1.2 cm，边界清晰，淋巴门结构不清晰且皮质增厚。

➢ 2019-06-15颈部CT显示左侧颈部Ⅳa、Ⅰb（锁骨上内侧组）、b、v区见多发肿大淋巴结影，内部密度不均匀，增强扫描见明显不均匀强化，较大者位于v区，大小为2.3 cm×1.2 cm，考虑癌转移（图13-1）。

---

*通信作者，邮箱：liuxinlan@csco.org.cn

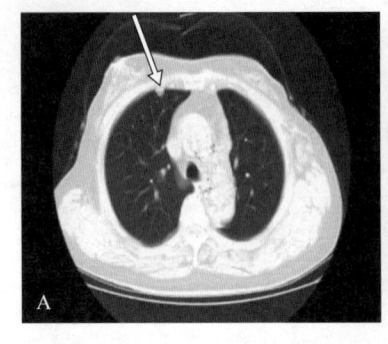

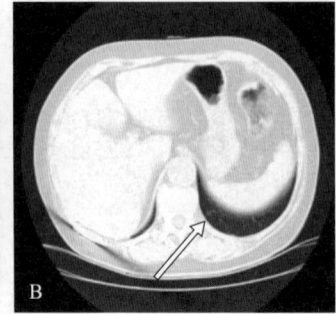

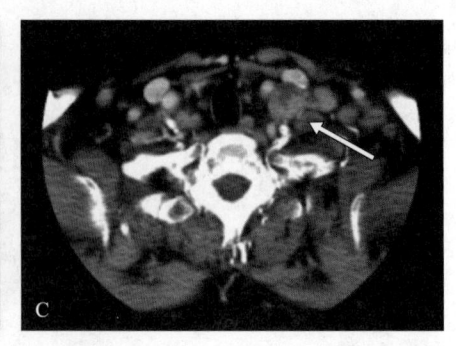

图 13-1　2019-06-13 胸部 CT 和 2019-06-15 颈部 CT

注：A. 2019-06-13 胸部 CT 显示双肺散在大小不等的结节影，箭头指向较大者；B. 2019-06-13 胸部 CT 显示右侧胸膜增厚（箭头）；C. 2019-06-15 颈部 CT 显示左侧颈部见多发肿大淋巴结影，箭头指向较大者

➢ 2019-06-13 骨扫描、颅脑 CT、全腹 CT、乳腺超声显示均未见异常。

➢ 2019-06-18 患者行左侧颈部淋巴结穿刺。病理显示左侧颈部淋巴组织内可见腺癌细胞浸润，结合其他检查的结果，原发灶可能来源于乳腺。免疫组织化学显示 ER（70%，+）、PR（5%，+）、AR（20%，+）、HER-2（+）、Ki-67（20%）、CK（-）、C20（-）、villin（-）、mammaglobin（+）、GATA-3（+）。

➢ 2019-07-01 患者口服哌柏西利+依西美坦。哌柏西利的起始剂量为 125 mg（口服，第 1~21 天，每 28 天 1 次），因发生Ⅲ度白细胞抑制和Ⅳ度粒细胞抑制，自第 2 个周期起调整为 100 mg，第 2 个周期患者因再次发生Ⅳ度粒细胞抑制，哌柏西利的剂量再调整为 75 mg。患者无明显的胃肠道反应。

【本阶段小结】

本例患者为绝经后女性，第 1 次疾病进展出现在 2019-06，表现为双肺、左侧锁骨上窝淋巴结见癌转移（无症状的内脏转移、无内脏危象及潜在的内脏危象），DFS 达 91 个月，属于化疗和（或）内分泌治疗的获益人群，对内分泌治疗敏感，肿瘤进展缓慢。根据《中国临床肿瘤学会（CSCO）乳腺癌诊疗指南 2020》，首选 AI+CDK4/6 抑制剂。

【病史及治疗续二】

➢ 2019-09-10 患者行内分泌治疗 2 个月后复查，疗效评估为 PR。胸部 CT 显示右肺病灶缩小（最大径 1.1 cm→0.4 cm），左肺病灶消退；右侧胸膜增厚，未提示转移（图 13-2）。颈部 CT 显示左侧锁骨上窝淋巴结消退（图 13-2）。甲状腺彩超显示左侧颈部淋巴结缩小（大小 2.3 cm×1.2 cm→0.6 cm×0.5 cm）。查体发现，原左侧锁骨上窝肿大淋巴结不能触及。其余影像学检查未发现肿瘤新发病灶。

➢ 2019-12-06 患者行内分泌治疗 5 个月后复查，疗效评估为 PR。胸部 CT 显示右肺病灶较 2019-09-10 无变化（最大径 0.4 cm→0.4 cm），左肺病灶消退；右侧胸膜增厚，未提示转移（图 13-3）。颈部 CT 显示左侧锁骨上窝淋巴结消退（图 13-3）。甲状腺彩超显示左侧颈部淋巴结较 2019-09-10 缩小（大小 0.6 cm×0.5 cm→0.5 cm×0.4 cm）。查体发现，原左侧锁骨上窝肿大淋巴结不能触及。其余影像学检查未发现肿瘤新发病灶。

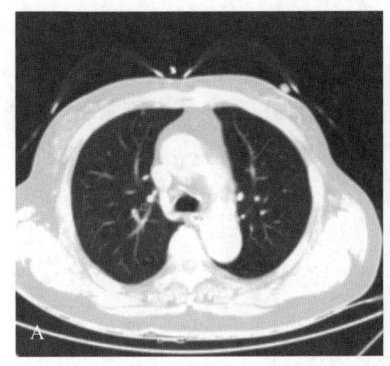

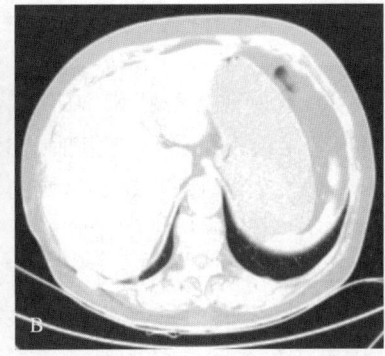

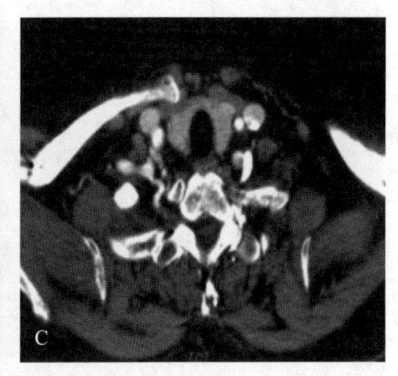

图 13-2 2019-09-10 胸部 CT 和颈部 CT

注：A. 2019-09-10 胸部 CT 显示右肺病灶缩小，左肺病灶消退；B. 2019-09-10 胸部 CT 显示右侧胸膜增厚，未提示转移；C. 2019-09-10 颈部 CT 显示左侧锁骨上窝淋巴结消退

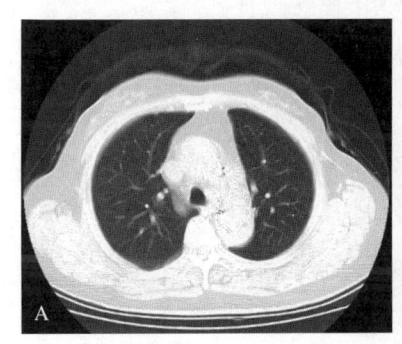

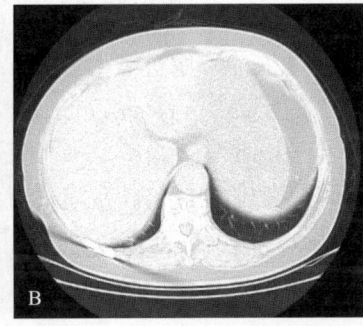

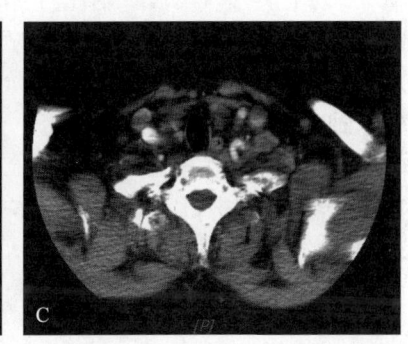

图 13-3 2019-12-06 胸部 CT 和颈部 CT

注：A. 2019-12-06 胸部 CT 显示右肺病灶较 2019-09-10 无变化，左肺病灶消退；B. 2019-12-06 胸部 CT 显示右侧胸膜增厚，未提示转移；C. 2019-12-06 颈部 CT 显示左侧锁骨上窝淋巴结消退

> 2020-03-26 患者行内分泌治疗 8 个月后复查，疗效评估为 PR。胸部 CT 显示右肺病灶较 2019-12-06 无变化（最大径 0.4 cm→0.4 cm），左肺病灶消退；右侧胸膜增厚，未提示转移（图 13-4）。颈部 CT 显示左侧锁骨上窝淋巴结消退（图 13-4）。甲状腺彩超显示左侧颈部淋巴结较 2019-12-06 无变化（大小 0.5 cm×0.4 cm→0.5 cm×0.4 cm）。查体发现，原左侧锁骨上窝肿大淋巴结不能触及。其余影像学检查未发现肿瘤新发病灶。

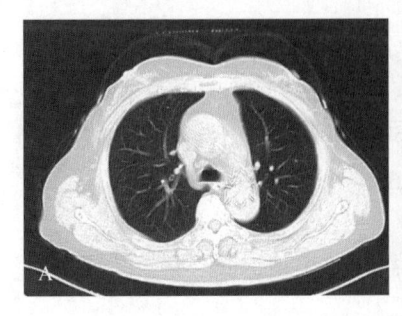

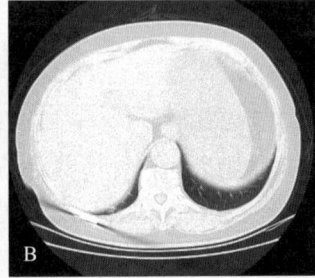

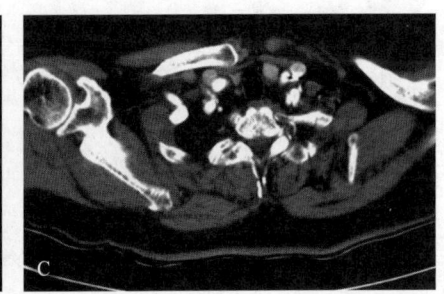

图 13-4 2019-03-26 胸部 CT 和颈部 CT

注：A. 2019-03-26 胸部 CT 显示右肺病灶较 2019-12-06 无变化，左肺病灶消退；B. 2019-03-26 胸部 CT 显示右侧胸膜增厚，未提示转移；C. 2019-03-26 颈部 CT 显示左侧锁骨上窝淋巴结消退

【本阶段小结】

根据《中国临床肿瘤学会（CSCO）乳腺癌诊疗指南 2020》和《中国抗癌协会乳腺癌诊治指南与规范（2017 版）》，晚期乳腺癌内分泌治疗的适应证包括：①原发灶或复发/转移灶的病理检查发现 ER 和（或）PR 阳性复发/转移性乳腺癌；②无症状的内脏转移和（或）骨软组织转移；③复发距手术时间较长，一般>2 年；④肿瘤进展缓慢。

既往内分泌治疗获益包括术后辅助治疗足周期结束后进展或辅助治疗中 DFS 长（如 2 年以上）及复发/转移治疗曾经获益。本例患者属于术后内分泌治疗的获益人群，仅存在肺孤立转移灶和左侧锁骨上窝淋巴结转移灶，无内脏危象和潜在的内脏危象。PALOMA-1 研究的结果表明，来曲唑联合 CDK4/6 抑制剂与单药来曲唑相比，显著提高了 PFS，其中约 65%的患者未接受过内分泌治疗，约 30%的患者接受了辅助他莫昔芬治疗。PALOMA-2 研究的数据进一步支持上述结论。MONALEESA-2 研究的结果显示，来曲唑联合 CDK4/6 抑制剂与单药来曲唑相比，显著提高了 PFS，其中约 48%的患者未经内分泌治疗，42%的患者接受过辅助他莫昔芬治疗。PALOMA-3 研究的结果表明，对于既往内分泌治疗（包括 AI 或他莫昔芬）进展（包括辅助内分泌治疗中或停止治疗 12 个月内进展）或复发/转移阶段内分泌治疗中进展的患者，行 CDK4/6 抑制剂联合氟维司群较单独使用氟维司群可改善 PFS。针对这类患者，具体应该选择 CDK4/6 抑制剂联合氟维司群还是 CDK4/6 抑制剂联合 AI，最新的 PARSIFAL 研究的数据表示，在对内分泌治疗敏感的转移性乳腺癌患者的一线治疗中，与 CDK4/6 抑制剂哌柏西利联合的优选内分泌治疗药物尚未确定，医师可根据患者既往的用药情况及实际情况选择，故本例患者的一线治疗方案首选 AI+CDK4/6 抑制剂。

本例患者的疾病诊疗过程见图 13-5。

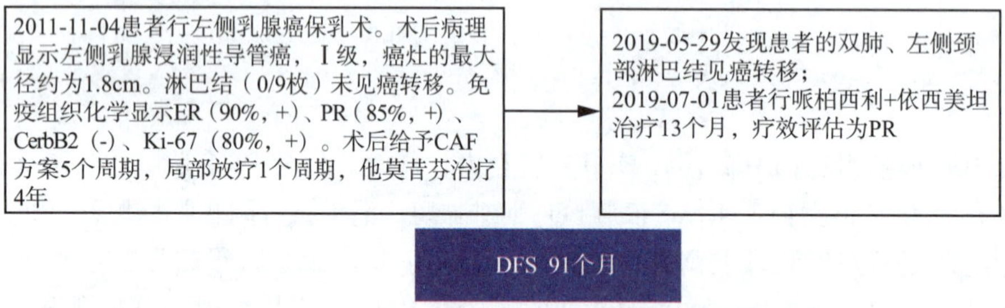

图 13-5 本例患者的疾病诊疗过程

【专家点评】

本例患者为对内分泌治疗敏感的 Luminal B 型绝经后乳腺癌患者，术后行辅助 CAF 方案化疗+局部放疗+他莫昔芬（4 年余）治疗，DFS 达 91 个月后新发现肺和淋巴结转移，之后一线治疗予以依西美坦联合哌柏西利，PFS 达 13 个月以上，最佳疗效为 PR。

本例患者具有以下几点值得探讨之处。

1. 建议将同一病灶治疗前后的影像学资料放在一起，便于比较；建议根据 RECIST 1.1 标准选择靶病灶及非靶病灶进行肿瘤评估；建议提供肿瘤标志物指标。

2. 对于 HR 阳性、HER-2 阴性、淋巴结阴性、小肿物的早期乳腺癌患者，在接受辅助内分泌治疗的基础上加用辅助化疗获益与否，一直是学术界研究的热点问题之一。有条件者可行 21 基因检测，帮助做出术后是否需要化疗的决策。乳腺癌 21 基因检测评分是使用反转录聚合酶链反应（reversetranscription poly-merase chain reaction，RT-PCR）来评估16个癌症相关基因和5个参考基因在乳腺癌患者中的表达得到的评分。NSABP B14研究将HR阳性、淋巴结阴性的乳腺癌患者根据复发风险评分（recurrance score，RS）分为低风险（RS<18分）、中风险（18～30分）及高风险（RS>30分），其10年的远处转移率分别为6.8%、14.3%及30.5%。多因素分析的结果显示，RS为乳腺癌的独立预后因素。NASBP B20研究的结果进一步显示，RS高危患者可以从化疗中获益，而RS低危患者则无法从辅助化疗中获益；但对于中风险组的患者，尚缺乏足够的证据。为了解决这一问题，TAILORx研究评估了HR阳性、淋巴结阴性且RS处于11～25分的患者能否从化疗中受益。该研究的结果显示，对于中危乳腺癌患者，单纯行辅助内分泌治疗的疗效不劣于辅助内分泌治疗+化疗。探索性分析显示，对于年龄≤50岁、RS处于16～25分的患者，化疗能带来一定获益。TAILORx研究的二次分析探索了在RS的基础上联合传统的组织学分级及肿瘤大小来进行临床评估。临床低危患者被定义为组织学分级为Ⅲ级且肿瘤最大径≤1.0 cm，或Ⅱ级且肿瘤最大径≤2.0 cm，或Ⅰ级且肿瘤最大径≤3.0 cm。其结果显示，在21基因检测的基础上根据肿瘤大小及组织学分级，可以进一步补充患者的预后信息，但无法预测化疗的获益。

3. CAF方案为经典的化疗方案之一。NSABP B36研究（随机对照Ⅲ期临床研究）对比了淋巴结阴性的早期乳腺癌患者接受6个周期FEC方案与4个周期AC方案的DFS。其结果显示，2组的DFS无明显差异，而FEC组患者的不良反应发生率显著高于AC组，患者的生存质量低于AC组。基于该研究，相较于FEC/CEF方案及FAC/CAF方案，AC方案可能是更好的选择。

4. 本例患者乳腺癌术后7年余（91个月）出现肺、左侧颈部及锁骨上淋巴结转移。左侧颈部的淋巴结穿刺病理提示原发灶可能来源于乳腺。免疫组织化学还可检测到GATA-3、mammaglobin，若为阴性，需要进一步完善检查，以除外第二原发癌的可能。

5. 本例患者对内分泌治疗敏感，出现了无症状的内脏转移。根据美国NCCN指南、ABC5指南及《中国临床肿瘤学会（CSCO）乳腺癌诊疗指南2020》，除外具有内脏危象或内分泌治疗耐药的证据，对于HR阳性、HER-2阴性转移性乳腺癌患者，首先推荐内分泌治疗。目前，CDK4/6抑制剂联合内分泌治疗为标准的一线治疗方案。《中国临床肿瘤学会（CSCO）乳腺癌诊疗指南2020》指出，对于他莫昔芬治疗失败的患者，ⅠA级推荐为AI+CDK4/6抑制剂或AI+组蛋白去乙酰化酶（HDAC）抑制剂西达本胺。

（复旦大学附属肿瘤医院　王碧芸）

【指南背景】

1.《中国临床肿瘤学会（CSCO）乳腺癌诊疗指南2020》　考虑辅助化疗的因素（具备以下之一者）包括：①腋窝淋巴结阳性；②三阴性乳腺癌；③HER-2阳性乳腺癌（T_{1b}以上）；④肿瘤最大径>2.0 cm；⑤组织学分级为Ⅲ级。需要注意的是，以上指标并非辅助化疗的绝对适应证，辅助化疗的决定应综合考虑肿瘤的临床病理特征、患者的生理条件和基础疾病、患者的意愿及化疗的可能获益与由此带来的不良反应等因素。

Ki-67的表达是选择化疗的重要因素之一。对于其他危险因素较低的患者（HR阳性、T_1N_0），若Ki-67>30%，推荐行辅助化疗；若Ki-67<15%，由于获益不明确，目前不推荐行辅助化疗；若Ki-67处于15%～30%，可考虑多基因检测，且需要综合考虑患者的意愿、对化疗的耐受程度及化疗可能的风险或获益，充分与患者沟通后决定是否行辅助化疗。

晚期乳腺癌内分泌治疗的适合人群：①原发灶或复发/转移灶病理检查HR（ER、PR）阳性。②肿瘤进展缓慢。③既往内分泌治疗获益，包括术后辅助治疗足周期结束后进展，或辅助治疗中PFS长（如2年以上），以及复发/转移治疗曾经获益的患者。④已有数据显示，内分泌治联合靶向治疗的疾病控制率和 DFS 并不亚于化疗，故有专家认为，即使对于一些肿瘤负荷较大的乳腺癌患者（如伴有内脏转移），内分泌治疗联合靶向治疗（CDK 4/6 抑制剂、HDAC 抑制剂）也可作为治疗选择。对于行他莫昔芬治疗失败的患者，ⅠA 级推荐为 AI+CDK4/6 抑制剂或 AI+HDAC 抑制剂，ⅠB 级推荐为氟维司群+CDK4/6 抑制剂，Ⅱ级推荐为 AI 或氟维司群单药治疗。

2. 2020 年美国 NCCN 指南（第 2 版） Ⅳ期乳腺癌患者的全身治疗主要以延长生存期和提高生活质量为目的。在患者无内脏危象或内分泌治疗耐药的情况下，应优先考虑内分泌治疗。

3. ABC5 指南 ER 阳性、HER-2 阴性的晚期乳腺癌患者使用 CDK4/6 抑制剂联合内分泌治疗，具有确切的 PFS、OS 获益，并能维持或改善患者的生活质量。

（复旦大学附属肿瘤医院　王碧芸）

【循证背景】

1. TAILORx 研究 该研究入组了 10 273 例早期乳腺癌患者，肿物的最大径为 1.1~5.0 cm，以 RS 11 分和 25 分作为界值将所有患者分为低危、中位、高危 3 组，低危组患者仅接受内分泌治疗，高危组患者接受辅助化疗+内分泌治疗，中危组患者随机分为 2 个亚组，一组仅接受内分泌治疗，另一组接受辅助化疗+内分泌治疗。结果显示，对于中危的乳腺癌患者，单纯内分泌治疗的疗效不劣于内分泌治疗+辅助化疗。探索性分析显示，对于年龄≤50 岁、RS 处于 16~25 分的患者，化疗能带来一定获益。TAILORx 研究的二次分析探索了在 RS 的基础上联合组织学分级及肿瘤大小来进行临床评估。临床低危患者被定义为组织学分级为Ⅲ级且肿瘤最大径≤1.0 cm，或Ⅱ级且肿瘤最大径≤2.0 cm，或Ⅰ级且肿瘤最大径≤3.0 cm。结果提示，在 21 基因的基础上根据肿瘤大小及组织学分级，可以进一步补充患者的预后信息，但无法预测化疗的获益。该研究还发现，不同年龄阶段（≤50 岁、51~65 岁、≥65 岁）的患者行辅助化疗的获益存在显著影响（iDFS：$P=0.03$；RFI：$P=0.02$），而月经状态、肿瘤大小（最大径≤2.0 cm、最大径>2.0 cm）、病理分级（低级别、中级别、高级别）或 RS 分段（11~17 分、18~25 分两分法或 11~15 分、16~20 分、21~25 分三分法）等因素对化疗是否带来获益均没有影响。除了上述发现以外，研究者还发现，无论患者的年龄或其他临床因素如何，RS<10 分患者的复发率都非常低；此外，RS≥26 分的患者即使接受了内分泌治疗联合辅助化疗，复发率仍高达 13%，说明这些患者需要更有效的治疗方案。

2. PALOMA-2 研究 该研究入组了 666 例绝经后 ER 阳性、HER-2 阴性转移性乳腺癌患者，按 1∶1 的比例随机分为 2 组（来曲唑联合安慰剂或哌柏西利治疗）。主要研究终点为研究者评估的 PFS。结果显示，在来曲唑的基础上联合哌柏西利可以显著延长患者的 PFS（24.8 个月 vs. 14.5 个月，$P<0.001$）；联合治疗组的不良反应发生率高于单药组，3~4 级中性粒细胞减少在 2 组中的发生率分别为 66.5%和 1.4%、白细胞减少在 2 组中的发生率分别为 24.8%和 0、贫血在 2 组中的发生率分别为 5.4%和 1.8%，疲乏在 2 组中的发生率分别为 1.8%和 0.5%。

3. ACE 研究 该研究入组接受过至少 1 次内分泌治疗（挽救治疗或辅助治疗）复发或进展的绝经后 HR 阳性、HER-2 阴性晚期乳腺癌患者。所有入组患者按 2∶1 的比例随机接受西达本胺联合依西美坦（$n=244$）或安慰剂联合依西美坦（$n=121$）。结果显示，西达本胺联合依西美坦治疗组的 PFS 明显优于安慰剂联合依西美坦治疗组。研究者评估的西达本胺联合依西美坦治疗组的中位 PFS 为 7.4 个月（95%CI：5.5~9.2），而安慰剂联合依西美坦治疗组为 3.8 个月（95%CI：3.7~5.5）（$HR=0.75$，95%CI：0.58~0.98，$P=0.033$）。在盲态下独立的影像学评估中，西达本胺联合依西美坦治疗组的中位 PFS 为 9.2 个月（95%CI：7.2~10.9），而安慰剂联合依西美坦治疗组为 3.8 个月（95%CI：3.6~7.4）（$HR=0.71$，95%CI：0.53~0.96，$P=0.024$）。结果表明，针对接受过内分泌治疗后复发或进展的 HR 阳性、HER-2 阴性转移性乳腺癌患者，选择性 HDAC

抑制剂西达本胺联合内分泌治疗能显著改善其生存获益，可为这部分患者提供一种新的治疗选择。

（复旦大学附属肿瘤医院　王碧芸）

【核心体会】

对于他莫昔芬辅助内分泌治疗失败的HR阳性转移性乳腺癌患者，一线使用CDK4/6抑制剂联合内分泌治疗可有效抑制肿瘤进展。

（复旦大学附属肿瘤医院　王碧芸）

参 考 文 献

[1] Finn RS, John PC, Istvan L, et al. The cyclin-dependent kinse 4/6 inhibitor palbociclib incombination with letrozole versus letrozole alone as first-line treatment of oestrogen receptor-positive, HER2-negative, advanced breast cancer (PALOMA-1/TRIO-18): a randomised phase 2 study. The Lancet Oncology, 2015, 16 (1): 25-35.

[2] Finn RS, Martin M, Rugo HS, et al. Palbociclib and letrozole in advanced breast cancer. The New England Journal of Medicine, 2016, 375 (20): 1925-1936.

[3] Hortobagyi GN, Stemmer SM, Burris HA, et al. Updated results from MONALEESA-2, a phase III trial of first-line ribociclib plus letrozole versus placebo plus letrozole inhormone receptor-positive, HER2-negative advanced breast cancer. Annals of Oncology, 2018, 29 (7): 1541-1547.

[4] Massimo C, Nicholas CT, Igor B, et al. Fulvestrant plus palbociclib versus fulvestrant plus placebo for treatment of hormone-receptor-positive, HER2-negative metastatic breast cancer that progressed on previous endocrine therapy (PALOMA-3): final analysis of the multicen-tre, double-blind, phase 3 randomised controlled trial. The Lancet Oncology, 2016, 17 (4): 425-439.

[5] Turner NC, Slamon DJ, RO J, et al. Overall survival with palbociclib and fulvestrant inadvanced breast cancer. The New England Journal of Medicine, 2018, 379 (20): 1926-1936.

[6] 中国临床肿瘤学会指南工作委员会. 中国临床肿瘤学会（CSCO）乳腺癌诊疗指南2020. 北京：人民卫生出版社，2020.

[7] Sparano JA, Gray RJ, Makower DF, et al. Adjuvant chemotherapy guided by a 21-gene expression assay in breast cancer. N Engl J Med, 2018, 379: 111-121.

[8] Sparano JA, Gray RJ, Ravdin PM, et al. Clinical and genomic risk to guide the use of adjuvant therapy for breast cancer. N Engl J Med, 2019, 380: 2395-2405.

[9] Sobhani N, D'Angelo A, Pittacolo M, et al. Updates on the CDK4/6 inhibitory strategy and combinations in breast cancer. Cells, 2019, 8 (4): 321.

[10] Jiang ZF, Li W, Hu XC, et al. Tucidinostat plus exemestane for postmenopausal patients with advanced, hormone receptor-positive breast cancer (ACE): a randomised, double-blind, placebo-controlled, phase 3 trial. Lancet Oncol, 2019, 20 (6): 806-815.

[11] Finn RS, Martin M, Rugo HS, et al. Palbociclib and letrozole in advanced breast cancer. N Engl J Med, 2016, 375: 1925-1936.

病例 14 Luminal B 型（HER-2 阴性）乳腺癌肝转移 1 例

李 轩 尹清云 刘新兰*

宁夏医科大学总医院肿瘤医院

【关键词】

Luminal B 型；肝转移；哌柏西利；氟维司群

【病史及治疗】

➢ 患者，女性，56 岁，绝经后，否认高血压病、糖尿病、冠心病史，否认恶性肿瘤家族史。

➢ 2016-08-22 患者以"发现右侧乳腺肿物 5 天"就诊。查体发现，右侧乳头下方 7 点钟位置可触及 1 个大小为 4.0 cm×3.0 cm 的肿物，质硬，边界不清晰，形态不规则，活动度差，压痛阴性；右侧腋窝可触及 1 枚肿大淋巴结，大小为 1.5 cm×1.0 cm，质韧，边界清晰，活动度尚可，无压痛。

➢ 2016-08-22 乳腺彩超显示右侧乳头下方的腺体紊乱，局限性增厚成团，大小为 3.7 cm×1.7 cm，与周围腺体无明显分界，其旁见范围为 2.2 cm×1.5 cm 的低回声区，边界模糊，形态不规则，边缘呈"蟹足"状，未见钙化及血流信号，BI-RADS 分级为 4C 级；另于右侧乳腺边缘 10 点钟方向发现大小为 0.7 cm×0.5 cm 的低回声结节，边界清晰，形态圆形，回声均匀，可见血流信号，考虑淋巴结。右侧腋窝见多枚淋巴结，较大者大小为 2.7 cm×0.9 cm，形态不规则，皮质不均匀增厚，淋巴门呈偏心性。

➢ 2016-08-22 胸腹部 CT 显示未见明显异常；肝左叶和右叶见低密度影。

➢ 2016-08-22 腹部彩超显示肝内见 2 个囊性病变，较大者大小为 1.4 cm×1.0 cm，边界清晰，透声可，内有分隔，考虑肝囊肿。

➢ 2016-08-22 患者行右侧乳腺肿物穿刺活检。病理显示右侧乳腺非特殊型浸润性癌，Ⅱ级。免疫组织化学显示 ER（90%，++~+++）、PR（<1%）、HER-2（++）、Ki-67（约 20%）。右侧腋窝淋巴结的纤维结缔组织及少量淋巴组织内可见癌转移。

➢ 2016-08-29 患者行右侧乳腺癌改良根治术。术后病理显示右侧乳腺非特殊型浸润性癌，Ⅰ级，癌灶的最大径约为 3.0 cm，未见脉管内癌栓和神经侵犯；右侧乳腺周围腺体组织间质纤维增生；右侧乳头及穿刺点皮肤未见癌浸润；上切缘、下切缘、内切缘、外切缘及基底切缘未见癌浸润；右侧腋窝淋巴结（11/25 枚）见癌转移。免疫组织化学显示 ER（90%，强，+）、PR（<1%）、HER-2（+）、Ki-67（约 20%）。

➢ 2016-09-21 患者术后行分期检查，未见远处转移，诊断为右侧乳腺非特殊型浸润性癌改良

---

*通信作者，邮箱：nxliuxinlan@163.com

根治术后，病理分期为 pT$_2$N$_3$M$_0$，临床分期为Ⅲc期，分子分型为 Luminal B 型（HER-2 阴性型）。

➢ 2016-09-21 患者术后行辅助治疗，采用剂量密集 EC-T 方案化疗 8 个周期+局部放疗+来曲唑内分泌治疗 2 年半。

【本阶段小结】

本例患者行右侧乳腺癌改良根治术，术后病理分期为 pT$_2$N$_3$M$_0$ 期，临床分期为Ⅲc期，分子分型为 Luminal B 型（HER-2 阴性型），右侧腋窝淋巴结（11/25 枚）可见癌转移，辅助化疗指征明确，术后的复发风险分层为高危，各大指南推荐给予剂量密集 EC-T 方案化疗，化疗后行局部放疗和内分泌治疗［来曲唑（AI）］。关于 AI 的治疗时长，根据最新研究的数据，结合本例患者内分泌治疗的不良反应，可考虑延长。本例患者完成标准的术后辅助化疗、放疗及内分泌治疗（来曲唑）2 年半，DFS 为 3 年。

【病史及治疗续一】

➢ 2019-10-30 肿瘤标志物显示 CA15-3 34.07 U/ml，CEA 水平正常。

➢ 2019-10-30 乳腺彩超显示左侧腋窝淋巴结肿大，大小为 1.5 cm×0.9 cm，边界清晰，淋巴门结构不清晰。

➢ 2019-10-30 甲状腺彩超显示甲状腺右叶见低回声区，考虑炎性改变；左侧颈部淋巴结肿大，大小为 1.7 cm×0.7 cm，边界清晰，淋巴门结构尚清晰。

➢ 2019-10-30 颈部 CT 显示颈部Ⅰ～Ⅲ区及左侧锁骨上下窝多发淋巴结影。

➢ 2019-10-30 胸腹部 CT 显示右侧乳腺癌改良根治术后改变；右肺中叶放疗后改变；肝多发低密度灶。

➢ 2019-10-30 腹部彩超显示肝囊肿、肝多发实性结节。

➢ 2019-10-30 上腹部 MRI 显示肝内多发转移、肝内多发囊肿（图 14-1）；左肾见小囊肿。

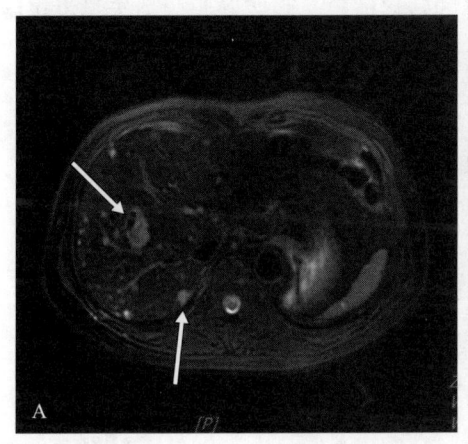

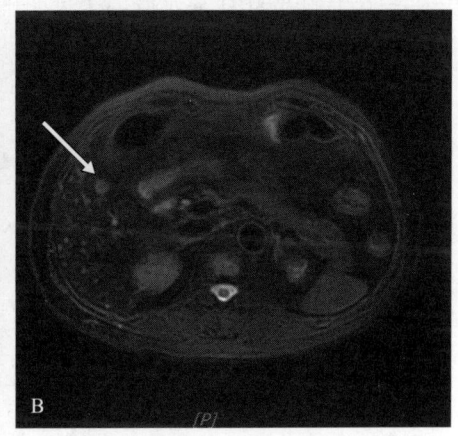

图 14-1　2019-10-30 上腹部 MRI
注：A. 肝右后叶转移（箭头指向病灶）；B. 肝右前叶转移灶（箭头指向病灶）

➢ 2019-10-30 骨扫描及颅脑 MRI 显示未见异常。

➢ 2019-11-04 患者行肝穿刺活检。病理显示少许肝组织中可见癌组织，结合病史及免疫组织化学结果［ER（80%，+）、PR（<1%）、HER-2（+）、Ki-67（约 10%）］，符合乳腺非特殊型浸润性癌转移。对其进行多学科会诊，讨论后评估肝、左侧锁骨上淋巴结、左侧腋窝淋巴结转移不

除外，给予随诊观察。诊断为右侧乳腺非特殊型浸润性癌改良根治术后转移Ⅳ期（肝、左侧锁骨上淋巴结）、Luminal B 型（HER-2 阴性）。

➤ 2019-11-06 患者开始行 CDK4/6 抑制剂（哌柏西利胶囊，125 mg）联合氟维司群（内分泌治疗）。

➤ 2020-01-06 患者服用 CDK4/6 抑制剂 2 个周期后出现明显的乏力、恶心、呕吐症状，出现Ⅲ度骨髓抑制并发热；期间复查心电图，出现窦性心动过缓、二度房室传导阻滞等心律失常表现。遂将哌柏西利胶囊减量至 100 mg。

【本阶段小结】

本例患者为 HR 阳性晚期乳腺癌患者，伴内脏转移，辅助治疗无内分泌治疗原发性耐药。各大指南推荐，对于 HR 阳性晚期乳腺癌患者，如果不伴内脏危象及内分泌治疗耐药，首选内分泌治疗。根据 PALOMA-2 研究的结果，AI+CDK4/6 抑制剂用于此类患者的晚期一线治疗可显著改善 PFS，并显著延长内脏转移亚组的 PFS 达 19.3 个月，降低疾病风险达 37%。对于一线联合何种内分泌药物尚需要进一步研究，而 PARSIFAL 研究也未能证明氟维司群+哌柏西利对比来曲唑+哌柏西利存在统计学上的优效性。

【病史及治疗续二】

➤ 2020-04-26 患者复查，肿瘤标志物显示 CA15-3、CEA 水平正常。

➤ 2020-04-26 乳腺彩超显示左侧乳腺未见异常。

➤ 2020-04-26 甲状腺彩超显示甲状腺右叶见点状强回声区，建议定期观察；左侧锁骨上见淋巴结，边界清晰，淋巴门结构尚清晰，大小为 1.1 cm×0.5 cm。

➤ 2020-04-26 胸腹部 CT 显示右侧乳腺癌改良根治术后改变；右肺中叶胸膜下见少许放射性肺炎；肝内见多发低密度灶，需要结合腹部检查。

➤ 2020-04-26 腹部彩超显示肝囊肿。

➤ 2020-04-26 上腹部 MRI 显示肝内未见明确的转移征象，腹腔和腹膜后未见淋巴结转移；肝内多发囊肿、肝右后叶见血管瘤（图 14-2）；左肾见小囊肿。

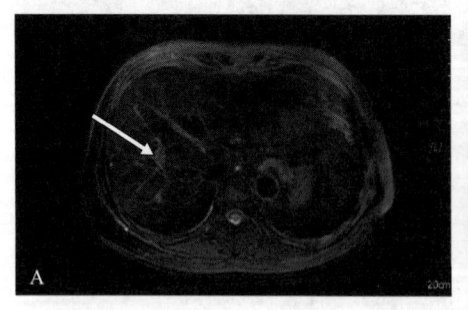

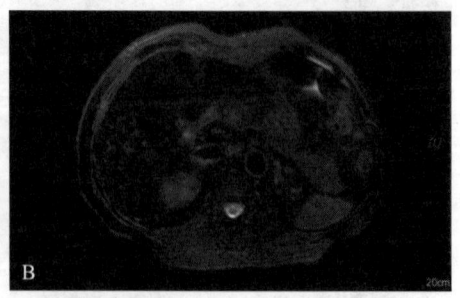

图 14-2　2020-04-26 上腹部 MRI
注：A. 肝右后叶转移灶（箭头指向病灶）；B. 肝右前叶转移灶消失

➤ 2020-06-17 患者复查，肿瘤标志物显示 CEA、CA15-3 水平正常。

➤ 2020-06-17 甲状腺彩超显示甲状腺右叶见点状强回声。

➤ 2020-06-17 乳腺彩超显示左侧乳腺未见异常。

➤ 2020-06-17 胸腹部 CT 显示右侧乳腺癌改良根治术后改变；右肺中叶胸膜下见放射性肺炎

改变。

➤ 2020-06-17 上腹部 MRI 显示肝内未见明确转移、肝内多发囊肿、肝右叶见血管瘤（图14-3）；左肾见小囊肿。

➤ 2020-06-17 妇科彩超显示子宫、附件未见明显病变。

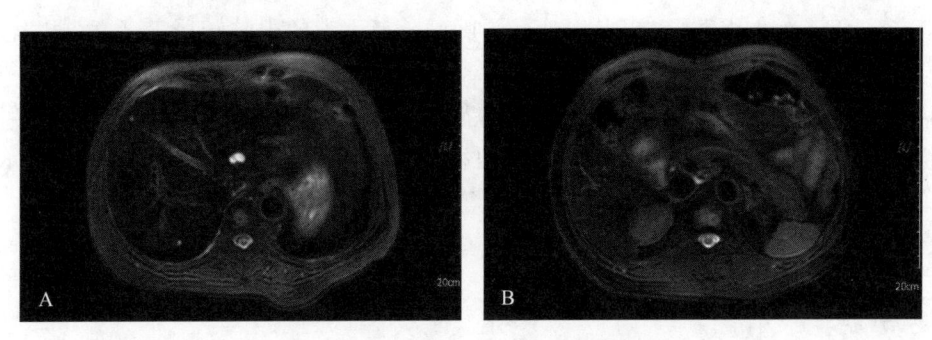

图 14-3　2020-06-17 上腹部 MRI
注：A. 肝右后叶转移灶消失；B. 肝右前叶转移灶消失

【本阶段小结】

本例患者一线行 CDK4/6 抑制剂联合氟维司群（内分泌治疗）目前已 9 个月，疗效评估为 CR。其在服用哌柏西利第 2 个周期开始出现Ⅲ度骨髓抑制（中性粒细胞减低）和发热，伴较明显的乏力、恶性、呕吐症状，将哌柏西利减量至 100 mg 后耐受性良好。治疗过程中本例患者还出现过心律失常，表现为窦性心动过缓及二度房室传导阻滞。

本例患者的疾病诊疗过程见图 14-4。

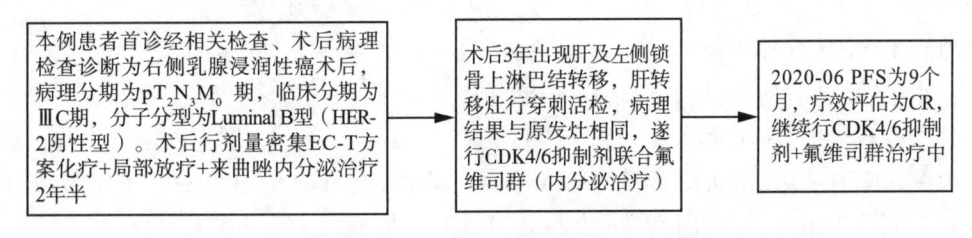

本例患者首诊经相关检查、术后病理检查诊断为右侧乳腺浸润性癌术后，病理分期为 pT$_2$N$_3$M$_0$ 期，临床分期为ⅢC期，分子分型为 Luminal B 型（HER-2 阴性型）。术后行剂量密集EC-T方案化疗+局部放疗+来曲唑内分泌治疗2年半 → 术后3年出现肝及左侧锁骨上淋巴结转移，肝转移灶行穿刺活检，病理结果与原发灶相同，遂行CDK4/6抑制剂联合氟维司群（内分泌治疗） → 2020-06 PFS为9个月，疗效评估为CR，继续行CDK4/6抑制剂+氟维司群治疗中

图 14-4　本例患者的疾病诊疗过程

【专家点评】

对于 HR 阳性、HER-2 阴性转移性乳腺癌患者，若排除内脏危象及原发性内分泌治疗耐药，可以优先选择内分泌治疗，否则首选化疗。内分泌治疗建议联合 CDK4/6 抑制剂，会有更好的获益。若患者出现心律失常，需要确认是否为所用药物导致的不良反应，建议在有效治疗心律失常的基础上继续使用内分泌治疗联合 CDK4/6 抑制剂。

（湖南省肿瘤医院　吴　晖　欧阳取长）

【指南背景】

1. 2020 年美国 NCCN 指南（第 3 版）　对于 HR 阳性、HER-2 阴性的复发或Ⅳ期乳腺癌患者，若伴有内脏危象，初始治疗应选择化疗，直至疾病进展或存在不可耐受的不良反应，非内脏危象患者建议行内分泌治疗或CDK4/6抑制药联合内分泌治疗。

2. ABC4 指南 内分泌治疗是 Luminal 型晚期乳腺癌（即便存在内脏转移）患者的首选治疗策略，但需除外内脏危象或内分泌治疗耐药。建议 CDK4/6 抑制药联合内分泌治疗。

3.《中国晚期乳腺癌临床诊疗专家共识（2018版）》 对于 HR 阳性、HER-2 阴性转移性乳腺癌病变局限在乳腺、骨和软组织，以及无症状、肿瘤负荷不大的内脏转移患者，可以优先选择内分泌治疗，但有内脏危象或有症状的内脏转移患者可以优先选择化疗。

4.《中国临床肿瘤学会（CSCO）乳腺癌诊疗指南 2020》 HR 阳性、HER-2 阴性晚期乳腺癌患者既往使用非甾体抗炎药失败后 I 级推荐行 AI+HDAC 抑制剂（1A）和氟维司群+CDK4/6 抑制剂（1A）。

（湖南省肿瘤医院 吴 晖 欧阳取长）

【循证背景】

1. PALOMA-3 研究 该研究纳入 521 例绝经前/围绝经期/绝经后既往内分泌治疗进展的 HR 阳性、HER-2 阴性晚期乳腺癌患者，按 2∶1 的比例随机分配至氟维司群+哌柏西利组和氟维司群+安慰剂组。结果显示，哌柏西利联合组的中位 PFS 为 11.2 个月，显著优于氟维司群单药组的 6 个月。根据 2018 年 ESMO 大会的报道，2 组的 OS 分别为 34.9 个月和 28.0 个月（$HR=0.81$），OS 呈获益趋势。

2. MONARCH2 研究 该研究探讨氟维司群±阿贝西利用于内分泌治疗耐药后 HR 阳性、HER-2 阴性晚期乳腺癌患者的疗效。共入组 669 例患者，按 2∶1 的比例随机分配至阿贝西利联合氟维司群组或安慰剂联合氟维司群组，主要研究终点为 PFS。2019 年，ESMO 大会公布了该研究的 OS 数据，发现阿贝西利联合氟维司群组与安慰剂联合氟维司群组相比，可显著延长 PFS 和 OS，中位 PFS 分别为 16.4 个月和 9.3 个月（$HR=0.536$，95%CI：0.445~1.645，$P<0.0001$），中位 OS 分别为 46.7 个月和 37.3 个月（$HR=0.757$，95%CI：0.606~0.945，$P=0.0137$）。

3. Young-PEARL（KCSG-BR15-10）研究 该研究是一项 II 期随机研究，探讨哌柏西利+亮丙瑞林+依西美坦对比哌柏西利+亮丙瑞林+卡培他滨在绝经前 HR 阳性转移性乳腺癌患者中的疗效。在既往接受过辅助/新辅助治疗的患者或在晚期阶段最多接受过 1 次化疗的患者中，筛选了绝经前 HR 阳性、HER-2 阴性晚期乳腺癌患者 189 例，最终纳入 178 例，按 1∶1 的比例随机分配接受 CDK4/6 抑制药哌柏西利+亮丙瑞林+依西美坦或卡培他滨，主要研究终点为 PFS。结果显示，哌柏西利联合内分泌治疗组的疗效显著优于卡培他滨组，中位 PFS 分别为 20.1 个月和 14.4 个月（$HR=0.659$，95% CI：0.437~0.994，$P=0.0469$）。

（湖南省肿瘤医院 吴 晖 欧阳取长）

【核心体会】

HR 阳性、HER-2 阴性转移性乳腺癌患者若排除内脏危象及原发性内分泌治疗耐药，可以优先选择内分泌治疗，否则首选化疗。内分泌治疗建议联合 CDK4/6 抑制剂。

（湖南省肿瘤医院 吴 晖 欧阳取长）

参 考 文 献

［1］中国临床肿瘤学会指南工作委员会. 中国临床肿瘤学会（CSCO）乳腺癌诊疗指南 2020. 北京：人民卫生出

版社，2020.

[2] 中国抗癌协会乳腺癌专业委员会. 中国晚期乳腺癌临床诊疗专家共识（2018 版）. 中华肿瘤杂志，2018，40（9）：703-713.

[3] Gradishar WJ, Anderson BO, Abraham J, et al. Breast cancer, Version 3. 2020. NCCN Climicl Pmctice Guidelines in Oncology. J Nal Compr Cane Netw, 2020, 18（4）：452-478.

[4] Tumer NC, Slamon DJ, Ro J, et al. Overll survival with palbocilib and fuvestrm in advacet breas Camce. N Engl J Med, 2018, 379（20）：1926-1936.

[5] Lib S, Tumer NC, Ro J, et al. Palbociclib combied with fulestat in premenpausa womn wih amcd breast cancer and prior progreson on endoerine therapy：PALOMA-3 results. Oncolgs, 2017, 22（9）：1028-1038.

[6] Cardoso F, Senkus E, Costa A, et al. 4th ESO-ESMO international consensus guidelines for Advanced Breast Cancer（ABC 4）dagger. Ann Oncol, 2018, 29（8）：1634-1657.

[7] Cristofanilli M, Turmer NC, Bondarenko I, et al. Fulvestrant plus palbocicilib versus fulvestrant plus placebo for treatment of hormone-receptor-positive, HER2-negative metastatic breast cancer that progressed on previous endocrine therapy（PALOMA-3）：final analysi of the multicentre, double-blind, phase 3 randomised controlled trail. Lancet Oncol, 2016, 17（4）：425-439.

病例 15　晚期三阴性乳腺癌免疫联合治疗 1 例

吕　燕　尹清云　刘新兰*

宁夏医科大学总医院肿瘤医院

【关键词】

新辅助化疗；三阴性乳腺癌；肝转移；局部复发；PD-1 单克隆抗体；特瑞普利单抗；白蛋白紫杉醇

【病史及治疗】

➢ 患者，女性，50 岁，体重 53 kg，身高 153 cm，绝经前，孕 3 产 3，否认肿瘤家族史。

➢ 2018-01-11 患者因左侧乳腺肿物行 B 超引导下左侧乳腺肿物+左侧腋窝淋巴结穿刺活检。术后病理显示左侧乳腺非特殊型浸润性癌，Ⅱ级；左侧腋窝可见低分化癌细胞浸润。免疫组织化学显示 ER（<1%）、PR（<1%）、AR（<1%）、HER-2（0）、Ki-67（80%）。

➢ 2018-01-16 至 2018-04-14 患者行 AT（A，吡柔比星，70 mg，第 1 天；T，多西他赛，100 mg，第 2 天）方案新辅助化疗 5 个周期。

➢ 2018-05-14 患者行左侧乳腺癌改良根治术。术后病理显示左侧乳腺非特殊型浸润性癌，肿物最大径为 2.8 cm，新辅助治疗反应评估显示 Miller-Payne 分级为 1 级。左侧腋窝淋巴结（1/23 枚）可见癌转移。免疫组织化学显示 ER（<1%）、PR（<1%）、AR（<1%）、HER-2（+）、Ki-67（70%）。

➢ 2018-06-01 患者术后继续行 AT（吡柔比星，60 mg，第 1 天；多西他赛，90 mg，第 3 天）方案化疗 1 个周期，并行局部放疗。

➢ 2019-11-15 患者因左侧胸壁切口处结节就诊。

【辅助检查】

➢ 2019-11-26 乳腺彩超显示左侧腋窝见低回声结节样改变；左侧锁骨下肌肉深处见不规则低回声区，大小为 2.4 cm×1.0 cm，考虑乳腺癌复发。

➢ 2019-11-26 胸部 CT 显示左侧乳腺癌改良根治术后改变，术区偏外侧局部增厚并强化（图 15-1）。

➢ 2019-11-26 颈部 CT 显示颈部 Ⅰ、Ⅱ、Ⅳ区见数枚肿大的淋巴结（图 15-2）。

➢ 2019-12-16 左胸壁肿物穿刺细胞学检查显示见可疑恶性细胞。

➢ 2019-12-16 全腹 CT 显示肝多发类圆形低密度结节，癌转移不除外；胰头区见低密度结节灶，考虑癌转移（图 15-3）。

---

* 通信作者，邮箱：nxliuxinlan@163.com

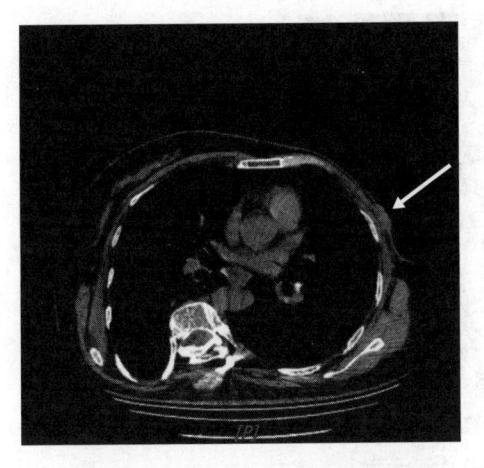

图 15-1　2019-12-26 胸部 CT
注：箭头指向术区偏外侧局部增厚并强化

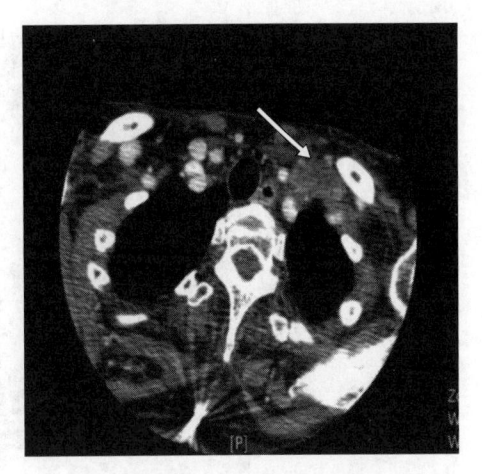

图 15-2　2019-12-26 颈部 CT
注：箭头指向肿大的淋巴结

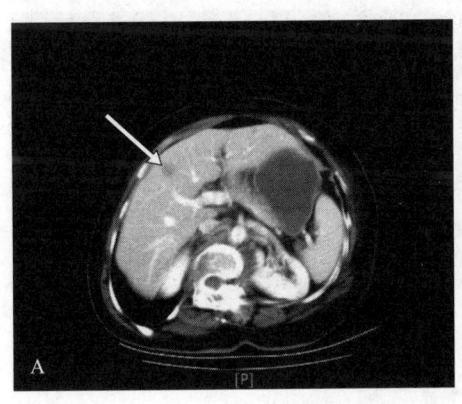

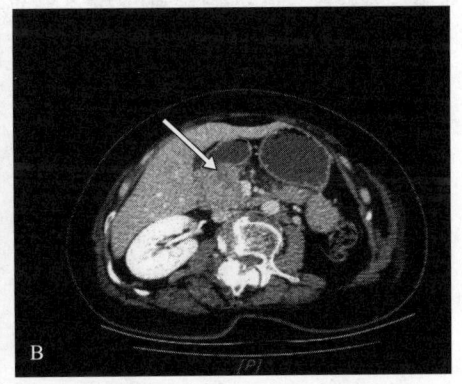

图 15-3　2019-12-16 全腹 CT
注：A. 箭头指向肝内类圆形低密度结节；B. 箭头指向胰头区的低密度结节

➢ 2019-12-16 患者行肝病灶穿刺活检。病理显示肝组织中可见异型细胞浸润，结合病史及免疫组织化学结果［ER（<1%）、PR（<1%），HER-2（0）、Ki-67（约50%）］，考虑乳腺癌转移。

【病史及治疗续】

➢ 2019-12-31 患者入组笔者所在科室正在开展的临床研究——《一项多中心、随机、双盲、安慰剂对照性Ⅲ期研究比较特瑞普利单抗注射液（JS001）联合注射用紫杉醇（白蛋白结合型）与安慰剂联合注射用紫杉醇（白蛋白结合型）治疗首诊Ⅳ期或复发转移性三阴型乳腺癌的疗效和安全性》。

➢ 2020-01-21 至 2020-08-07 患者行 JS001（特瑞普利单抗注射液）/安慰剂+白蛋白结合型紫杉醇化疗 10 个周期。

➢ 2020-02-11 患者化疗 2 个周期后复查，发现胸壁结节、肝病灶、左侧锁骨上淋巴结均明显减小，胰头区病灶消失，疗效评估达 PR（图 15-4 至图 15-6）。

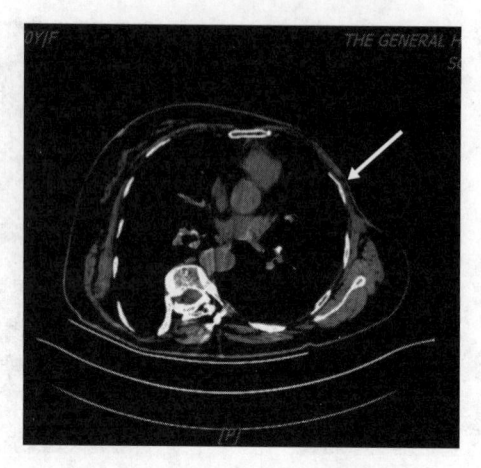

图 15-4　2020-02-11 胸部 CT
注：箭头指向胸壁病灶

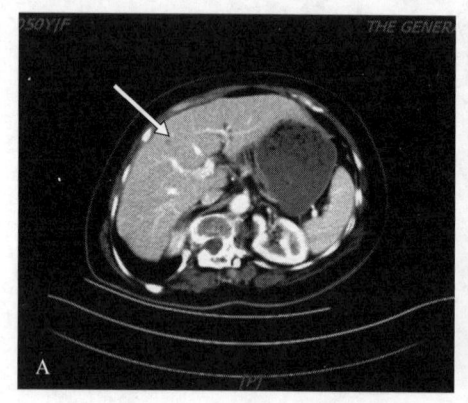

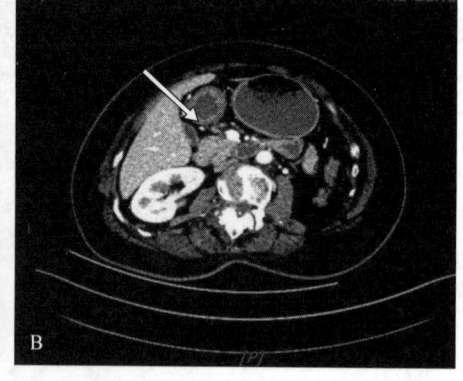

图 15-5　2020-02-11 全腹 CT
注：A. 箭头指向肝病灶；B. 箭头指向胰头区病灶

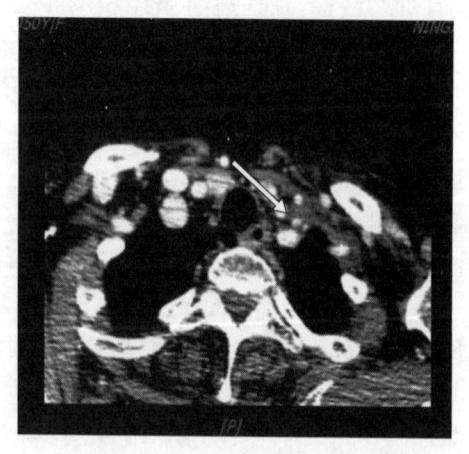

图 15-6　2020-02-11 颈部 CT
注：箭头指向左侧锁骨上病灶

➤ 2020-03-18患者化疗4个周期后复查，发现胸壁结节大小未变（最大径0.5 cm），肝病灶明显减小（1.467 cm→0.546 cm），左侧锁骨上淋巴结消失，疗效评估为PR（图15-7至图15-9）。

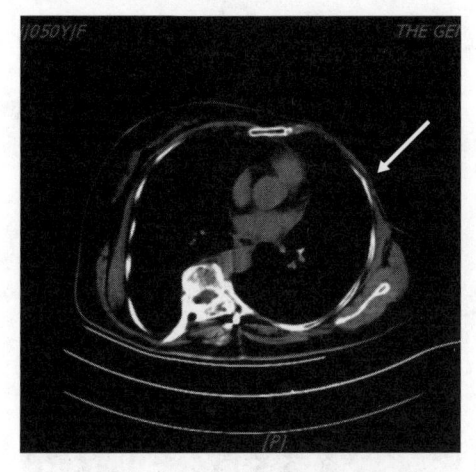

图15-7 2020-03-18胸部CT
注：箭头指向胸壁病灶

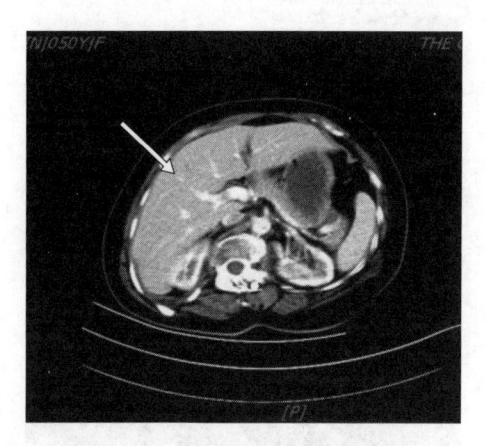

图15-8 2020-03-18全腹CT
注：箭头指向肝病灶

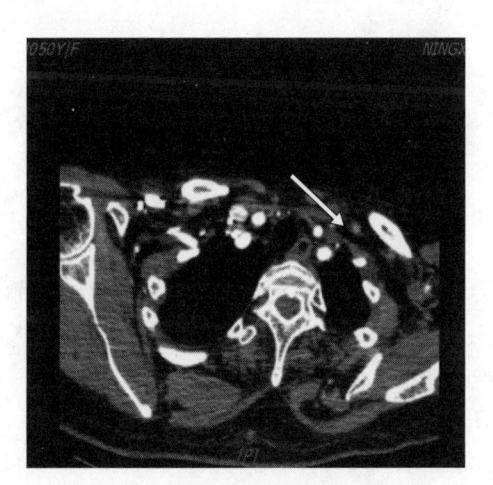

图15-9 2020-03-18颈部CT
注：箭头指向左侧锁骨上病灶

➤ 2020-03-14患者开始出现全身乏力症状（CTCAE分级为1级），但并未重视。2020-03-17患者的全身乏力症状加重（CTCAE分级为2级）。2020-03-19患者检测甲状腺功能。结果显示，血清三碘甲状腺原氨酸（triiodothyronine，T3）0.13 ng/ml、甲状腺素（thyroxin，T4）0.40 μg/ml、游离T3（FT3）0.38 pg/ml、游离T4（FT4）0.18 ng/ml、促甲状腺激素（TSH）>150.00 mU/L、甲状腺球蛋白抗体（aTG）325.40 U/ml、甲状腺过氧化物酶抗体（aTPO）>1300.00 U/ml，提示甲状腺功能减退（CTCAE分级为2级）。根据入组研究的试验设计，当患者出现症状性甲状腺功能减退（2级或3级）时，应先暂停JS001治疗，请内分泌科医师会诊后开始使用甲状腺激素替代治疗，同时每4~6周监测1次TSH及FT4水平，若患者的症状得到控制、甲状腺功能恢复、甲状腺激素替代治疗的剂量稳定，无须停药，可再次开始JS001治疗。患者于内分泌科就诊后使用左甲状腺素钠片（2020-03-20至2020-03-22，50 μg，口服，每天1次；

2020-03-23 后，75 μg，口服，每天 1 次）后症状改善。2020-04-09 患者复查甲状腺功能，发现 T3、T4 水平恢复正常，TSH 44.821 mU/L。2020-04-10 患者继续行第 5 个周期化疗。

➢ 2020-05-07 患者化疗 6 个周期后全面复查，发现胸壁病灶、肝病灶均消失，疗效评估达 CR（图 15-10，图 15-11）。

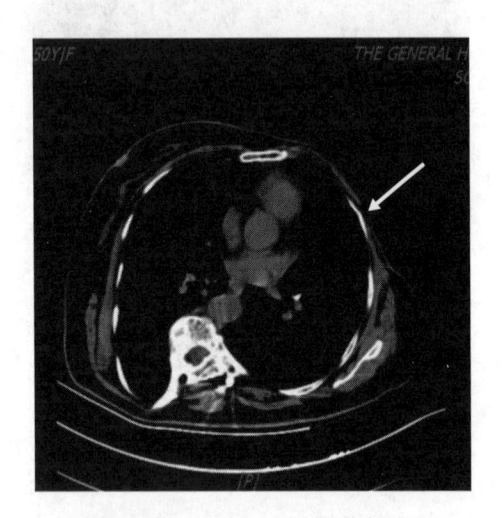

图 15-10　2020-05-07 胸部 CT
注：箭头指向原胸壁病灶，现已消失

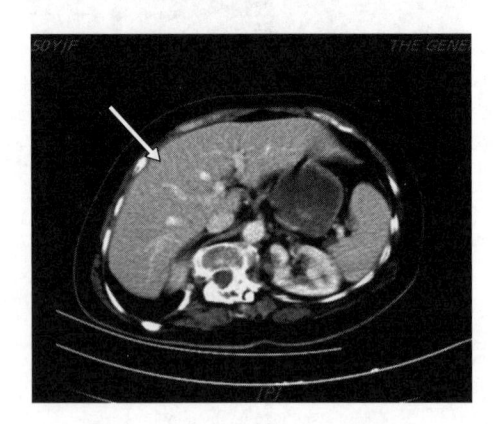

图 15-11　2020-05-07 全腹 CT
注：箭头指向原肝病灶，现已消失

➢ 2020-06-28 患者化疗 8 个周期、2020-07-28 患者化疗 10 个周期后全面复查，发现胸壁、左侧锁骨上淋巴结、肝、胰头区病灶均消失，疗效评估为 CR。

【本阶段小结】

根据《中国临床肿瘤学会（CSCO）乳腺癌诊疗指南 2020》中解救化疗的适应证，具备以下 1 个因素即可以考虑首选化疗：①HR 阴性；②有症状的内脏转移；③HR 阳性，但对内分泌治疗耐药。本例患者的术后病理及肝转移病灶穿刺病理的免疫组织化学均显示 ER（<1%）、PR（<1%）、HER-2（0），结合上述指南，此次病情进展首选化疗。根据上述指南，以下患者可以考虑紫杉类药物的再使用：①紫杉类药物新辅助治疗有效；②紫杉类药物辅助治疗结束 1 年后复发；③紫杉类药物解救治疗有效后停药。本例患者术后行 AT 方案辅助化疗的时间为 2018-06-01，距离此次病情进展已超过 1 年，且考虑蒽环类药物的心脏累积毒性，故选择紫杉类药物化疗。CBCSG006、TNT 等研究提示，铂类药物在三阴性乳腺癌中具有较高的有效率，含铂类药物的方案可作为三阴性乳腺癌解救化疗的选择之一，但 Impassion 130 研究显示，PD-L1 抗体联合白蛋白紫杉醇一线治疗转移性或不可切除的局部晚期三阴性乳腺癌，PFS 从 5.5 个月增加到 7.2 个月（$HR=0.8, P=0.0025$），OS 从 17.6 个月增加到 21.3 个月。特别是在 PD-L1 表达阳性的人群中，试验组和对照组的中位 OS 分别为 25 个月和 18 个月（$HR=0.71, 95\%CI: 0.54~0.91$），治疗组较对照组中位 OS 改善为 7 个月。本例患者为晚期三阴性乳腺癌患者，行一线治疗时符合笔者科室正在开展的临床研究——《一项多中心、随机、双盲、安慰剂对照性Ⅲ期研究比较特瑞普利单抗注射液（JS001）联合注射用紫杉醇（白蛋白结合型）与安慰剂联合注射用紫杉醇（白蛋白结合型）治疗首诊Ⅳ期或复发转移性三阴型乳腺癌的疗效和安全性》，故于 2019-12-31 入组，截至 2020-08 已完成 10 个周期化疗，疗效评估达 CR。但在治疗过程中，本例患者在化疗 4 个周期后出现全身乏力症状，甲状腺功能检查提示甲状腺功能减退，考虑为免疫治疗相关不良反应，经

积极对症治疗后症状缓解，甲状腺功能逐渐恢复。免疫治疗在晚期乳腺癌患者中可获得较好的疗效，但相关不良反应的发生率较高，且部分反应严重者甚至会死亡，故在治疗过程中应加强对这方面的重视。

本例患者的疾病诊疗过程见图15-12。

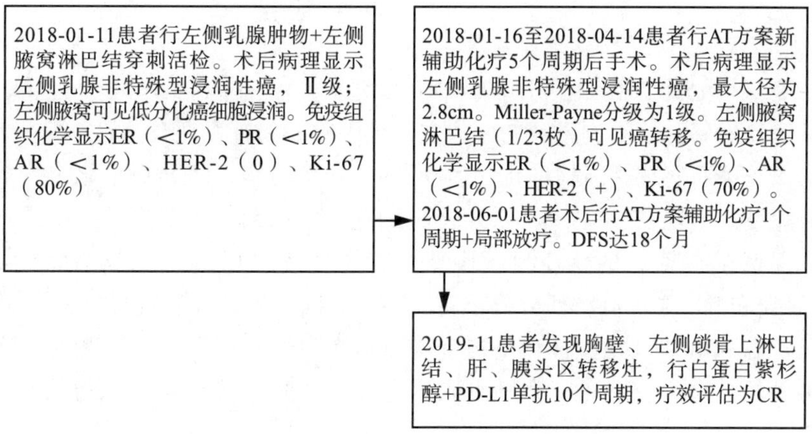

```
┌─────────────────────────┐      ┌─────────────────────────┐
│2018-01-11患者行左侧乳腺肿物+左侧│      │2018-01-16至2018-04-14患者行AT方案新│
│腋窝淋巴结穿刺活检。术后病理显示 │      │辅助化疗5个周期后手术。术后病理显示│
│左侧乳腺非特殊型浸润性癌，Ⅱ级； │─────▶│左侧乳腺非特殊型浸润性癌，最大径为│
│左侧腋窝可见低分化癌细胞浸润。免│      │2.8cm。Miller-Payne分级为1级。左侧腋窝│
│疫组织化学显示ER（＜1%）、PR（＜1%）、│      │淋巴结（1/23枚）可见癌转移。免疫组织│
│AR（＜1%）、HER-2（0）、Ki-67  │      │化学显示ER（＜1%）、PR（＜1%）、AR│
│（80%）                  │      │（＜1%）、HER-2（+）、Ki-67（70%）。│
└─────────────────────────┘      │2018-06-01患者术后行AT方案辅助化疗1个│
                                 │周期+局部放疗。DFS达18个月。     │
                                 └─────────────────────────┘
                                              │
                                              ▼
                                 ┌─────────────────────────┐
                                 │2019-11患者发现胸壁、左侧锁骨上淋巴│
                                 │结、肝、胰头区转移灶，行白蛋白紫杉│
                                 │醇+PD-L1单抗10个周期，疗效评估为CR│
                                 └─────────────────────────┘
```

图15-12 本例患者的疾病诊疗过程

【专家点评】

本例患者为三阴性乳腺癌患者，病史中无新辅助治疗前的基线影像学资料，亦未提及新辅助化疗期间影像学评估的结果，以及行5次AT方案的原因，但结合术后病理的Miller-Payne分级，推测新辅助化疗效果欠佳，术后继续选择AT方案值得进一步探讨。CREATE-X研究旨在探索卡培他滨辅助治疗用于术前新辅助化疗未达pCR患者的疗效和安全性。其结果显示，对于新辅助治疗（其中，80.6%的患者行蒽环类药物序贯紫杉类药物方案，14.2%的患者行蒽环类药物同时应用紫杉类药物方案）未达pCR或淋巴结阳性的HER-2阴性早期乳腺癌患者，术后给予卡培他滨6～8个周期加强辅助治疗能显著提高5年DFS率（74.1% vs. 67.6%，HR = 0.70，P = 0.01）和OS率（89.2% vs. 83.6%，HR = 0.59，P = 0.01）。其中，三阴性乳腺癌亚组的获益更显著，提高了5年DFS率（69.8% vs. 69.8%，HR = 0.58，P = 0.01）和OS率（78.8% vs. 70.3%，HR = 0.52，P = 0.01）。因此，本例患者的术后辅助治疗可考虑卡培他滨强化治疗，可能延长DFS；实际上，本例患者选择原方案继续化疗，DFS只有18个月，短期内发生了广泛的胸壁、左侧锁骨上淋巴结、肝、胰头区转移，肝穿刺再活检证实转移灶的分子分型仍为三阴性。对于三阴性乳腺癌患者的一线治疗，可以首先考虑完善 BRCA1/2 基因检测及PD-L1检测，依据OlympiAD（一线治疗51%）研究的结果为伴有 BRCA1/2 基因胚系突变的患者选择奥拉帕利；依据IMpassion130研究的结果为肿瘤浸润性免疫细胞阳性（PD-L1 IC+）＞1%的患者选择阿特利珠单抗（PD-L1）联合白蛋白紫杉醇；或对于肿瘤表达PD-L1且合并联合阳性评分（CPS）≥10分的患者，依据KEYNOTE-355研究的结果选择PD-1单抗（帕博利珠单抗）联合化疗（白蛋白紫杉醇、紫杉醇或吉西他滨+卡铂）。对于无特定靶点的其他患者，可考虑化疗；并可依据美国NCCN指南，对于疾病进展迅速、肿瘤负荷大的患者，可考虑给予贝伐珠单抗联合化疗。对于受试者而言，参加临床试验是一个获得更好疗效或最新治疗的机会，相关指南鼓励符合条件的患者参加临床研究，本例患者在PD-1单抗［特瑞普利单抗注射液（JS001）］联合注射用白蛋白结合型紫杉醇的临床试验中疗效评估达 CR，且出现了免疫治疗相关的甲状腺功能异常，推测其被纳入治疗组。随着部分免疫检查点抑制剂被纳入医保，患者的长期用药管理可能成为常态化，免疫治疗相关的不良反应可累及多器官系统，应早期诊断、适当监测和充分教育患者，并依据相关指南进行分级全程管理，特别是对于可能危及生命的罕见难治性不良反应，相关指南和共识在持续探索和不断更新中。

（上海交通大学医学院附属仁济医院　徐迎春；
上海交通大学医学院附属苏州九龙医院　张凤春）

三阴性乳腺癌与其他乳腺癌亚型相比，异质性明显，5 年内复发率高，新辅助化疗获得 pCR 的患者预后较好、复发率低。本例患者初诊为左侧乳腺癌，新辅助化疗 AT 方案 5 个周期后行左侧乳腺癌改良根治术，术后病理为新辅助化疗后 Miller-Payne 分级 1 级，提示化疗疗效较差，无明显的治疗反应，故短期内出现复发/转移。关于新辅助化疗的周期，原则上应按照既定计划完成全部化疗后行手术，但医师在患者的化疗过程中要及时评估疗效以避免无效治疗或贻误手术时机。KEYNOTE-522 研究和 IMpassion031 研究提示，三阴性乳腺癌患者在新辅助化疗的基础上加用免疫检查点抑制剂可提高 pCR 率。国内的免疫检查点抑制剂用于乳腺癌的新辅助治疗均处于临床试验阶段。对于新辅助治疗未达 pCR 的三阴性乳腺癌患者，根据 CREATE-X 的结果可以考虑卡培他滨强化治疗。

鉴于 IMpassion130 研究及 KEYNOTE-355 研究的结果，晚期三阴性乳腺癌患者如果 PD-L1 表达阳性（IC≥1%；CPS≥10 分），可以应用免疫治疗联合化疗。但目前阿特利珠单抗和帕博利珠单抗在国内都没有获批为三阴性乳腺癌的适应证，故入组临床试验是合理选择，且本例患者的获益显著，最佳疗效达 CR。

（辽宁省肿瘤医院　孙　涛）

【指南背景】

1. ABC5 指南　白蛋白紫杉醇+阿特利珠单抗是 PD-L1 阳性、初诊或（新）辅助化疗至少 12 个月后晚期三阴性乳腺癌患者的一线治疗选择之一（Ⅰ/B）。

2.《中国临床肿瘤学会（CSCO）乳腺癌诊疗指南 2020》　KEYNOTE-522 研究提示，在三阴性乳腺癌患者的新辅助治疗中加用 PD-1 抑制剂可提高 pCR 率，目前仅推荐患者参加设计严格的临床试验。

3.《复发/转移性乳腺癌标志物临床应用专家共识（2019 年版）》　近年来的研究显示，CD274（PD-L1）扩增（1%~3%）、BRAF GA（1%~4%）、肿瘤突变负荷（tumor mutation burden, TMB）、高度微卫星不稳定性（MSI-H；0.1%~0.4%）、PBRM1 GA（1%）等可能将成为预测免疫治疗疗效的标志物，这些标志物均依赖 NGS 检测，其中以聚焦 TMB 的研究较多。TMB 独立于 PD-L1 表达，一些研究表明，与 PD-L1 表达相比，TMB 与免疫治疗反应率的相关性更高。TAPUR 研究是帕博利珠单抗后线治疗高 TMB 转移性乳腺癌的 Ⅱ 期研究。其结果显示，晚期三阴性乳腺癌患者的肿瘤控制率为 37%，治疗反应率为 21%，中位 PFS 为 10.6 周，中位 OS 为 31.6 周，表明 TMB 在乳腺癌的免疫治疗中极具应用前景。

（辽宁省肿瘤医院　孙　涛）

【循证背景】

1. Impassion130 研究　该研究是一项随机、双盲、安慰剂对照的国际多中心 Ⅲ 期试验，共入组 902 例未经治疗的转移性三阴性乳腺癌患者，按 1∶1 的比例随机分配给予白蛋白紫杉醇+阿特利珠单抗（试验组，$n=451$）或安慰剂（对照组，$n=451$），直至疾病进展或不良反应无法耐受。所有患者依据是否接受紫杉类药物新辅助或辅助治疗、入组时肝转移与否、PD-L1 表达阳性/阴性分层。主要研究终点为 PFS（ITT 人群和 PD-L1 阳性亚组）和 OS（ITT 人群；若结果显著，则对 PD-L1 阳性亚组进行检验）。在初次报道的 ITT 人群中，试验组和对照组的 PFS 分别为 7.2 个月和 5.5 个月（$HR=0.8$）；而在 PD-L1 阳性的群体中，PFS 的差异更明显（7.5 个月 vs. 5.0 个月，$HR=0.62$，$P<0.0001$）。在 ITT 人群中，试验组和对照组的 OS 分别为 21.3 个月和 17.6 个月（$HR=0.84$，$P=0.08$）；在 PD-L1 阳性人群中，差异更显著（25.0 个月 vs. 15.5 个月，$HR=0.62$，$P<0.001$）。

2. Keynote522 研究 该研究评估了早期三阴性乳腺癌患者新辅助化疗和辅助治疗中联合免疫检查点抑制剂帕博利珠单抗的作用。共招募 1174 例患者，年龄均≥18 岁，既往没有接受过治疗，没有转移，经评估中心证实为三阴性乳腺癌。所有患者按 2:1 的比例随机接受新辅助治疗帕博利珠单抗+化疗或安慰剂+化疗。新辅助治疗后，患者接受根治性手术，如果有适应证则接受放疗，随后接受辅助性帕博利珠单抗或安慰剂治疗，直至复发或出现不可耐受的不良反应。结果显示，与单纯化疗组的患者相比，帕博利珠单抗+化疗组患者的 pCR 率更高（64.8% 和 51.2%），与 PD-L1 表达状态无关。最新的数据显示，对于淋巴结受累的患者，帕博利珠单抗+化疗组中获得 pCR 的患者为 64.8%，单纯化疗组为 44.1%，Ⅲ期患者也观察到高 pCR 率。

3. Keynote355 研究 该研究是一项随机、双盲、Ⅲ期临床试验，旨在探索帕博利珠单抗+化疗与安慰剂+化疗在未经治疗的局部复发不可手术或转移性三阴性乳腺癌患者中的疗效。结果显示，帕博利珠单抗联合化疗相比单独化疗能够明显改善患者的 PFS，且 PD-L1 的表达指数（CPS）越高，患者的临床获益越明显。在 CPS≥10 分的患者中，帕博利珠单抗联合化疗组和单独化疗组的中位 PFS 分别为 9.7 个月和 5.6 个月（$HR=0.65$，$95\%CI$：0.49~0.86，$P=0.0012$）；在 CPS≥1 分的患者中，帕博利珠单抗联合化疗组和单独化疗组的中位 PFS 分别为 7.6 个月和 5.6 个月（$HR=0.74$，$95\%CI$：0.61~0.90，$P=0.0014$）。在不良反应方面，帕博利珠单抗联合化疗组和单独化疗组 3~5 级治疗相关不良反应的发生率分别为 68.1% 和 66.9%。

4. KEYNOTE162 研究 该研究是一项开放标签、单臂的Ⅱ期临床试验，入组来自美国 34 个地区无论 *BRCA* 基因或 PD-L1 表达状态的 55 例符合条件的晚期或转移性三阴性乳腺癌患者。所有患者接受尼拉帕利（每天 200 mg，口服）+帕博利珠单抗（200 mg，静脉注射，每个周期的第 1 天）治疗。主要研究终点为 ORR，次要研究终点为安全性、疾病控制率（disease control rate，DCR）、缓解持续时间（duration of response，DOR）、PFS 及 OS。在 55 例患者（中位年龄 54 岁）中，5 例患者确认为 CR，5 例确认为 PR，13 例确认为 SD，24 例确认为 PD。在疗效可评估的患者（$n=47$）中，10 例产生客观缓解（21%，$90\%CI$：12%~33%），23 例患者获得疾病控制（49%；$90\%CI$：36%~62%）。与 PD-L1 阴性的患者相比，PD-L1 阳性患者的缓解率更高。在 28 例 PD-L1 阳性的患者中，9 例（32%）获得缓解；而在 13 例 PD-L1 阴性的患者中，仅 1 例（8%）患获得缓解。3 级及以上最常见的治疗相关不良反应为贫血（10 例，18%）、血小板减少症（8 例，15%）及疲劳（4 例，7%）。

5. TOPACIO 研究 该研究是关于 PARP 抑制剂联合免疫检查点抑制剂用于转移性或晚期三阴性乳腺癌的首项临床研究。结果显示，无论 *BRCA* 基因突变状态如何，尼拉帕利联合帕博利珠单抗在晚期或转移性三阴性乳腺癌患者中显示出有潜力的抗肿瘤活性，且具有较好的安全性。

（辽宁省肿瘤医院 孙 涛）

【核心体会】

针对三阴性乳腺癌，免疫检查点抑制剂联合化疗在晚期患者中取得了令人瞩目的成果，在新辅助治疗中也初见曙光，但目前免疫治疗联合化疗还有很多问题需要进一步探索。例如，PD-L1的表达是否是最佳的疗效预测因子（新辅助和晚期人群获益不一致）？能否通过肿瘤浸润淋巴细胞（tumor infiltrating lymphocyte，TIL）、TMB、三阴性来进行优势人群的筛选？免疫治疗的最佳持续应用时间是什么？当然，还要重点关注和管理治疗免疫相关不良反应，并进一步明确其是否与结局有关。

（辽宁省肿瘤医院　孙　涛）

参 考 文 献

[1] 中国临床肿瘤学会指南工作委员会. 中国临床肿瘤学会（CSCO）乳腺癌诊疗指南2020. 北京：人民卫生出版社，2020.

[2] Hu XC, Zhang J, Xu BH, et al. Cisplatin plus gemcitabine versus paclitaxel plus gemcitabine as first-line therapy for metastic triple-negative breast cancer (CBCSG006): a randomized, openlabel, multicentre, phase 3 trial. The Lancert Oncology, 2015, 16 (4): 436-446.

[3] Tutt A, Ells P, Kilburn L, et al. Abstract S3-01: the TNT trail: a randomized phase III trail of carboplatin (C) compared with docetaxel (D) for patients with metastic or recurrent locally advanced triple negative or "BRCA1/2" breast cancer (CRUK/07/012). Cancer Research, 2015, 75 (9 supplement): S3.

[4] Schmid P, Adans S, Rugo HS, et al. Atezolizimab and nab-pacltaxel in advanced triple-negative breast cancer. The New England Journal of Medicine, 2018, 379 (22): 2121.

[5] Schmid P, Rugo HS, Adans S, et al. Atezolizimab plus nab-paclitaxel as first-line treatment for unresectable, locally advanced or metastic triple-negative breast cancer (Impassion 130): updated efficacy results from a randomized, double-blind, placebo-controlled, phase 3 trail. The Lancert Oncology, 2019, 21 (1): 44-59.

[6] Robson M, Ruddy KJ, Im SA, et al. Patient-reports outcomes in patients with a germline BRCA mutation and HER2-negative metasitc breast cancer receiving plaparib versus chemotherapy in the OlympiAD trail. European Journal of Cancer, 2019, 120: 20-30.

[7] Cameron D, Casey M, Oliva C, et al. Lapatinib plus capecitabine in women with HER-2-positive advanced breast cancer: final survival analysis of a phase III randomized trial. Oncologist, 2010, 15 (9): 924-934.

[8] Cortes J, Cescon DW, Rugo HS, et al. Pembrolizumab plus chemotherapy versus placebo plus chemotherapy for previously untreated locally recurrent inoperable or metastatic triple-negative breast cancer (KEYNOTE-355): a randomised, placebo-controlled, double-blind, phase 3 clinical trial. Lancet, 2020, 396 (10265): 1817-1828.

[9] Konstantinopoulos PA, Waggoner S, Vidal GA, et al. Single-arm phases 1 and 2 trial of niraparib in combination with pembrolizumab in patients with recurrent platinum-resistant ovarian carcinoma. JAMA Oncol, 2019, 5 (8): 1141-1149.

病例16 HR阳性、HER-2阴性转三阴性乳腺癌1例

赵艳姣 尹清云 刘新兰*

宁夏医科大学总医院肿瘤医院

【关键词】

肺转移；肝转移；脑转移；锁骨上淋巴结转移；长春瑞滨软胶囊

【病史及治疗】

➢ 患者，女性，36岁，未绝经。

➢ 2018-01-26患者行左侧乳腺癌改良根治术。术后病理显示左侧乳腺非特殊型浸润性癌，Ⅲ级，低分化，癌灶的最大径为4.5 cm；左侧腋窝淋巴结（1/18枚）见癌转移。免疫组织化学显示ER（60%，+++）、PR（45%，+++）、HER-2（0）、Ki-67（70%）。

➢ 2018-02患者于化疗2周前开始行药物性卵巢保护［卵巢功能抑制（OFS）］。

➢ 2018-03-02至2018-06-22患者行剂量密集AC-T方案辅助化疗8个周期。

➢ 2018-07-09至2018-08-17患者行左侧锁骨+左侧胸壁放疗1个周期。放疗后行OFS+来曲唑治疗，并定期复查，无肿瘤复发/转移证据。

➢ 2019-08-14患者复查发现肺转移，停用来曲唑。

➢ 2019-08-14胸部CT显示双肺多发结节，考虑癌转移（图16-1）。

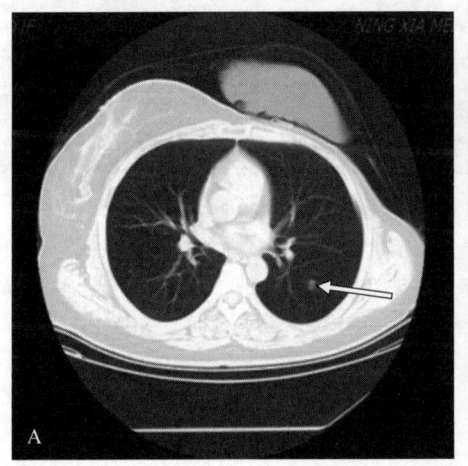

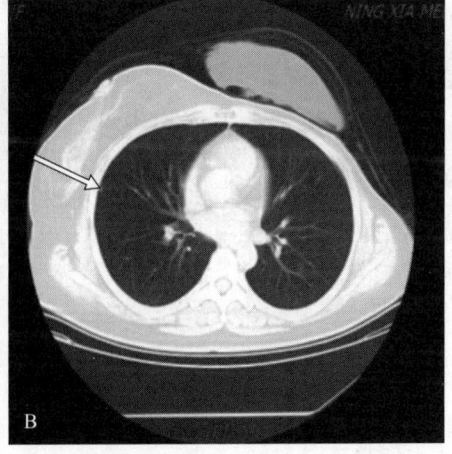

图16-1 2019-08-14胸部CT

注：A. 左肺中叶转移灶（箭头）；B. 右肺中叶转移灶（箭头）

---

* 通信作者，邮箱：nxliuxinlan@163.com

➢ 2019-09 患者开始行 OFS 联合氟维司群治疗。

【本阶段小结】

本例患者术后辅助内分泌治疗 2 年内出现肺转移，为内分泌治疗原发性耐药。其拒绝化疗，因经济原因限制了 CDK4/6 抑制剂的使用。Global CONFIRM 研究及 China CONFIRM 研究显示，对于经 AI 治疗后复发/转移的晚期乳腺癌患者，氟维司群 500 mg 的疗效优于 AI。

【病史及治疗续一】

➢ 2019-11-06 胸部 CT 显示双肺多发结节，考虑癌转移，对比前片（2019-08-14）左肺病灶增大（图16-2）。

➢ 2019-11-08 至 2020-06-20 患者入组《一项评估重酒石酸长春瑞滨软胶囊治疗 HER-2 阴性的转移性乳腺癌的有效性和安全性的多中心、随机、开放、平行对照研究》。患者口服长春瑞滨软胶囊 8 个周期，第 1 个周期的剂量为 110 mg（每周 1 次），第 2～8 个周期的剂量为 140 mg（每周 1 次）。

➢ 2019-11-06 胸部 CT 显示双肺多发结节，考虑转移癌，对比前片（2019-08-14）左肺病灶增大（图 16-2）。

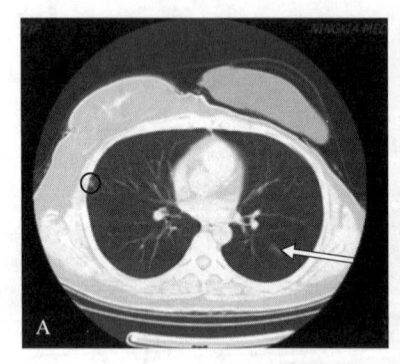

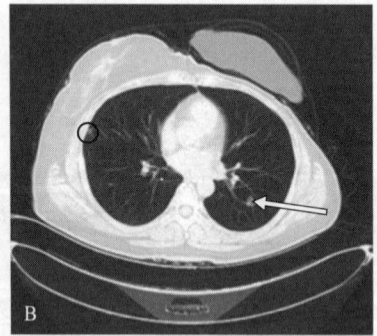

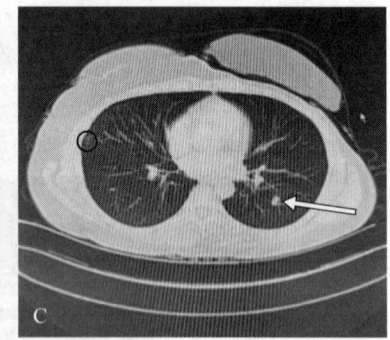

➢ 2020-01-06、2020-02-17、2020-03-20 胸部 CT 显示左肺转移灶缩小，未见新发转移灶（图 16-3）。

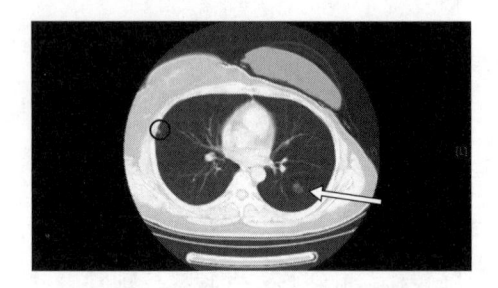

图 16-2　2019-11-06 胸部 CT

注：左肺中叶转移灶（箭头），最大径为 1.62 cm；右肺中叶转移灶（圆圈）

图 16-3　2020-01-06、2020-02-17、2020-03-20 胸部 CT

注：A. 2020-01-06 左肺转移灶（箭头）较 2019-11-06 缩小，最大径为 1.29 cm，右肺中叶转移灶（圆圈），未见新发转移灶；B. 2020-02-17 左肺转移灶（箭头）较 2020-01-06 缩小，最大径为 0.99 cm，右肺中叶转移灶（圆圈），未见新发转移灶；C. 2020-03-20 左肺转移灶（箭头）较 2020-02-17 缩小，最大径为 0.98 cm，右肺中叶转移灶（圆圈），未见新发转移灶

【本阶段小结】

本例患者内分泌治疗原发性耐药，具备行解救化疗的指征。对于蒽环类药物和紫杉类药物辅助治疗失败的复发/转移性乳腺癌患者，目前并无标准的治疗方案，可以考虑的化疗药物有卡培他滨、长春瑞滨、吉西他滨及铂类药物等，可以选择单药方案或联合方案。本例患者拒绝静脉化疗，

选择口服长春瑞滨软胶囊治疗。

【病史及治疗续二】

➢ 2020-06-22 胸部 CT 显示双肺散在的结节明显增大、增多，考虑转移癌（图 16-4）。

➢ 2020-06-22 上腹部 MRI 显示肝内多发转移灶（图 16-5）。

➢ 2020-06-22 颅脑 MRI 显示左侧及右侧小脑半球见异常强化灶，考虑转移癌（图 16-6）。

➢ 2020-06-22 颈部 CT 显示双侧锁骨上窝见多发肿大淋巴结（图 16-7）。

➢ 2020-06-22 骨扫描显示未见骨转移。

➢ 2020-06-22 患者于超声引导下行右侧锁骨上淋巴结穿刺。病理显示纤维结缔组织内可见癌细胞呈实性团巢状排列，结合病史及免疫组织化学 [ER（<1%）、PR（<1%）、AR（70%，中等，+）、HER-2（++），Ki-67（60%）；FISH 提示 HER-2 基因无扩增]，符合乳腺癌转移。

➢ 2020-07-10 患者开始行 TP（白蛋白紫杉醇+卡铂）方案化疗。

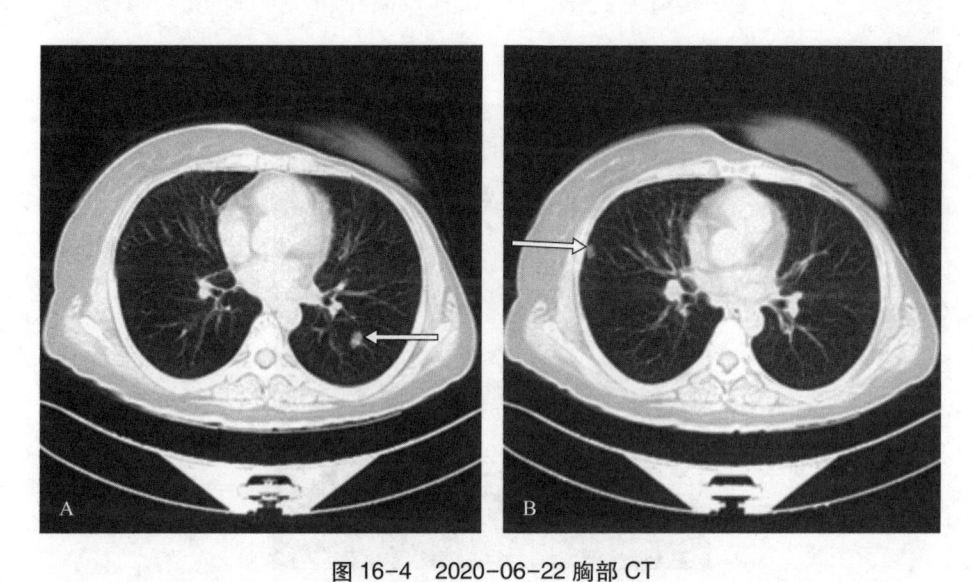

图 16-4　2020-06-22 胸部 CT

注：A. 左肺中叶转移灶（箭头）增大；B. 右肺中叶转移灶（箭头）增大

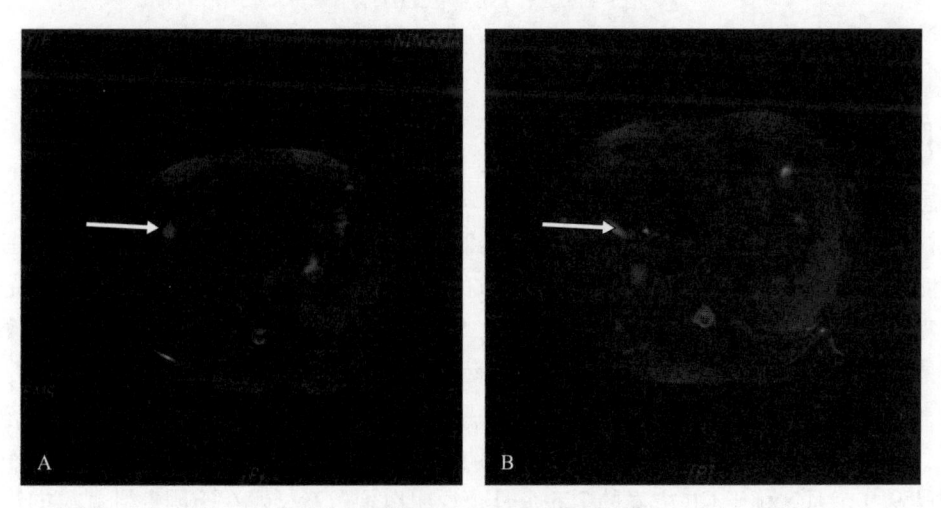

图 16-5　2020-06-22 上腹部 MRI

注：A、B. 肝内多发转移（箭头）

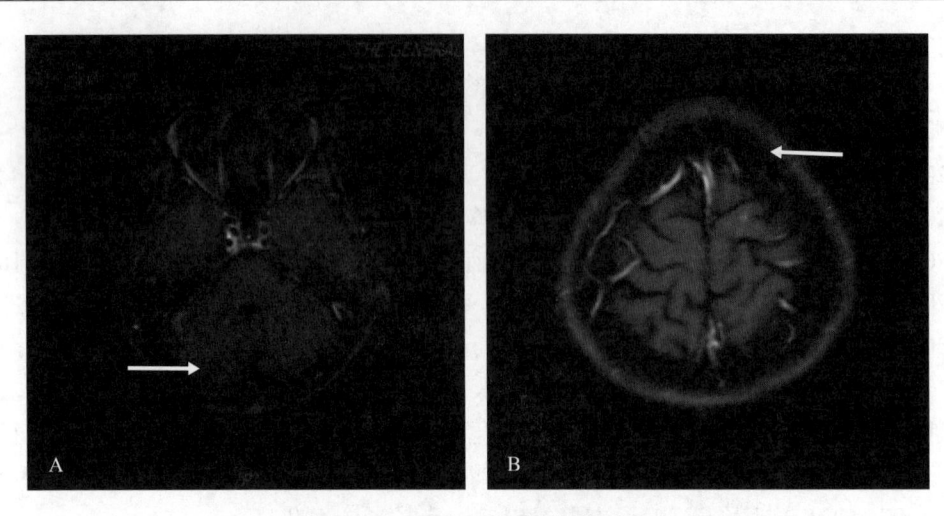

图 16-6　2020-06-22 颅脑 MRI
注：A. 右侧小脑半球转移灶（箭头）；B. 左侧额叶转移灶（箭头）

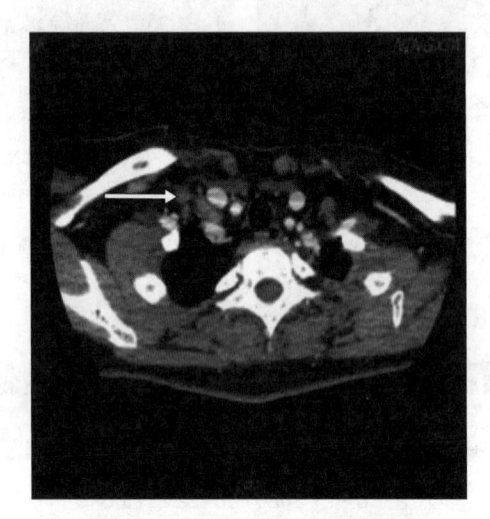

图 16-7　2020-06-22 颈部 CT
注：右侧锁骨上窝见淋巴结转移（箭头）

【本阶段小结】

本例患者口服长春瑞滨软胶囊（一线治疗）7 个月后出现疾病进展，其中右侧锁骨上窝淋巴结穿刺活检的病理结果显示恶性肿瘤细胞，符合乳腺癌转移，分子分型为三阴性。既往有研究显示，ER 和 PR 在乳腺癌原发灶和转移灶中不一致的原因可能与肿瘤组织的异质性和多克隆性、肿瘤细胞的克隆选择、组织固定、抗原修复、染色方法的差异、血液循环、不同器官的微环境及既往的治疗情况等有关，而 HR 阳性转阴性患者的预后较差。TNT 研究、CBCSG 006 研究提示，铂类药物在三阴性乳腺癌中具有较高的有效率，含铂类药物的方案可作为三阴性乳腺癌解救化疗的选择之一。GAP 研究显示，TP 方案治疗晚期三阴性乳腺癌对比 GP（吉西他滨联合顺铂）方案，中位 PFS 达 9.9 个月，优于 GP 方案的 7.5 个月，说明白蛋白紫杉醇在三阴性乳腺癌的治疗中具有一定优势。Impassion 130 研究显示，PD-L1 抗体联合白蛋白紫杉醇治疗晚期三阴性乳腺癌可显著提高PFS及OS。在《中国临床肿瘤学会（CSCO）乳腺癌诊疗指南2020》中，白蛋白紫杉醇是晚期乳腺癌一线解救治疗的1A推荐。本例患者因经济原因拒绝PD-L1治疗，给予TP方案化疗。

本例患者的疾病诊疗过程见图16-8。

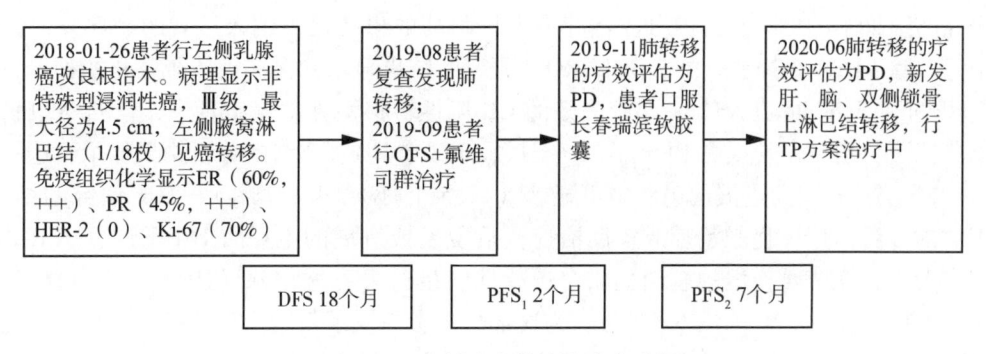

图16-8 本例患者的疾病诊疗过程

【专家点评】

本例患者为年轻的Luminal型乳腺癌患者，DFS不足2年，首次复发为无症状的肺转移，肿瘤负荷较小，持续内分泌治疗效果不佳，且较快出现脑转移，对转移灶行再穿刺，病理再分型提示转变为三阴性乳腺癌，转换到含铂类药物的联合化疗方案，并在首诊治疗前考虑了年轻乳腺癌患者的卵巢功能保护。本例患者的整体诊治思路清晰，但治疗过程中受到药物可及性等客观因素影响，优选方案在阶段小结中已有阐述。从完善治疗的角度出发，建议：①早期年轻乳腺癌患者应加强遗传筛查，如果初始未行检测，转移后应完善 BRCA1/2 基因检测或同源重组修复缺陷（HRD）检测，尤其针对年轻三阴性乳腺癌患者；也可行多基因检测，了解治疗耐药的相关原因，以及免疫相关生物标志物，以指导临床治疗。②辅助芳香化酶抑制剂治疗失败，尤其是原发性耐药的患者，使用CDK4/6抑制剂联合氟维司群优于氟维司群单药，但对于卡培他滨单药化疗的效果，Young PEARL研究与PEARL研究设计相似却结果不同，后者为Ⅲ期临床研究，给予绝经后AI治疗失败的乳腺癌患者CDK4/6抑制剂+内分泌治疗和卡培他滨，结果发现前者的疗效并不优于后者。临床治疗中，医师应根据患者的疾病特征决定治疗方案。③HER-2阴性乳腺癌患者发生脑转移，同时有颅外病灶进展，建议行多学科会诊，根据疾病的具体状态及对生存期的评估来决定颅内放疗的时机。④免疫治疗在PD-L1阳性转移性三阴性乳腺癌的一线治疗中获批为适应证，但应注意不同药物的检测试剂盒及其阳性标准不同，联合化疗方案也有所不同。

（天津医科大学肿瘤医院 郝春芳）

本例患者为绝经前HR阳性乳腺癌患者，左侧乳腺癌改良根治术后行剂量密集AC-T方案辅助化疗，化疗后辅助放疗，之后给予OFS联合来曲唑辅助内分泌治疗。本例患者的DFS达18个月，发现肺转移，因经济原因无法使用CDK4/6抑制剂，故行OFS联合氟维司群治疗，但2个月后肺病灶进展，改为口服长春瑞滨软胶囊8个周期，7个月后新发肝转移、脑转移、淋巴结转移，淋巴结再活检提示分子分型为三阴性，改行白蛋白紫杉醇联合卡铂方案化疗。

本例患者具有几点值得探讨之处。

1. 本文语言规范、表述清晰。建议补充本例患者的临床症状和体征，根据RECIST 1.1标准进行肿瘤评估，以明确每线治疗的最佳疗效，记录患者用药后出现的不良反应，以更好地评估药物

2. 本例患者辅助内分泌治疗2年内疾病进展，属于内分泌治疗原发性耐药。对于这种情况，化疗与内分泌治疗联合靶向治疗的优劣目前仍存在争议。PEARL研究和Young PEARL研究在既往内分泌治疗失败的HR阳性乳腺癌患者中探索卡培他滨单药与哌柏西利联合内分泌治疗的疗效。这2项研究的结果不尽相同，且内分泌治疗原发性耐药的患者仅占纳入患者的一部分，目前尚难以得出结论。除CDK4/6抑制剂外，BOLERO-2研究的结果显示，在非甾体芳香化酶抑制剂（non-steroidal aromatase inhibitor，NSAI）治疗失败的HR阳性转移性乳腺癌患者中，依西美坦联合依维莫司较单药依西美坦可显著提高PFS（7.8个月 vs. 3.2个月）；亚组的分析结果显示，这一优势在NSAI辅助内分泌治疗期间进展的患者中更显著（11.5个月 vs. 4.1个月）。ACE研究的结果显示，在至少1次内分泌治疗（挽救治疗或辅助治疗）后复发或进展的绝经后HR阳性、HER-2阴性晚期乳腺癌患者中，在依西美坦的基础上联合选择性组蛋白去乙酰化酶（HDAC）抑制剂西达本胺可显著延长PFS（7.4个月 vs. 3.8个月），为这部分患者提供了新的治疗选择。

3. 对本例患者的转移灶行再活检，免疫组织化学提示分子分型转变为三阴性。转移灶与原发灶ER和PR表达发生变化可能基于肿瘤的异质性或既往治疗的影响。结合本例患者行氟维司群治疗PFS仅为2个月，不除外初发肺转移即为三阴性的可能性。故再次提示，转移灶的再活检对于转移性乳腺癌患者治疗方案的制订至关重要。若无法行穿刺活检，可行ER显像^{18}F-FES PET-CT检测，可以无创评估乳腺病灶的HR表达情况。

4. CBCSG 006研究（随机对照Ⅲ期临床试验）奠定了转移性三阴性乳腺癌中铂类药物的一线治疗地位。GAP研究对比了TP方案与GP方案在转移性三阴性乳腺癌一线治疗中的疗效。其结果显示，TP方案的中位PFS达9.9个月，优于GP方案的7.5个月。

5. 乳腺癌脑转移的治疗目的是治疗转移灶、改善患者的症状、提高患者的生活质量及最大限度地延长患者的生存时间。乳腺癌脑转移的治疗手段包括手术、放疗、药物治疗及对症支持治疗。医师在综合评估患者的临床症状和体征后，可在全身治疗的基础上考虑针对脑转移灶行手术和（或）放疗。放疗方式主要包括全脑放疗和立体定向放疗。

（复旦大学附属肿瘤医院　王碧芸）

【指南背景】

1. 2020年美国NCCN指南　对于复发/Ⅳ期乳腺癌患者，推荐行基因检测，如 *BRCA*1/2 基因突变、*PIK3CA* 基因突变、PD-L1 表达、神经营养因子受体激酶（neurotrophic receptor tyrosine kinase，NTRK）融合、MSI-H/dMMR等。推荐HR阳性、HER-2阴性晚期或复发性乳腺癌（内脏危象除外）患者行靶向治疗+内分泌治疗。

2. ABC5指南　对于晚期乳腺癌患者，医师选择治疗方案时应至少考虑以下因素：HR和HER-2的状态；PI3K、PD-L1和BRCA的状态（若靶向治疗可及）；既往治疗方法及其不良反应、DFS；肿瘤负荷（定义为转移灶数量和部位）；患者的生理年龄、体能状态、合并症（包括器官功能障碍）；绝经状态（供内分泌治疗参考）；迅速控制疾病/症状的需求；社会经济因素和心理因素；患者所在地区可采用的疗法及患者的偏好。

3.《中国临床肿瘤学会（CSCO）乳腺癌诊疗指南2020》　确认乳腺癌复发/转移后，医师应对原发灶的病理情况进行复核，必要时进行病理会诊。特别是既往ER、PR、HER-2状态未知，初次检查结果为阴性或HER-2（++）未行FISH检测的情况。推荐对复发/转移患者行转移灶活检，以明确病变性质，重新评估转移灶的HR和HER-2状态。

（天津医科大学肿瘤医院　郝春芳）

《中国临床肿瘤学会（CSCO）乳腺癌诊疗指南2020》提出，解救化疗的适应证为患者具备以下任一因素即可考虑首选化疗：①HR阴性；②有症状的内脏转移；③HR阳性，但对内分泌治疗耐药。

乳腺癌脑转移行药物治疗的效果并不理想。有研究显示，化疗药物如卡培他滨、拓扑替康、替莫唑胺等对脑转移有一定疗效。对症支持治疗是乳腺癌脑转移的主要治疗手段之一，可以改善患者的生活质量，有助于放疗和药物治疗的进行。对于有颅内高压表现的患者，应常规给予甘露醇、糖皮质激素（如地塞米松）、利尿剂等，以减轻脑水肿症状。对于放疗后出现顽固性脑水肿的患者，可给予贝伐珠单抗减轻脑水肿。对于癫痫发作的患者，应予以抗癫痫药物治疗。

（复旦大学附属肿瘤医院　王碧芸）

【循证背景】

1. Young PEARL 研究（$n=184$）　该研究是首项在绝经前HR阳性、HER-2阴性晚期乳腺癌患者中对比内分泌治疗和化疗疗效的前瞻性、多中心、随机对照Ⅱ期临床试验。结果显示，他莫昔芬治疗失败后，哌柏西利+依西美坦+亮丙瑞林对比卡培他滨，中位PFS分别为20.1个月和14.4个月（$HR=0.659$，$95\%CI$：$0.437\sim0.994$，$P=0.0469$），联合内分泌治疗的疗效优于单药化疗，具有统计学意义，达到主要研究终点。

2. PEARL 研究（$n=601$）　该研究是一项在绝经后NSAI治疗失败的HR阳性、HER-2阴性晚期乳腺癌患者中进行内分泌治疗与化疗比较的多中心、开放、随机对照Ⅲ期临床试验。队列1共296例患者，按照1∶1的比例随机给予哌柏西利联合依西美坦对比卡培他滨。队列2共305例患者，按照1∶1的比例随机给予哌柏西利联合氟维司群对比卡培他滨。PEARL研究为优效性设计。随访13.5个月，结果显示，中位PFS分别为7.5个月和10个月（$HR=1.09$，$95\%CI$：$0.83\sim1.44$，$P=0.537$），联合内分泌治疗对比卡培他滨并没有显示出疗效上的优势。

3. IMpassion130 研究（$n=902$）　该研究是一项多中心、随机双盲的Ⅲ期临床试验，探讨局部晚期或转移性三阴性乳腺癌的一线治疗。该研究发现，在PD-L1阳性患者中，PD-L1抑制剂阿特利珠单抗+白蛋白紫杉醇较白蛋白紫杉醇单药疾病进展或死亡风险显著降低，中位PFS分别为7.5个月和5.0个月（$HR=0.62$，$95\%CI$：$0.49\sim0.78$，$P<0.001$）；中位OS分别为25个月和18个月（$HR=0.71$，$95\%CI$：$0.54\sim0.93$），有7个月的显著改善，且安全性可控。

（天津医科大学肿瘤医院　郝春芳）

1. PEARL 研究　该研究是一项多中心、开放、随机对照的Ⅲ期临床试验，旨在绝经后AI治疗失败的HR阳性、HER-2阴性晚期乳腺癌患者中进行内分泌治疗与化疗的疗效比较。该研究共纳入37个医疗中心的601例患者，主要为既往接受过AI治疗失败的人群，包括完成AI辅助治疗期间或完成治疗12个月内复发、晚期AI治疗期间或停药1个月内进展的人群。该研究包含2个队列，队列1共296例患者，为NSAI治疗失败的患者，按照1∶1的比例随机分配至哌柏西利+依西美坦组和卡培他滨组。队列2共305例患者，按照1∶1随机分配至哌柏西利+氟维司群组和卡培他滨组。结果显示，中位随访13.5个月时，哌柏西利+氟维司群组和卡培他滨组的中位PFS分别为7.5个月和10.0个月（$HR=1.09$，$95\%CI$：$0.83\sim1.44$，$P=0.537$）。需要注意的是，PEARL研究在试验设计上为优效性设计，统计预设的$HR=0.667$，故哌柏西利+内分泌治疗组对比卡培他滨组并没有显示出疗效上的优势。从安全性分析来看，哌柏西利联合内分泌治疗组的3级及以上的常见不良反应为中性粒细胞减少，严重不良反应的发生率约为4%，停药率却仅为3.7%；而卡培他滨组3级及以上的常见不良反应为手足综合征、腹泻、乏力及贫血，严重不良反应的发生率为 10.4%，停药率高达 12.8%。

2. Young PEARL 研究　该研究是首项在绝经前 HR 阳性、HER-2 阴性晚期乳腺癌患者中进行内分泌治疗与化疗疗效比较的前瞻性、随机、多中心、开放 Ⅱ 临床试验，共纳入 14 个医学中心的 189 例患者，允许既往行一线化疗的患者及一线行他莫昔芬治疗的患者入组。184 例患者随机分为哌柏西利+依西美坦+亮丙瑞林组（92 例）和卡培他滨组（92 例）。结果显示，中位随访 17 个月时，哌柏西利联合内分泌治疗组的疗效显著优于卡培他滨组，中位 PFS 分别为 20.1 个月和 14.4 个月（$HR=0.659$，$95\%CI$：$0.437\sim0.994$，$P=0.0469$）。对于预先设定的亚组中既往未接受过化疗及无内脏转移的患者，哌柏西利联合依西美坦组的 PFS 均显著优于卡培他滨组。

（复旦大学附属肿瘤医院　王碧芸）

【核心体会】

精准医学的发展、多种治疗手段的进步给晚期乳腺癌患者提供了更多治疗机会。医师应结合疾病特征及药物可及性做出适当选择。

（天津医科大学肿瘤医院　郝春芳）

对于辅助内分泌治疗原发性耐药的 HR 阳性、HER-2 阴性晚期乳腺癌患者，化疗与内分泌治疗联合靶向治疗孰优孰劣尚有待分晓。转移灶的再活检对于转移性乳腺癌患者治疗方案的制订至关重要。

（复旦大学附属肿瘤医院　王碧芸）

参 考 文 献

[1] Yang YF, Liao YY, Yang M, et al. Discordances in ER, PR and HER2 receptors between primary and recurrent/metastatic lesions and their impact on survival in breast cancer patients. Med Oncol, 2014, 31 (10)：214.

[2] 母予馨，张频，马飞，等. 乳腺癌原发灶和转移灶受体表达的异质性及其临床意义. 中华肿瘤杂志, 2018, 40 (7)：506-511.

[3] Schmid P, Adams S, Pugo HS, et al. Atezolizumab plus nab-paclitaxel as first line treatment for unresectable, locally advanced or metastatic triple negative breast cancer in advanced triple-negative breast cancer (Impassion 130)：updated efficacy results from a randomized, double-blind, placebo-controled, phase 3 trial. The Lancet Oncology, 2019, 21 (1)：44-59.

[4] 中国临床肿瘤学会指南工作委员会. 中国临床肿瘤学会（CSCO）乳腺癌诊疗指南 2020. 北京：人民卫生出版社，2020.

[5] Robertson JFR, Igor MB, Ekaterina T, et al. Fulvestrant 500 mg versus anastrozole 1 mg for hormone receptor-positive advanced breast cancer (FALCON)：an international, randomised, double-blind, phase 3 trial. Lancet, 2016, 388 (10063)：2997-3005.

[6] Denise AY, Shinzaburo N, Kathleen IP, et al. Everolimus plus exemestane in postmenopausal patients with HR (+) breast cancer：BOLERO-2 final progression-free survival analysis. Adv Ther, 2013, 30 (10)：870-884.

[7] Jiang ZF, Li W, Hu XC, et al. Tucidinostat plus exemestane for postmenopausal patients with advanced, hormone receptor-positive breast cancer (ACE)：a randomised, double-blind, placebo-controlled, phase 3 trial. Lancet Oncol, 2019, 20 (6)：806-815.

[8] Di Leo A, Jerusalem G, Petruzelka L, et al. Results of the CONFIRM phase Ⅲ trial comparing fulvestrant 250 mg with fulvestrant 500 mg in postmenopausal women with estrogen receptor-positive advanced breast cancer. J Clin Oncol, 2010, 28 (30)：4594-4600.

[9] John FRR, Antonio LC, Janusz R, et al. Activity of fulvestrant 500 mg versus anastrozole 1 mg as first-line treatment for advanced breast cancer: results from the FIRST study. J Clin Oncol, 2009, 27 (27): 4530-4535.

[10] Sun S, Tang LC, Zhang J, et al. Cisplatin improves antitumor activity of weekly nab-paclitaxel in patients with metastatic breast cancer. Int J Nanomedicine, 2014, 9: 1443-1452.

[11] Park YH, Kim TY, Kim GM, et al. A randomized phase II study of palbociclib plus exemestane with GnRH agonist versus capecitabine in premenopausal women with hormone receptor-positive metastatic breast cancer (KCSG-BR 15-10, NCT02592746). Journal of Clinical Oncology, 2019, 37 (15 suppl): 1007.

病例17　首诊HER-2阳性晚期乳腺癌1例

高媛媛　尹清云　刘新兰*

宁夏医科大学总医院肿瘤医院

【关键词】

首诊Ⅳ期乳腺癌；HER-2阳性；肝转移；曲妥珠单抗；原发灶手术

【病史及治疗】

➢ 患者，女性，44岁，绝经前，孕3产3，否认肿瘤家族史。

➢ 2019-09-19患者因发现"右侧乳腺肿物1个月余"就诊。查体发现，右侧乳腺整体质硬、固定，内上象限局部皮肤温度升高且呈橘皮样变，可触及1个大小为8.0 cm×7.0 cm的肿物，形态不规则，边界不清晰，活动度差；右侧腋窝可触及1枚大小为1.5 cm×1.5 cm的肿大淋巴结，质硬、固定，边界欠清晰。

➢ 2019-09-20乳腺超声显示右侧乳腺见范围为5.0 cm×4.2 cm的低回声区，边界欠清晰；右侧腋窝见淋巴结，其中1枚淋巴门结构不清晰，大小为1.1 cm×0.7 cm（图17-1）。

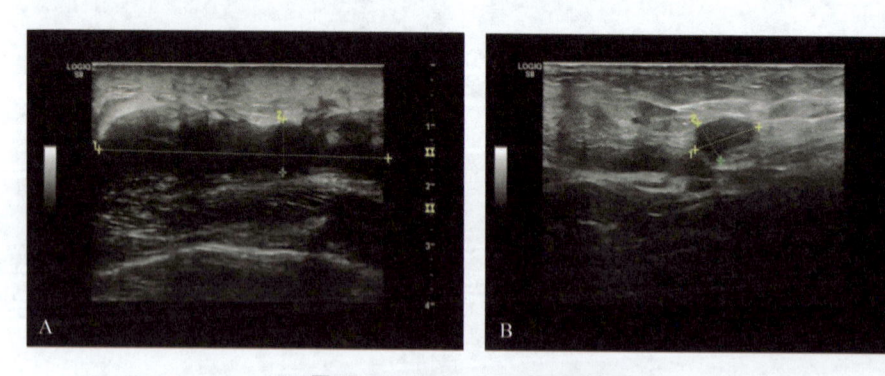

图17-1　2019-09-20乳腺超声

注：A. 右侧乳腺病灶，大小为5.0 cm×4.2 cm；B. 右侧腋窝病灶，大小为1.1 cm×0.7 cm

➢ 2019-09-20腹部超声显示肝右叶见2个低回声结节，大小分别为4.6 cm×3.8 cm、2.5 cm×1.8 cm，边界欠清晰，形态不规则，考虑癌转移。

➢ 2019-09-20全腹部CT显示肝右叶见不规则低密度灶，大小为4.5 cm×3.7 cm，增强扫描可见不均匀强化，考虑癌转移（图17-2）。

---

* 通信作者，邮箱：nxliuxinlan@163.com

➢ 2019-09-24 患者行右侧乳腺肿物穿刺活检。病理显示右侧乳腺浸润性癌。因穿刺组织少，无法行免疫组织化学检测。

➢ 2019-09-24 患者行右侧腋窝肿大淋巴结穿刺细胞学检查，发现恶性肿瘤细胞。

➢ 2019-09-24 患者行肝右叶病灶穿刺活检。病理显示肝组织中可见腺癌浸润，结合病史及免疫组织化学［ER（-）、PR（-）、HER-2（+++）、Ki-67（50%）、MG（-）、GATA-3（+）、CK7（+）、CK20（-）、villin（-）］，符合非特殊型浸润性乳腺癌转移。

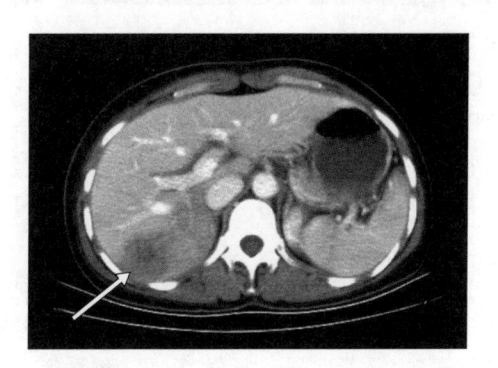

图 17-2　2019-09-20 全腹部 CT
注：肝右叶病灶（箭头），大小为 4.5 cm×3.7 cm

【病史及治疗续一】

➢ 2019-09-29 至 2020-03-25 患者行 TXH［T，紫杉醇注射液，110 mg，静脉滴注，第 1、8 天；X，卡培他滨，1500 mg，口服，每天 2 次，第 1~14 天，每 21 天为 1 个周期；H，曲妥珠单抗，390 mg/270 mg（首次/后续）］方案化疗 8 个周期。

➢ 2019-09-29 至 2020-03-25 乳腺超声显示右侧乳腺病灶缩小直至未见（图 17-3）。

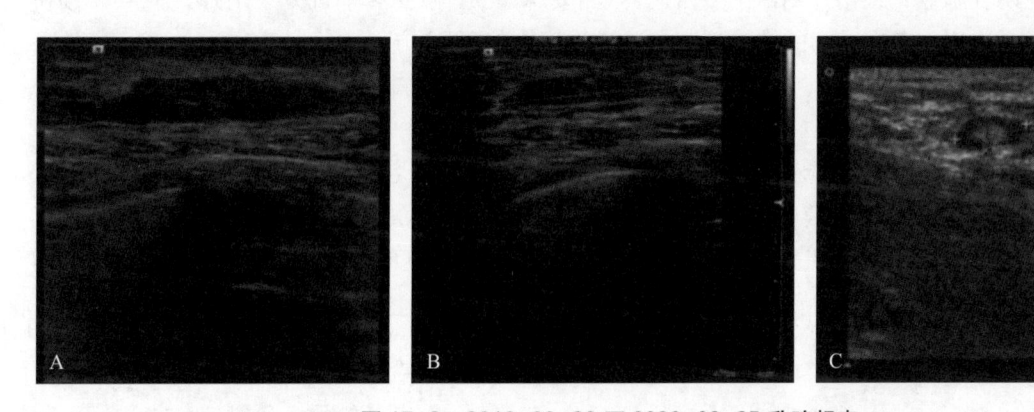

图 17-3　2019-09-29 至 2020-03-25 乳腺超声
注：A. 2019-09-29 右侧乳腺病灶，大小为 5.0 cm×4.2 cm；B. 2019-12-25 右侧乳腺病灶，大小为 3.5 cm×2.4 cm；C. 2020-03-25 未见右侧乳腺病灶

➢ 2019-09-29 至 2020-03-25 全腹部 CT 显示肝右叶病灶缩小直至未见（图 17-4）。

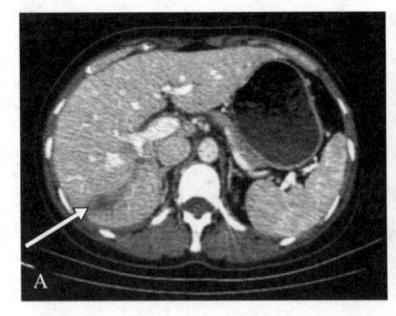

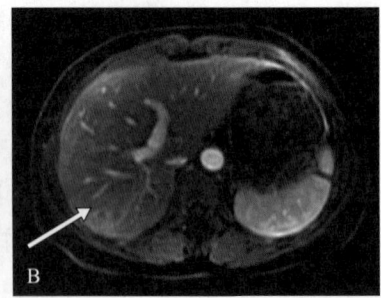

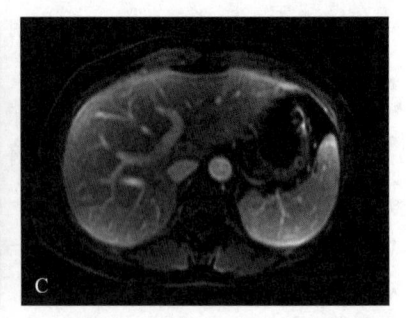

图 17-4　2019-09-29 至 2020-03-25 全腹部 CT

注：A. 2019-09-29 肝右叶病灶（箭头），大小为 3.6 cm×1.3 cm；B. 2019-12-25 肝右叶病灶（箭头），大小为 2.6 cm× 2.1 cm；C. 2020-03-25 未见肝右叶病灶

【本阶段小结】

HER-2 阳性乳腺癌是一种特殊类型的乳腺癌，临床上约 25% 的复发/转移性乳腺癌存在 HER-2 过表达。HER-2 阳性乳腺癌的侵袭性强、复发率高、预后差。针对 HER-2 基因的靶向治疗改变了 HER-2 阳性乳腺癌的治疗模式，也改善了患者的预后。目前，HER-2 阳性复发/转移性乳腺癌以抗 HER-2 治疗为基础。以曲妥珠单抗为基础的关键性研究（H0648g 研究和 M77001 研究）证实，在紫杉类药物的基础上联合曲妥珠单抗能够显著提高 PFS 和 OS，确立了曲妥珠单抗联合紫杉类药物在一线标准治疗中的地位。2015 年，CLEOPATRA 研究的结果显示，HER-2 阳性晚期乳腺癌的一线治疗首选曲妥珠单抗+帕妥珠单抗双靶向治疗联合多西他赛，中位 PFS 达 18.7 个月，对照组为 12.4 个月；中位随访 99 个月时（最长随访时间为 120 个月），中位 OS 高达 57.1 个月，对照组为 40.8 个月（$HR=0.69$，$95\%CI$：$0.58\sim0.82$）。因此，对于 HER-2 阳性晚期乳腺癌，多西他赛联合曲妥珠单抗+帕妥珠单抗双靶向治疗成了新的一线标准治疗方案。CHAT 研究证实，曲妥珠单抗联合多西他赛和卡培他滨化疗效果更好，且适用于后续的维持治疗。本例患者初诊为 HER-2 阳性晚期乳腺癌，最初计划给予多西他赛+曲妥珠单抗+帕妥珠单抗方案治疗，但其因经济原因拒绝双靶向治疗，考虑后续的维持治疗，一线治疗给予 TXH 方案。

【病史与治疗续二】

➢ 2020-04-29 患者行右侧乳腺癌切除术。术后病理显示右侧乳腺组织见间质纤维增生+玻璃样变性，病灶区可见含铁血黄素细胞，未见肿瘤细胞，Miller-Payne 分级为 5 级；上切缘、下切缘、内切缘、外切缘、基底切缘及乳头、皮肤未见癌；右侧腋窝淋巴结（0/6 枚）未见癌转移。

➢ 2020-04-29 至今，患者行 XH 方案维持治疗。

【本阶段小结】

本例患者经一线化疗联合靶向治疗，乳腺原发灶及肝转移灶均达 CR。多学科讨论后建议对原发灶行手术，肝转移灶进一步采取局部治疗（手术、射频或放疗等）。本例患者选择行右侧乳腺癌原发灶手术切除及右侧腋窝淋巴结清扫，病理显示 CR。因肝转移灶达 CR，故未行手术、射频或放疗等局部治疗。首诊Ⅳ期乳腺癌原发灶手术治疗是当前临床研究的热点，对于其是否能延长生存期仍存在争议。来自印度的 TATA 研究的结果显示，Ⅳ期乳腺癌原发灶手术切除并不能带来生存获益。而来自土耳其的 MF07-01 研究证实了Ⅳ期患者行局部手术治疗的价值，但必须考虑患者的年龄、基础状况、并发症、肿瘤类型及转移瘤的负荷等因素。目前有学者提出，对于高选择的部分初诊Ⅳ期乳腺癌患者，若全身治疗有效、转移灶为寡转移、转移瘤负荷低、患者意愿强烈，手术可能会带来生存获益，但全身治疗无效的患者也不能完全放弃手术，特别是需要通过手术改善生活质量时。如果患者行原发灶切除手术，应尽量做到标准的根治性切除。因此，原发灶的手术治疗是否可以给转移性乳腺癌患者带来更好的预后，未来还需要更多的临床研究来证实。

本例患者的疾病诊疗过程见图17-5。

本例患者首诊为Ⅳ期HER-2阳性乳腺癌；免疫组织化学显示ER（-）、PR（-）、HER-2（+++）；一线治疗行TXH方案8个周期，疗效评估CR → 乳腺原发灶切除，达pCR；肝转移灶CR → XH方案维持治疗至今

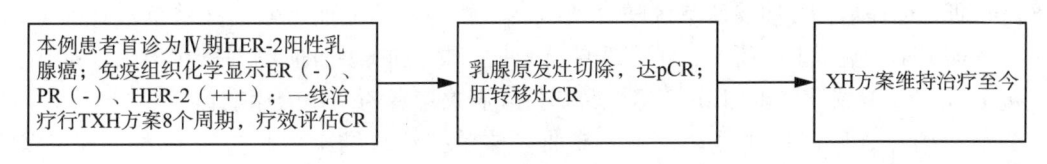

图17-5　本例患者的疾病诊疗过程

【专家点评】

本例患者首诊为Ⅳ期乳腺癌，合并肝转移，肝转移灶的穿刺活检结果提示HR阴性、HER-2阳性，但在资料中未见原发灶的免疫组织化学结果，因肿瘤异质性的原因，原发灶与转移灶的免疫组织化学结果可能存在差异。从增加治疗手段的角度出发，在治疗前还是应尽可能地获得原发灶的免疫组织化学结果（特别是本例患者的原发灶在药物治疗+手术切除后提示为pCR）。

对于初诊Ⅳ期的HER-2阳性乳腺癌患者，源于CLEOPATRA研究的TPH（T，多西他赛；H，曲妥珠单抗；P，帕妥珠单抗）方案毫无疑问是临床医师的首选。在《中国临床肿瘤学会（CSCO）乳腺癌诊疗指南2020》中，TXH方案为一级推荐。充分考虑国内药物的可及性（当时帕妥珠单抗未进入医保），选择TXH方案是可行的，但与单靶向+双药化疗的TXH方案相比，双靶向+单药化疗的TPH方案有更长的OS数据（57.1个月）且ORR更高，且TPH方案的临床获益不受ER/PR的状态影响，不良反应也轻于TXH方案，适用人群更广，因而成为国内外指南推荐的一线优选方案。

关于Ⅳ期乳腺癌原发灶的局部治疗是否可以改善患者预后的问题，目前尚缺乏结论性的证据。MF07-01研究显示，短期随访时2组的生存率无差异，长期随访时手术治疗组的中位生存期显著优于非手术治疗组；亚组分析提示，肿瘤生物学行为较好的转移性乳腺癌患者（如HR阳性、HER-2阴性、单发骨转移、年龄<55岁的患者）可以从初始手术中得到显著的生存获益。TATA研究显示，初诊Ⅳ期乳腺癌患者手术切除组与非手术组的OS无差异，各亚组分析（年龄、ER状态、HER-2状态、转移部位及其数目）的结果同样无差异。在TBCRC-013研究中，也有原发灶手术与预后无关的类似结果。2020年，ASCO大会上报道的E2108研究显示，早期局部治疗不能改善新发转移性乳腺癌患者的OS；当全身性疾病通过系统治疗获得很好的控制时，若原发部位出现疾病进展，此时可以考虑局部治疗。在各相关指南中，首先进行系统治疗是主流推荐，原发灶的局部治疗应建立在系统治疗的基础上，还需要结合患者的个体情况与多学科意见来综合判断。

需要指出的是，复发/转移性乳腺癌难以治愈，医师需要采取"细水长流"的策略来达到延长生存期的目标。根据《中国晚期乳腺癌维持治疗专家共识》中的意见，维持治疗在晚期乳腺癌的全程管理治疗模式中占据重要地位。本例患者在病情得到控制后选取联合方案中的有效药物卡培他滨和曲妥珠单抗进行维持治疗是值得推荐的。

（湖南省肿瘤医院　谢　宁　欧阳取长）

【指南背景】

1.《中国晚期乳腺癌规范诊疗指南（2020版）》

（1）一线抗HER-2治疗方案首选曲妥珠单抗和帕妥珠单抗联合紫杉类药物（1A），也可联合其他化疗药物（2A），如卡培他滨、吉西他滨、长春瑞滨等。CLEOPATRA研究证实，在曲妥珠单抗联合紫杉类药物的基础上加用帕妥珠单抗可进一步延长患者的PFS和OS，帕妥珠单抗联合曲妥珠单抗双靶向组的中位OS为57.1个月，相比曲妥珠单抗单靶向组提高了16.3个月。针对中国患者的Puffin研究也提示，在曲妥珠单抗联合紫杉类药物的基础上加用帕妥珠单抗对比安慰剂，可以延长患者的PFS。基于上述研究，帕妥珠单抗+曲妥珠单抗+多西他赛方案在中国获批作为尚未接受过抗HER-2治疗或化疗的HER-2阳性转移性乳腺癌患者的一线治疗推荐。

（2）辅助治疗未使用过曲妥珠单抗，或曲妥珠单抗治疗结束后超过1年发生复发/转移的HER-2阳性晚期乳腺癌，或曲妥珠单抗新辅助治疗有效，优选帕妥珠单抗+曲妥珠单抗+紫杉类药物（1B）。当无法获得帕妥珠单抗时，可考虑曲妥珠单抗联合化疗（1B）。

（3）不可手术的局部晚期乳腺癌患者经过全身治疗后多数可转变为可手术的乳腺癌。对于大多数无法行保乳手术和所有的炎性乳腺癌患者，全乳切除术加腋窝淋巴结清扫仍是标准的手术方案。若全身治疗或局部放疗后局部晚期乳腺癌患者仍不可手术，不推荐行姑息性乳房切除，除非手术可改善患者的总体生活质量。

2.《中国临床肿瘤学会（CSCO）乳腺癌诊疗指南2020》 CHAT研究证实，对于能耐受双药化疗的患者，曲妥珠单抗联合多西他赛和卡培他滨比曲妥珠单抗联合多西他赛效果更好，尤其适用于考虑维持治疗的患者。

3.《中国晚期乳腺癌维持治疗专家共识》

（1）部分从一线联合化疗方案中获益且耐受性好的患者可考虑将联合方案持续用到疾病进展，或根据患者的耐受情况适时更改剂量及用药时长。可选的联合药物有紫杉类药物、吉西他滨、卡培他滨及长春瑞滨等。

（2）维持治疗需要兼顾疗效、安全性及经济因素等。因此，在一线化疗有效的前提下，选用其中一种适合长期使用、方便、安全又经济的药物进行维持治疗是目前推荐的方案之一。可选的药物包括卡培他滨等。

（3）对于难以耐受常规剂量化疗药物维持治疗的患者，可以考虑节拍化疗。适合节拍化疗的药物应为高效、低毒且使用方便的口服制剂，推荐卡培他滨、长春瑞滨、环磷酰胺及甲氨蝶呤等。

（湖南省肿瘤医院　谢　宁　欧阳取长）

【循证背景】

CHAT研究纳入了一线治疗的HER-2阳性转移性乳腺癌患者，旨在比较曲妥珠单抗联合多西他赛加或不加卡培他滨的疗效和安全性，主要研究终点为ORR。结果显示，TXH组与TH组的ORR分别为70.5%和72.7%（$P=0.717$），其中CR率分别为23.2%和16.4%；中位PFS分别为17.9个月和12.8个月（$HR=0.72$，$P=0.045$）。亚组分析的结果显示，同时表达ER和HER-2的患者能从卡培他滨的加入中进一步获益。TXH组与TH组不良反应的发生率为粒缺性发热（15% vs. 27%）、3级及以上中性粒细胞减少（54% vs. 77%）、3级及以上手足综合征（17% vs. <1%）、3级及以上腹泻（11% vs. 4%）。

（湖南省肿瘤医院　谢　宁　欧阳取长）

【核心体会】

晚期乳腺癌患者的局部治疗应在全身治疗的基础上进行。维持治疗是接受规范的一线化疗后获得疾病控制的晚期乳腺癌患者控制肿瘤进展、达到缓解症状、改善生活质量、提高 PFS 的重要治疗手段。对于 HER-2 阳性乳腺癌，应强调抗 HER-2 治疗和持续抗 HER-2 治疗的重要性。

（湖南省肿瘤医院　谢　宁　欧阳取长）

参 考 文 献

[1] Swain SM, Miles D, Kim SB, et al. Pertuzumab, trastuzumab, and docetaxel for HER2-positive metastatic breast cancer (CLEOPATRA): end-of-study results from a double-blind, randomized, placebo-controlled, phase 3 study. Lancet Oncol, 2020, 21 (4): 519-530.

[2] Wardley AM, Pivot X, Morales-Vasquez F, et al. Randomized phase II trial of first-line trastuzumab plus docetaxel and capecitabine compared with trastuzumab plus docetaxel in HER2-positive metastatic breast cancer. J Clin Oncol, 2010, 28 (6): 976-983.

病例 18 晚期三阴性乳腺癌 1 例

袁春秀 尹清云 刘新兰*

宁夏医科大学总医院肿瘤医院

【关键词】

三阴性乳腺癌；局部复发；骨转移；NX 方案；GP 方案

【病史及治疗】

➢ 患者，女性，59 岁，已绝经，孕 3 产 2，否认肿瘤家族史。

➢ 2018-11-20 患者因发现"右侧乳腺肿物 1 周"就诊。

➢ 2018-11-28 患者行右侧乳腺癌改良根治术。术后病理显示右侧乳腺非特殊型浸润性癌（Ⅱ级）伴导管原位癌（高级别，实体型、粉刺型，约占 5%），癌灶的最大径为 2.5 cm；上切缘、下切缘、内切缘、外切缘、基底切缘及乳头、切口皮肤未见癌细胞浸润；右侧腋窝淋巴结（1/13 枚）见癌转移。免疫组织化学显示 ER（<1%）、PR（<1%）、AR（>90%，强，+）、HER-2（0）、Ki-67（50%）、CK5/6（-）、EGFR（+）、CD31（未见血管内癌栓）、D2-40（未见淋巴管内癌栓）、S-100（未见神经侵犯）。

➢ 2019-01 至 2019-06 患者术后行剂量密集 EC（E，表柔比星，150 mg；C，环磷酰胺，1000 mg）×4-T（紫杉醇，270 mg）×4 方案辅助化疗。

➢ 2019-10-29 患者因发现"右侧锁骨上肿大淋巴结（最大径 1.0 cm）"就诊。患者行淋巴结穿刺细胞学检查，结果见恶性肿瘤细胞。查体发现，右侧胸壁近胸骨处可触及 1 个大小为 1.0 cm× 1.0 cm 的肿物（本次全面评估不足）。遂行穿刺活检，病理显示右侧胸壁非特殊型浸润性乳腺癌，Ⅱ级(3+3+1)。免疫组织化学显示 ER（<1%）、PR（3%，弱，+），HER-2（0）、Ki-67（10%）。

➢ 2019-11-18 至 2019-12-20 患者行右侧锁骨区+右侧胸壁局部放疗。放疗后查体，发现右侧锁骨区肿大淋巴结及右侧胸壁肿物均明显缩小。

➢ 2020-02-17 患者因"右侧胸壁疼痛"就诊。体能评估显示，美国东部肿瘤协作组（Eastern Cooperative Oncology Group，ECOG）评分为 1 分。疼痛评估显示，数字疼痛分级法（numeric pain intensity scale，NRS）评分为 1 分。查体发现，患者生命体征平稳，头颈部、锁骨上触及肿大淋巴结，腋窝未触及肿大淋巴结，胸壁未触及结节，心、肺及腹部未见明显异常，双下肢无水肿（本次全面评估不足）。

【辅助检查】

➢ 2020-02-17 骨扫描和骨扫描 CT 融合图像显示右侧第一前肋、右侧胸肋关节及右侧胸锁关

---

* 通信作者，邮箱：nxliuxinlan@163.com

节骨盐代谢活跃，胸骨骨盐代谢活跃异常，考虑骨转移（图18-1）。

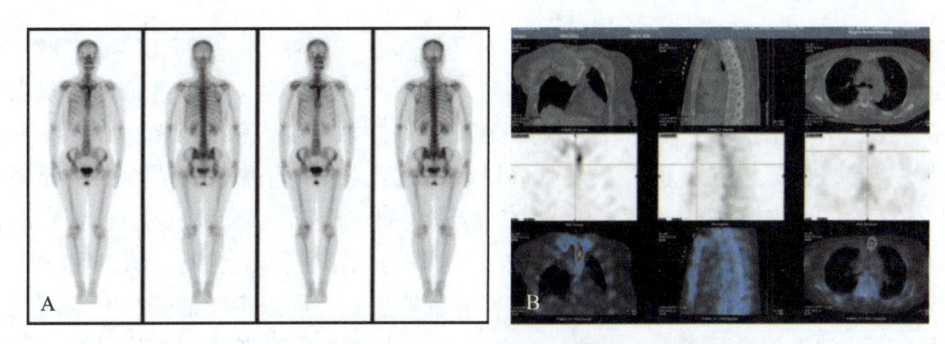

图18-1 2020-02-17骨扫描和骨扫描CT融合图像
注：A. 骨扫描；B. 骨扫描CT融合图像

➢ 2020-03-04甲状腺及其引流区淋巴结、乳腺彩超、腹部彩超显示均未见异常。

➢ 2020-03-05 PEC-CT：①右侧乳腺前胸壁术区肌肉间隙见小结节影，FDG代谢活性增高，考虑转移性病变；右侧颈部Ⅴ区、右侧锁骨下及纵隔多发淋巴结影，FDG代谢活性增高，考虑淋巴结转移。②胸骨、右侧第一前肋、右侧胸肋关节区骨质破坏伴周围软组织肿胀，FDG代谢异常增高，考虑骨转移。③双肺及胸膜下多发小结节影及微小结节影，个别FDG代谢略增高，肺转移不除外。

➢ 2020-03-09胸部CT显示胸骨骨质破坏+软组织肿物形成，考虑癌转移；双肺见散在小结节（图18-2）。

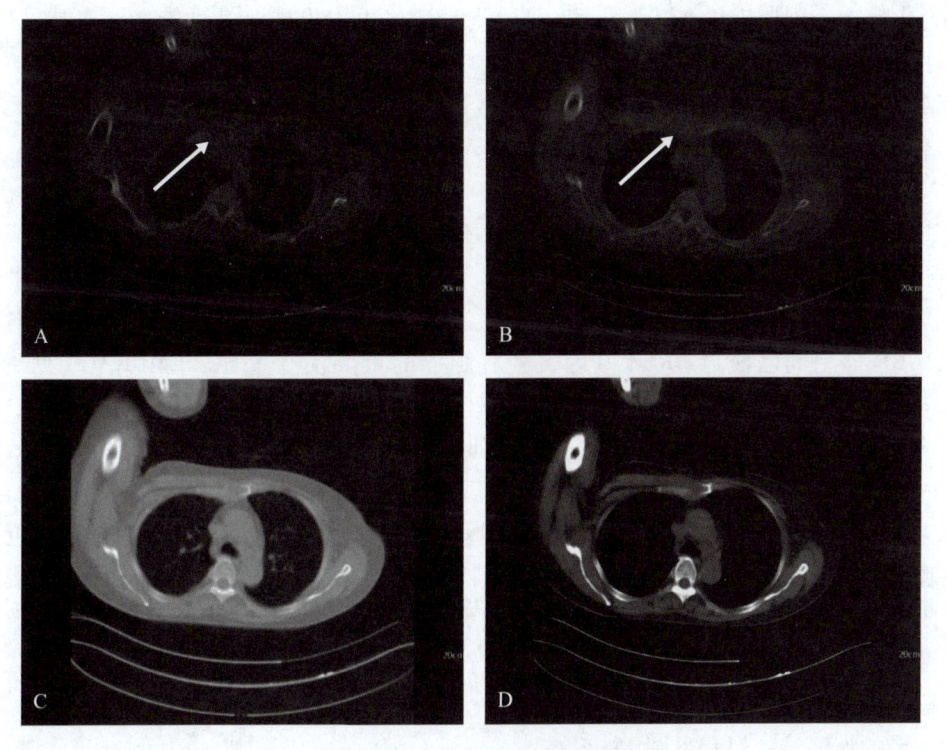

图18-2 2020-03-09胸部CT
注：A、B. 均为治疗前胸部CT骨窗，箭头指向病灶；C. 治疗前胸部CT肺窗；D. 治疗前胸部CT纵隔窗

· 133 ·

【本阶段小结】

本例患者初诊时肿瘤的临床分期为Ⅱb期，分子分型为三阴性，术后行EC×4-T×4方案化疗，不足1年出现右侧锁骨上淋巴结、右侧胸壁转移，1年后出现骨转移。其乳腺原发灶及右侧胸壁转移灶的分子分型均为三阴性。三阴性乳腺癌具有生长速度快、易侵袭和转移、治疗效果差、无瘤生存率和总生存率较低等特点。复发/转移性晚期三阴性乳腺癌由于缺乏特异性的治疗靶点，故中位生存期只有1.5~2.0年，是一类预后极差的乳腺癌。对于晚期三阴性乳腺癌患者来说，化疗仍是重要的治疗手段。化疗方案包括单药或联合化疗，联合化疗通常有更高的ORR和PFS。对于既往蒽环类药物和紫杉药物治疗失败的复发/转移性乳腺癌患者，可以考虑的药物有卡培他滨、长春瑞滨、吉西他滨、铂类药物及脂质体多柔比星等。综合考虑本例患者的一般状况较好、肿瘤进展快及其后续的维持治疗情况和经济情况，且术后使用EC×4-T×4方案不足1年就出现肿瘤进展，故一线治疗选择NX（N，长春瑞滨；X，卡培他滨）方案。

【病史及治疗续】

➢ 2020-03-13至2020-07-04患者行NX（N，长春瑞滨，40 mg，第1、8天；X，卡培他滨，1.5 g，每天2次，第1~14天，每21天为1个周期）方案化疗4个周期，同时给予唑来膦酸（4 mg，每28天1次，静脉滴注）抑制骨破坏，并补充钙及维生素D。患者化疗期间出现的不良反应有轻度胃肠反应、Ⅱ度血液学毒性，对症治疗后好转。患者化疗2个周期后，胸骨转移灶由溶骨向成骨转变。4个周期后再次出现胸骨转移进展、肺转移及纵隔淋巴结转移。

【辅助检查】

➢ 2020-05-12患者化疗2个周期后复查，胸部CT显示胸骨转移由溶骨向成骨转变。2020-07-24患者化疗4个周期后复查，胸部CT显示胸骨转移再次出现溶骨性转变；双肺见散在结节，较大者大小为0.9 cm×1.5 cm，考虑癌转移（图18-3）。

➢ 2020-08-05骨扫描显示胸骨骨盐代谢异常，考虑骨转移（图18-4）。

【本阶段小结】

本例患者术后行辅助EC×4-T×4方案化疗后不足1年出现复发/转移，一线治疗行NX方案仅4个周期再次出现肿瘤进展，可能存在化疗耐药。靶向治疗、免疫治疗可能会给其带来转机。三阴性乳腺癌虽然没有行HER-2靶向治疗、内分泌治疗的机会，但其信号通路异常为靶向治疗提供了可能。PARP抑制剂已成为*BRCA*基因突变乳腺癌的重要治疗手段。EMBRACA研究、OlympiAD研究均证实了PRAP抑制剂在*BRCA*基因突变、HER-2阴性乳腺癌患者中的疗效。Impassion130研究证实了白蛋白紫杉醇联合阿替利珠单抗治疗转移性三阴性乳腺癌的疗效。还有抗肿瘤血管内皮抑制剂贝伐珠单抗联合化疗的方案。本例患者就诊时上述药物在中国均为自费药物，价格昂贵，本例患者经济条件有限，故拒绝使用，目前可选择的治疗手段仍为化疗。近年来，铂类药物在晚期三阴性乳腺癌中的应用受到了越来越多的关注。TNT、CBCSG006等研究提示，铂类药物在三阴性乳腺癌中具有较高的有效率，含铂类药物的方案可作为三阴性乳腺癌解救化疗的选择之一。综合考虑本例患者的一般状况较好、既往使用的药物及其疗效和经济情况，二线治疗选择GP方案。

本例患者的疾病诊疗过程见图18-5。

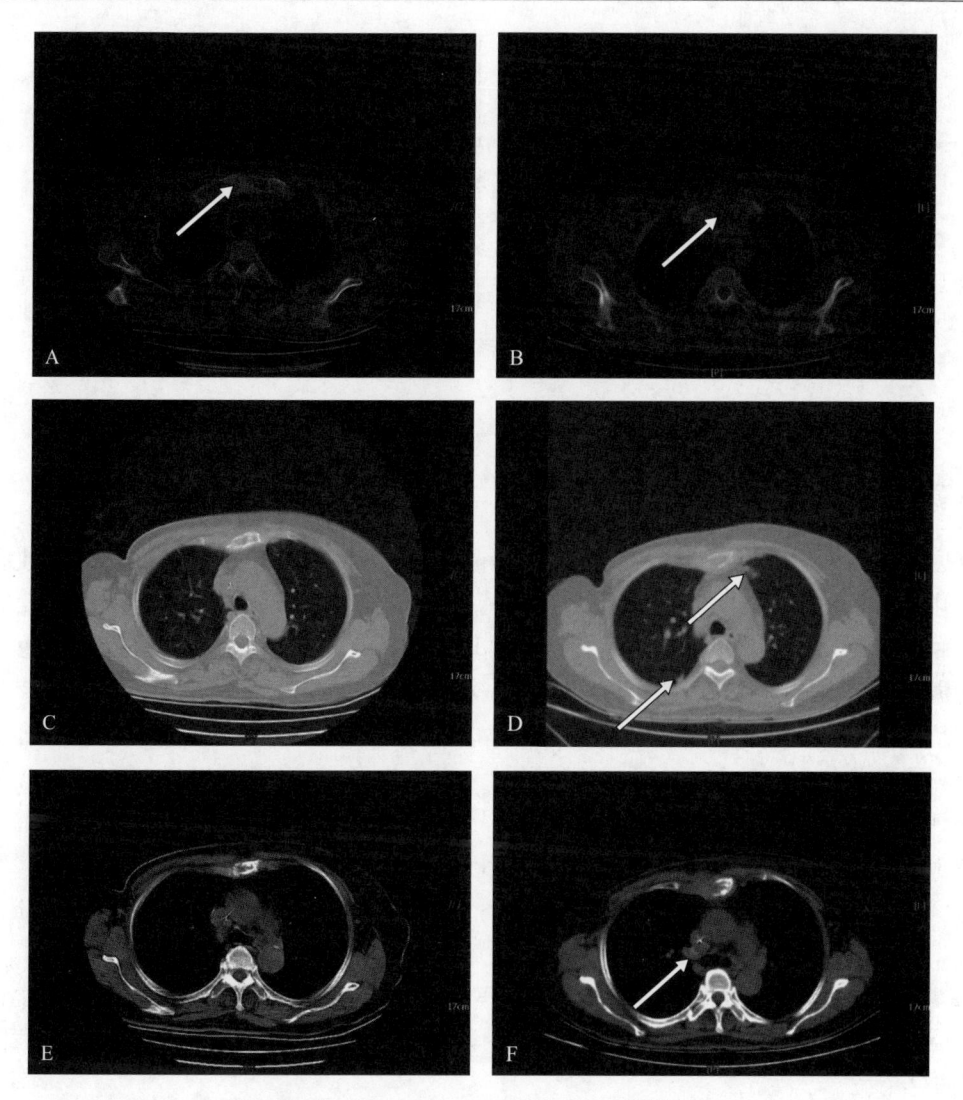

图 18-3　2020-05-12、2020-07-24 胸部 CT

注：A. 2020-05-12 化疗 2 个周期后胸部 CT 骨窗；B. 2020-07-24 化疗 4 个周期后胸部 CT 骨窗，箭头指向病灶；C. 2020-05-12 化疗 2 个周期后胸部 CT 肺窗；D. 2020-07-24 化疗 4 个周期后胸部 CT 肺窗，箭头指向病灶；E. 2020-05-12 化疗 2 个周期化疗后胸部 CT 纵隔窗；F. 2020-07-24 化疗 4 个周期后胸部 CT 纵隔窗，箭头指向病灶

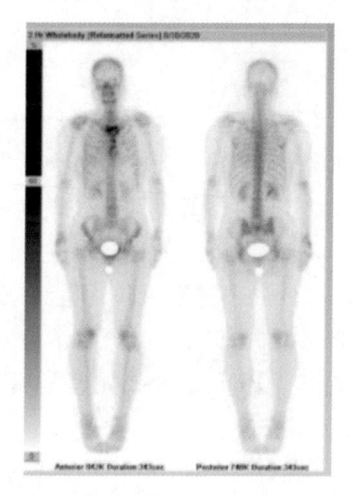

图 18-4　2020-08-05 骨扫描

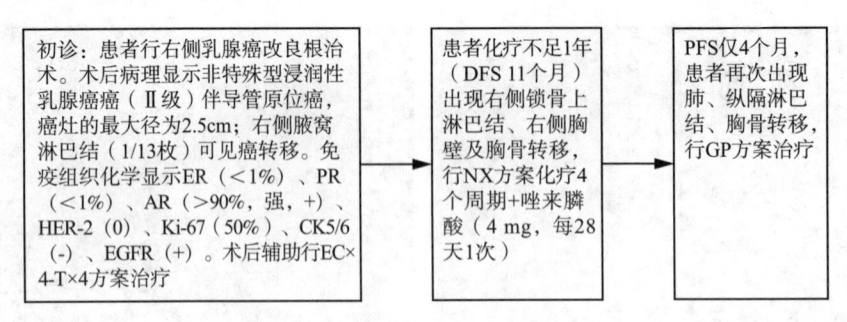

```
┌─────────────────────────┐     ┌──────────────────┐     ┌──────────────────┐
│初诊：患者行右侧乳腺癌改良根治│     │患者化疗不足1年    │     │PFS仅4个月，      │
│术。术后病理显示非特殊型浸润性│     │（DFS 11个月）    │     │患者再次出现      │
│乳腺癌癌（Ⅱ级）伴导管原位癌，│     │出现右侧锁骨上    │     │肺、纵隔淋巴      │
│癌灶的最大径为2.5cm；右侧腋窝│ ──→ │淋巴结、右侧胸    │ ──→ │结、胸骨转移，    │
│淋巴结（1/13枚）可见癌转移。免│     │壁及胸骨转移，    │     │行GP方案治疗      │
│疫组织化学显示ER（<1%）、PR │     │行NX方案化疗4    │     │                  │
│（<1%）、AR（>90%，强，+）、│     │个周期+唑来膦    │     │                  │
│HER-2（0）、Ki-67（50%）、CK5/6│     │酸（4 mg，每28   │     │                  │
│（-）、EGFR（+）。术后辅助行EC×│     │天1次）          │     │                  │
│4-T×4方案治疗              │     │                  │     │                  │
└─────────────────────────┘     └──────────────────┘     └──────────────────┘
```

图18-5 本例患者的疾病诊疗过程

【专家点评】

本例患者作为三阴性乳腺癌患者，生物学特征比较鲜明，主要是原发灶和转移灶肿瘤组织的免疫组织化学结果相似、早期复发、PFS较短等，但也存在某些不确定情况，如原发灶的分级只有Ⅱ级、肿瘤的最大径为2.5 cm（T_2）而腋窝淋巴结转移1枚、胸壁转移灶的Ki-67为10%、初始复发为局部和区域淋巴结（内脏转移不明显）等。本例患者的一线治疗仅以局部放疗为主，未行全身系统治疗，是否基于此生物学特征决定？本例患者的DFS只有11个月，且距离辅助化疗末次应用紫杉类药物仅5个月余，故局部放疗后的全身治疗是有必要的，除非进行了非常全面和系统的肿瘤评估，确定无重要脏器和远处转移。实际上，本例患者首次复发时的肿瘤系统评估不足。因此，本例患者一线局部治疗的PFS仅4个月，PET-CT发现肿瘤播散的范围扩大，呈多发性骨和软组织转移，以及肺转移可能。之后选择了标准的双联化疗方案NX（长春瑞滨+卡培他滨），尽管2个周期疗效评估有效，但完成4个周期后疾病进展，除了骨转移进展外，还出现了明显的肺转移（较大者1.5 cm×0.9 cm，多发性），联合解救治疗的PFS仅为4个月余，其生物学行为符合三阴性乳腺癌的特征，故二线的系统解救治疗选择GP（吉西他滨联合顺铂）方案符合我国国情和相关指南推荐。

本例患者反映了三阴性乳腺癌并非单纯的分子亚型，而是一群由进一步分型的不同类型组成，故在常规分子分型无法解释的情况下应该尽可能对转移灶进行多次、多部位的检测，进行免疫组织化学的分析和比较，必要时进行肿瘤组织和外周血NGS检测。随着对三阴性乳腺癌生物学特征的认识和精准医学的发展，更新型的抗肿瘤治疗手段为晚期三阴性乳腺癌患者的治疗带来了新的机遇，如免疫治疗、PARP抑制剂、PI3K抑制剂及雄激素受体拮抗剂等。

（浙江省肿瘤医院　王晓稼）

本例患者确诊为三阴性乳腺癌，存在淋巴结转移。对于辅助化疗，美国NCCN指南和《中国抗癌协会乳腺癌诊治指南与规范（2019年版）》等均建议给予包含紫杉类药物和蒽环类药物的方案。CALGB9741研究和EBCTCG荟萃分析均提示复发风险较高的乳腺癌患者采用剂量密集方案能够显著降低复发风险和死亡风险，本例患者术后辅助化疗方案的选择是合理的。由于其存在淋巴结转移且HR阴性，应行术后放疗以降低局部复发风险，但其当时未行放疗，1年内就出现了同侧区域淋巴结转移，复发后进行了局部放疗，却未进行全身治疗。对于区域复发的乳腺癌患者，经有效的局部治疗后行巩固化疗有可能改善PFS及OS，尤其是HR阴性患者。本例患者放疗结束后2个月就出现了内脏转移。

对于晚期三阴性乳腺癌患者，一线治疗根据*BRCA*基因的突变情况可选择PARP抑制剂或含铂类药物的联合化疗方案。在化疗的基础上联合免疫治疗能显著改善PD-L1阳性患者的PFS和

OS，但该方案目前在国内没有获批，患者也可以参加设计严谨的临床试验。本例患者的晚期一线治疗行 NX 方案，PFS 仅 4 个月，二线治疗选用 GP 方案。对于行二线治疗及以上的晚期三阴性乳腺癌患者，ASCENT 研究（Ⅲ期）证实，戈沙妥组单抗（sacituzumab govitecan）与医师选择的化疗方案相比能显著改善患者的 PFS 和 OS，已获得美国食品药品监督管理局（FDA）的批准。若本例患者二线治疗后再次进展，可考虑参加相应的临床试验。同时建议本例患者完善 BRCA 基因及 PD-L1 状态检测，明确是否存在从 PARP 抑制剂和免疫治疗中获益的可能。后续治疗也可考虑化疗联合抗血管生成治疗。

（辽宁省肿瘤医院　孙　涛）

【指南背景】

1.《中国抗癌协会乳腺癌诊治指南与规范（2019 年版）》 对于淋巴结 1~3 枚转移的 $T_{1~2}$ 乳腺癌患者，现有证据支持术后放疗可降低局部复发率、任何部位的复发及乳腺癌相关死亡。术后放疗可能在包含以下因素的患者中更有意义：年龄≤40 岁；腋窝淋巴结清扫数目小于 10 枚时的转移比例>20%；HR 阴性；HER-2 过表达；组织学分级高；脉管侵犯阳性。

2.《中国临床肿瘤学会（CSCO）乳腺癌诊疗指南 2020》 根据 CALGB9741 研究及 EBCTCG 荟萃分析的结果，剂量密集 AC-T 方案可用于部分可耐受的高危乳腺癌患者。

3. 2019 年美国 NCCN 指南（第 2 版） 对于所有的复发/转移性乳腺癌患者，评估胚系 BRCA1/2 基因突变可以识别适合接受 PARP 抑制剂治疗的患者。

4. ABC5 指南 阿替利珠单抗+白蛋白紫杉醇是 PD-L1 阳性、初诊或（新）辅助化疗至少 12 个月后的晚期三阴性乳腺癌患者的一线治疗选择之一（1/B）。

（辽宁省肿瘤医院　孙　涛）

【循证背景】

1. ASCENT 研究 该研究纳入了 108 例三阴性乳腺癌患者，中位年龄为 55（31~80）岁。大多数患者有内脏转移（80%）。在每个周期（每 28 天为 1 个周期）的第 1 天和第 8 天给予受试者戈沙妥组单抗 10 mg/kg。中位随访 9.7 个月时，共有 3 例患者为 CR、33 例患者为 PR，整体缓解率为 33.3%（95%CI：24.6~43.1），中位缓解持续时间为 7.7 个月（95%CI：4.9~10.8）。经独立审查委员会评估，ORR 为 34.3%（95%CI：0.254~0.440），缓解持续时间为 9.1 个月（95%CI：4.6~11.3），临床获益率为 45.1%，中位 PFS 为 5.5 个月（95%CI：4.1~6.3；估计的 6 个月 PFS 率为 41.9%，估计的 12 个月 PFS 率为 15.1%），中位 OS 为 13.0 个月（95%CI：11.2~13.7；估计的 6 个月 OS 率为 78.5%，估计的 12 个月 OS 率为 51.3%）。

2. OlympiAD 研究（Ⅲ期） 该研究为一项随机、非盲试验，入组了 302 例 BRCA 基因突变的 HR 阳性、HER-2 阴性或三阴性乳腺癌患者，复发/转移患者至少多接受过二线化疗，HR 阳性乳腺癌患者接受过激素治疗。所有患者按 2∶1 的比例随机分入奥拉帕利组（300 mg，每天 2 次）或医师选择的化疗组（卡培他滨/长春瑞滨/艾日布林），中位随访时间为 14.5 个月。结果显示，奥拉帕利组的中位 PFS 显著优于化疗组（7.0 个月 vs. 4.2 个月，HR=0.58，P=0.000 1），2 组的 OS 相似（19.3 个月 vs. 17.1 个月，HR=0.84，P>0.05），但一线治疗的 OS 奥拉帕利组有明显获益（22.6 个月 vs. 14.7 个月，HR=0.54，P<0.05），故推荐 BRCA 基因突变的患者一线治疗应用奥拉帕利；奥拉帕利组的缓解率同样优于化疗组（59.9% vs. 28.8%）。奥拉帕利不仅获益远优于化疗，且不良反应同样优于化疗，2 组 3 级以上不良反应的发生率分别为 36.6% 和 50.5%，因不良反应停止治疗的发生率分别为 4.9% 和 7.7%。

3. EMBRACA 研究 该研究是一项开放标签、全球多中心的Ⅲ期随机试验，旨在对比 PARP 抑制剂他拉唑帕利（talazoparib）和临床医师选择的化疗药物治疗携带胚系 *BRCA1/2* 基因突变的局部晚期或转移性乳腺癌的疗效和安全性。结果显示，他拉唑帕利可显著改善患者的 PFS（$HR=0.54$，$95\%CI$：$0.41\sim0.71$，$P<0.001$）；2 组的中位 OS 分别为 44.9 个月和 36.8 个月（$95\%CI$：$0.67\sim1.07$，$P=0.17$）；2 组 3~4 级不良反应的发生率分别为 69.6% 和 64.3%。

4. TBCRC 048 研究 该研究评估了奥拉帕利单药在携带 DNA 损伤修复（DDR）基因突变转移性乳腺癌患者中的疗效。结果显示，奥拉帕利单药可明显改善携带 *sBRCA1/2* 或 *gPALB2* 基因突变患者的 ORR。该研究分为 2 个队列，队列 1 纳入的患者为携带非 *BRCA1/2* 的 DDR 相关基因胚系突变，队列 2 纳入的患者为携带 *BRCA1/2* 突变及 DDR 相关基因体系突变。结果表明，奥拉帕利单药可明显改善 2 组患者的 ORR，队列 1 和队列 2 患者的 ORR 分别为 29.6% 和 38.5%。且存在 *gPALB2* 和 *sBRCA1/2* 基因突变者的 ORR 提高更为显著，但 *CHEK2* 或 *ATM* 基因突变患者从奥拉帕利单药治疗中的获益不明显。

5. CALGB9741 研究 该研究探讨了多柔比星+环磷酰胺序贯紫杉醇（AC-T）剂量密集化疗方案在淋巴结阳性乳腺癌患者辅助治疗中的作用和地位。结果表明，含蒽环类药物、紫杉类药物的每 2 周 1 次剂量密集化疗方案较每 3 周 1 次的标准化疗方案能够使肿瘤的复发风险降低 26%（$P=0.01$），且显著改善患者的 DFS 率（82% vs. 75%，$P=0.01$），死亡风险降低 31%（$P=0.013$）。亚组分析显示，三阴性乳腺癌患者的治疗效果更佳。

6. EBCTCG 荟萃分析 其纳入含蒽环类药物、紫杉类药物化疗的相同剂量密集（2 周）方案对比标准（3 周）方案的 7 项临床试验（10 004 例患者，2240 例乳腺癌复发，1481 例乳腺癌死亡），同时对比序贯和同步蒽环类药物联合紫杉类药物的化疗方案（11 533 例患者，2773 例乳腺癌复发，1711 例乳腺癌死亡）。结果显示，与每 3 周方案组相比，每 2 周方案组的 10 年疾病复发风险降低 17%（$RR=0.83$，$P=0.00004$），10 年乳腺癌死亡风险降低 3%（16.7% vs. 19.7%，$RR=0.85$，$P=0.003$），OS 也观察到改善（$RR=0.86$，$P=0.003$）；序贯组对比同步组也显著降低疾病的复发风险达 14%（$RR=0.86$，$P=0.0001$），10 年乳腺癌死亡风险降低 2.3%（19.2% vs. 21.5%，$RR=0.87$，$P=0.005$），OS 同样显著改善（$RR=0.85$，$P=0.0008$）。

（辽宁省肿瘤医院 孙 涛）

【核心体会】

三阴性乳腺癌的异质性强、分化差、侵袭性强，易发生局部复发和远处转移，预后差。对于术后淋巴结阳性的患者，除了必要的辅助化疗外，局部放疗是必不可少的，能显著降低局部复发风险。对于区域复发的患者，在有效的局部治疗基础上应行全身治疗，以期改善 PFS 和 OS。晚期三阴乳腺癌患者除了使用 PARP 抑制剂和免疫治疗外，化疗首选含铂类药物的方案，联合抗血管生成治疗也可选择。

（辽宁省肿瘤医院 孙 涛）

参 考 文 献

[1] Cardoso F, Costa A, Norton L, et al. 1st International consensus guidelines for advanced breast cancer (ABC1). Breast, 2012, 21 (3): 242-252.

[2] Cardoso F, Senkus E, Costa A, et al. 4th ESO-ESMO international consensus guidelines for advanced breast cancer (ABC4). Ann Oncol, 2018, 29 (8): 1634-1657.

[3] Zhang J, Lin Y, Sun XJ, et al. Biomarker assessment of the CBCSG006 trial: a randomized phase Ⅲ trial of cispla-

tin plus gemcitabine compared with paclitaxel plus gemcitabine as first-line therapy for patients with metastatic triple-negative breast cancer. Ann Oncol, 2018, 29 (8): 1741-1747.

[4] Leisha AE, Cristina C, Joseph PE, et al. Long-term clinical outcomes and biomarker analyses of atezolizumab therapy for patients with metastatic triple-negative breast cancer. JAMA Oncol, 2019, 5 (1): 74-82.

[5] Bardia A, Mayer IA, Vahdat LT, et al. Sacituzumab govitecan-hziy in refractory metastatic triple-negative breast cancer. N Eng J Med, 2019, 380: 741-751.

[6] Vinayak S, Tolaney SM, Schwartzberg L, et al. Open-label clinical trial of niraparib combined with pembrolizumab for treatment of advanced or metastatic triple-negative breast cancer. JAMA Oncol, 2019, 5 (8): 1132-1140.

[7] Hu XC, Zhang J, Xu BH, et al. Cisplatin plus gemcitabine versus paclitaxel plus gemcitabine as first-line therapy for metastic triple-negative breast cancer (CBCSG006): a randomized, open label, multicentre, phase 3 trial. The Lancert Oncology, 2015, 16 (4): 436-446.

[8] Marc LC, Donald AB, Constance C, et al. Randomized trial of dose-dense versus conventionally scheduled and sequential versus concurrent combination chemotherapy as postoperative adjuvant treatment of node-positive primary breast cancer: first report of Intergroup Trial C9741/Cancer and Leukemia Group B Trial 9741. J Clin Oncol, 2003, 21 (8): 1431-1439.

[9] Rugo HS, Ettl J, Woodward NE, et al. EMBRACA: efficacy outcomes in clinically relevant subgroups comparing talazoparib (TALA), an oral poly ADP ribose polymerase (PARP) inhibitor, to physician's choice of therapy (PCT) in patients with advanced breast cancer and a germline BRCA mutation. J Clin Oncol, 2018, 36 (suppl 15): 1069.

[10] Robson M, Im SA, Senkus E, et al. Olaparib for metastatic breast cancer in patient with a germline BRCA mutation. N Engl J Med, 2017, 377 (6): 523-533.

[11] Schmid P, Adams S, Rugo HS, et al. Atezolizumab and nab-paclitaxel in advanced triple-negative breast cancer. N Engl J Med, 2018, 379 (22): 2018-2121.

病例 19　右侧乳腺癌保乳术后复发 1 例

杨继鑫　巫　姜　李南林[*]

空军军医大学西京医院

【关键词】

HER-2 阳性；多西他赛；腋窝淋巴结转移；肺转移；卡培他滨；曲妥珠单抗；吡咯替尼；白蛋白结合型紫杉醇；伊尼妥单抗

【病史及治疗】

➢ 患者，女性，35 岁，未绝经。

➢ 2015-08 患者发现右侧乳腺肿物。

➢ 2015-08 患者行右侧乳腺保乳术+右侧腋窝淋巴结清扫。术后病理显示右侧乳腺浸润性导管癌，Ⅲ级，病理分期为 $T_2N_0M_0$ 期，肿物大小为 3.3 cm×1.4 cm×1.8 cm；右侧腋窝淋巴结（0/15 枚）未见癌转移。免疫组织化学显示 ER（++）、PR（+++）、HER-2（+++）、Ki-67（15%）。

➢ 2015-08 患者术后行 TE（T，多西他赛；E，表柔比星）方案化疗，3 个周期后其自行停止化疗，接受放疗（具体剂量不详），未行内分泌治疗及曲妥珠单抗靶向治疗。

【本阶段小结】

本例患者对病情认识不足，依存性差，未行规范化的辅助化疗，仅接受 3 个周期化疗，放疗剂量不详，未接受内分泌治疗及靶向治疗。且其为年轻女性，肿物最大径>2.0 cm，根据相关指南及专家共识，应行术后辅助化疗［AC-TH（A，多柔比星；C，环磷酰胺；T，多西他赛；H，曲妥珠单抗）方案共 8 个周期，曲妥珠单抗维持 1 年）］+内分泌治疗（卵巢功能抑制+他莫昔芬 5 年）+双磷酸盐（每 6 个月 1 次）。

【病史及治疗续一】

➢ 2018-02 患者右侧乳腺癌复发，还出现了左侧腋窝、左侧锁骨上淋巴结转移及肺转移。遂行右侧乳腺肿物、左侧腋窝和左侧锁骨上淋巴结穿刺活检。病理：①右侧乳腺浸润性癌。免疫组织化学显示 ER（<1%，强，+）、PR（−）、HER-2（+++）、Ki-67（60%）。②左侧腋窝浸润性癌（乳腺癌转移）。免疫组织化学显示 ER（−）、PR（−）、HER-2（+++）、Ki-67（40%）。③左侧锁骨上浸润性癌（乳腺癌转移）。免疫组织化学显示 ER（<1%，弱，+）、PR（−）、HER-2（+++）、Ki-67（40%）。

➢ 2018-02 患者开始行 TXH（T，多西他赛；X，卡培他滨；H，曲妥珠单抗）方案解救化疗，

---

[*] 通信作者，邮箱：nanlin-74@163.com

11个周期后病情较前明显好转，趋于稳定。

【辅助检查】

➢ 2018-02 胸部CT显示双肺多发大小不一的结节影，考虑双肺转移，但瘤体较小，无法穿刺（图19-1）。

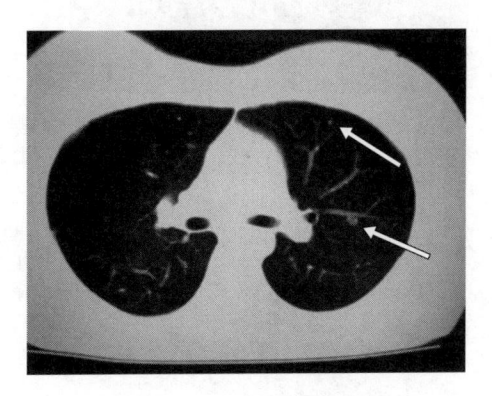

图19-1　2018-02 胸部CT
注：箭头指向病灶

➢ 2018-02 乳腺超声显示右侧乳腺11点钟至3点钟位置见占位（大小为9.3 cm×1.4 cm×4.8 cm）、4点钟位置见占位（大小为4.2 cm×1.1 cm×2.6 cm），BI-RADS分级为5级，考虑乳腺癌复发；左侧腋窝淋巴结较大者大小为2.1 cm×1.0 cm，考虑癌转移；左侧锁骨上多发肿大淋巴结，较大者大小为2.1 cm×1.0 cm，考虑癌转移。

【本阶段小结】

本例患者未行规范的术后辅助化疗、内分泌治疗及靶向治疗。其在保乳术后32个月右侧乳腺癌复发多个巨大肿物，伴对侧腋窝及对侧锁骨上淋巴结转移。其为既往未接受过曲妥珠单抗治疗的HER-2阳性复发/转移性乳腺癌，以曲妥珠单抗为基础的联合化疗方案是标准的一线治疗方案。CHAT研究证实，对于能够耐受双药化疗的患者，曲妥珠单抗联合多西他赛加卡培他滨比曲妥珠单抗联合多西他赛效果更好，尤其是考虑维持治疗的患者。本例患者的免疫组织化学提示ER<1%，暂时可以不考虑内分泌治疗。最终根据《中国临床肿瘤学会（CSCO）乳腺癌诊疗指南2020》，笔者给予其HER-2阳性晚期乳腺癌的标准解救化疗方案TXH（多西他赛+卡培他滨+曲妥珠单抗），11个周期后其病情趋于稳定，转移灶明显缩小。

【病史及治疗续二】

➢ 2019-02 患者病情趋于稳定，为达到减瘤目的，行右侧乳腺单纯切除术（姑息性手术）。术后病理显示右侧乳腺浸润性癌。免疫组织化学显示ER（约1%，中等着色，+）、PR（约3%，强着色，++）、HER-2（+++）、Ki-67（40%）。

➢ 2019-02 患者术后行吡咯替尼+曲妥珠单抗+卡培他滨维持治疗，病情稳定。

【辅助检查】

➢ 2019-02 胸部CT显示右肺中下叶结节较前（2018-02）明显减小（图19-2）。

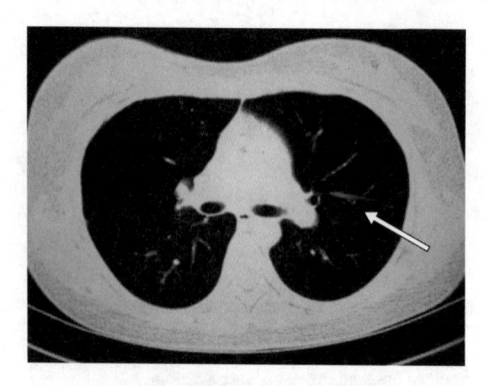

图 19-2　2019-02 胸部 CT

注：箭头指向病灶

➢ 2019-02 乳腺超声显示右侧乳腺 3 点钟位置见占位（大小为 3.0 cm×1.7 cm×1.8 cm）、4 点钟位置见占位（大小为 2.2 cm×1.0 cm×1.2 cm），BI-RADS 分级为 6 级；左侧腋窝淋巴结考虑癌转移，较大者大小为 1.3 cm×0.8 cm。

【本阶段小结】

本例患者经过 11 个周期 TXH 方案的解救治疗，病情趋于稳定，转移灶明显缩小，为达到减瘤目的，给予右侧乳腺单纯切除术（姑息性手术）。多西他赛剂量累积引起的剥脱性皮疹及肌肉、骨骼疼痛一直困扰着本例患者，故其在术后停用多西他赛。基于吡咯替尼 Ⅱ 期临床研究的结果，《中国临床肿瘤学会（CSCO）乳腺癌诊疗指南 2020》建议既往曲妥珠单抗治疗未失败的患者可以考虑应用吡咯替尼联合卡培他滨。综合考虑，本例患者最终进行的解救治疗方案为卡培他滨+吡咯替尼+曲妥珠单抗，使用后病情控制稳定。

【病史及治疗续三】

➢ 2020-06 患者新发左侧乳腺肿物，且左侧腋窝病灶及肺部病灶再次进展，遂行左侧乳腺肿物、左侧腋窝淋巴结及肺结节穿刺活检。病理：①左肺乳腺癌转移。免疫组织化学显示 ER（-）、PR（-）、HER-2（+++）、Ki-67（30%）。②左侧乳腺 3 点钟位置肿物为浸润性癌。免疫组织化学显示 ER（约1%，中等阳性）、PR（约1%，强阳性）、HER-2（+++）、Ki-67（30%）。③左侧乳腺 6 点钟位置肿物为浸润性癌。免疫组织化学显示 ER（-）、PR（约1%，强阳性）、HER-2（+++）、Ki-67（25%）。④左侧腋窝淋巴结转移癌（乳腺来源）。免疫组织化学显示 ER（-）、PR（-）、HER-2（+++）、Ki-67（30%）。

➢ 2020-06 患者开始行解救治疗，使用白蛋白结合紫杉醇+伊尼妥单抗。

【辅助检查】

➢ 2020-06 胸部 CT 显示双肺可见散在的小结节影，较大者位于左肺下叶，最大径为 1.5cm（图19-3）。

➢ 2020-06 乳腺超声显示左侧乳腺 6 点钟位置见低回声区，大小为 1.1 cm×0.7 cm×0.5 cm，考虑癌转移。

➢ 2020-08 患者行白蛋白结合紫杉醇+伊尼妥单抗治疗 2 个周期后，胸部 CT 显示双肺可见散在的小结节影，较大者位于左肺下叶，最大径为 0.8 cm，较前缩小，左侧腋窝淋巴结较前缩小（图19-4）。

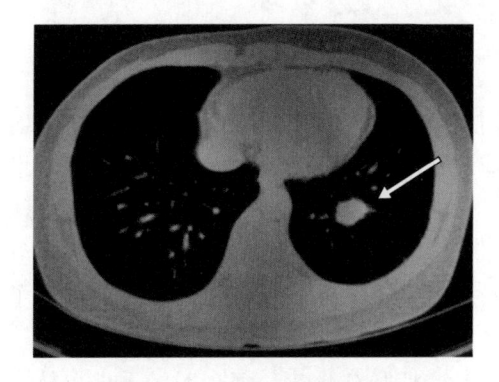

图 19-3　2020-06 胸部 CT
注：箭头指向病灶

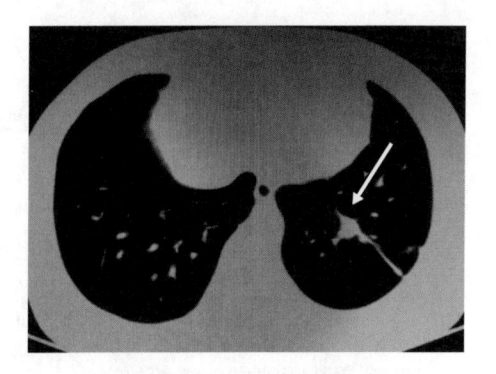

图 19-4　2020-08 胸部 CT
注：箭头指向病灶

➢ 2020-08 乳腺超声显示左侧乳腺转移灶（0.7 cm×0.4 cm×0.4 cm）较前明显缩小。

【本阶段小结】

在靶向维持治疗期间（曲妥珠单抗共计使用 2 年，吡咯替尼共计使用 1.5 年）本例患者疾病进展，提示继发性耐药。曲妥珠单抗治疗进展后，持续抑制 HER-2 通路能够给患者持续带来生存获益。EMILIA 研究证实，曲妥珠单抗治疗进展后，T-DM1 单药治疗有显著的 PFS 和 OS 获益，但长期治疗费用的支出导致 T-DM1 对患者来说并不可及。DS-8201 也是有效选择之一，该药目前正处于临床试验阶段。有研究显示，单抗 Fc 段改构后具有更强的抗体依赖性细胞介导的细胞毒（antibody-dependent cellular cytotoxicity，ADCC）效应，一定程度上可以转化为患者的生存获益。还有研究显示，伊尼妥单抗在曲妥珠单抗的基础上优化了 Fc 段，具有更强的 ADCC 效应。考虑之前本例患者对多西他赛难以耐受，故笔者最终选择的挽救治疗方案为白蛋白结合型紫杉醇联合伊尼妥单抗，期望能够为其带来新的生机。本例患者证明，HER-2 阳性晚期乳腺癌患者在产生靶向治疗（曲妥珠单抗+吡咯替尼）耐药的情况下，采用白蛋白结合紫杉醇+伊尼妥单抗方案解救治疗可以将转移灶明显缩小，这大大提升了医患双方的治疗信心。

本例患者的疾病诊疗过程见图 19-5。

图 19-5　本例患者的疾病诊疗过程

【专家点评】

目前，对于 HER-2 阳性乳腺癌患者，推荐使用新辅助治疗使肿瘤降期以行手术（近期目的），并通过达到 pCR 获得长期生存获益。对于未行新辅助治疗的 HER-2 阳性乳腺癌患者，辅助治疗方案应包含抗 HER-2 靶向治疗。本例患者初治时 35 岁、肿物最大径>2.0 cm、HR 阳性、HER-2 阳性，可考虑行新辅助治疗。根据 ExteNET 研究的结果，其术后辅助治疗除了 AC-TH 方案和内分泌治疗外，可行来那替尼延长治疗。由于其依从性差，未完成标准治疗，术后短期就出现了复发和转移。

HER-2 阳性晚期乳腺癌的一线标准治疗是双靶向治疗联合化疗，但当时帕妥珠单抗在国内不可及，TXH 方案是单靶向治疗联合化疗中的优选。对于联合治疗有效的患者，后续可采用维持治疗以尽量延长疾病控制时间。本例患者经过 11 个周期 TXH 方案治疗后接受右侧乳腺姑息性手术，后续维持治疗应采用原方案中的药物，且由于其多西他赛累积毒性不能耐受，可选 H±X 方案。根据吡咯替尼 II 期临床研究的结果，中国临床肿瘤学会（CSCO）专家组同意既往接受曲妥珠单抗治疗未失败的患者可考虑应用吡咯替尼。曲妥珠单抗治疗进展后，持续抑制 HER-2 通路能够持续给患者持续带来生存获益。根据国内外相关指南，HER-2 阳性晚期乳腺癌患者的抗 HER-2 二线治疗可选择吡咯替尼、T-DM1 及拉帕替尼等。伊尼妥单抗作为我国自主研发的新型抗 HER-2 靶向药物，在曲妥珠单抗的基础上优化了 Fc 段，具有更强的 ADCC 效应，目前获批的适应证是与长春瑞滨联合用于已接受过 1 个或多个化疗方案的 HER-2 阳性晚期患者。因此，结合国内的治疗现状，本例患者在 T-DM1 无法负担的情况下选择了伊尼妥单抗是合理的，但要注意应用白蛋白结合型紫杉醇可能会加重既往紫杉类药物化疗的累积神经毒性。

(辽宁省肿瘤医院　孙　涛)

本例患者为曲妥珠单抗继发性耐药的绝经前 HER-2 阳性乳腺癌患者。初始治疗时病理分期为 $pT_2N_0M_0$ 期，分子分型为 Luminal B 型，3 个周期 TE 方案辅助化疗后未接受正规治疗，且未接受辅助内分泌治疗和抗 HER-2 治疗，32 个月后出现同侧乳腺癌复发和对侧腋窝、锁骨上淋巴结及肺转移，复发灶和转移灶（肺部结节太小无法穿刺）穿刺病理的免疫组织化学结果与原发灶不符，HR 转为阴性，Ki-67 的表达由 15% 增高至 40%~60%。本例患者行 TXH 方案一线解救治疗（11 个周期）+同侧乳腺姑息性切除术，之后选择吡咯替尼+曲妥珠单抗+卡培他滨维持治疗，维持治疗的 PFS 为 16 个月。其对侧乳腺、腋窝淋巴结和肺部病灶再次进展后选择白蛋白结合型紫杉醇+伊尼妥单抗治疗，2 个周期后疗效评估为 PR。

乳腺癌如果发生转移，尤其是首次转移，在条件允许的情况下应对转移灶进行穿刺活检并行免疫组织化学检测（HR 和 HER-2）。当原发灶和转移灶的病理检测结果或分子检测结果不一致时，目前没有相关的临床研究结果可以参考，ABC5 指南中 87% 的专家推荐只要有 1 次活检 HR 和（或）HER-2 阳性，就可以行相应的内分泌治疗和（或）抗 HER-2 治疗。本例患者未接受辅助内分泌治疗，但复发灶和转移灶的 HR 转阴，临床实践中较少见，不排除右侧乳腺新发病灶转移至对侧和肺部的可能性。根据新发病灶的免疫组织化学结果，本例患者的后续治疗围绕抗 HER-2 治疗联合化疗进行，未尝试内分泌治疗。

HER-2 阳性晚期乳腺癌患者无论既往是否接受过抗 HER-2 治疗，一线治疗均应尽早开始抗 HER-2 治疗。针对本例患者（HER-2 阳性复发/转移性乳腺癌），其早期因为依从性差未在辅助治疗阶段使用过曲妥珠单抗，一线治疗策略应选择曲妥珠单抗+两药联合化疗还是曲妥珠单抗+帕妥珠单抗+单药化疗？TXH 方案是当时《中国临床肿瘤学会（CSCO）乳腺癌诊疗指南》的 I 级推荐，目前标准的一线治疗方案推荐双靶向治疗联合化疗（曲妥珠单抗+帕妥珠单抗联合紫杉醇、多西他赛，也可联合长春瑞滨）。在不能获取帕妥珠单抗时，可选择曲妥珠单抗联合紫杉类药物或长春瑞滨。CLEOPATRA研究是验证曲妥珠单抗+帕妥珠单抗双靶向治疗成为晚期一线新标准方案的关键研究，在曲妥珠单抗联合紫杉类药物的基础上加用帕妥珠单抗，可进一步延长患者的DFS和OS，帕妥珠单抗将DFS延长了6.3个月，将OS延长了16.3个月（$P<0.001$），入组患者中有90%既往未接受过曲妥珠单抗治疗，故未经曲妥珠单抗治疗的患者可直接获益于曲妥珠单抗+帕妥珠单抗双靶向治疗。中国的Puffin研究同样提示，在曲妥珠单抗联合紫杉类药物的基础上加用帕妥珠单抗对比安慰剂，可以延长患者的PFS。

本例患者接受抗HER-2治疗联合化疗时应至少持续6~8个周期，时长取决于疗效及其对化疗的耐受程度。抗HER-2治疗的最佳持续时间尚不明确，如果患者没有出现疾病进展或不可耐受的不良反应，抗HER-2治疗可持续使用至疾病进展。HR阳性、HER-2阳性患者应用抗HER-2治疗联合化疗有效后可考虑行抗HER-2治疗联合内分泌治疗作为维持治疗。本例患者在一线接受11个周期TXH方案全身治疗后（疗效评估PR）接受了右侧乳腺姑息性切除术，对侧腋窝淋巴结、锁骨上淋巴结及肺部仍存在病灶，且无法切除所有病灶，ABC5指南中70%的专家同意如果患者无法达到根治性切除，全身治疗仍应作为主要的治疗手段；在全身治疗的基础上，对于急需缓解症状或解除并发症的患者，可联合采用局部治疗。

在一线治疗选择TXH方案且有效的情况下，姑息性手术后本例患者选择吡咯替尼+曲妥珠单抗+卡培他滨维持治疗略有不妥，虽然维持治疗的PFS达到16个月，但如果先用曲妥珠单抗+卡培他滨维持，待疾病进展后再使用二线方案吡咯替尼联合卡培他滨或T-DM1可能更好。2020年，ASCO大会公布了PHOEBE研究（Ⅲ期）的结果。该研究纳入267例既往接受过曲妥珠单抗治疗的晚期乳腺癌患者，对比吡咯替尼联合卡培他滨和拉帕替尼联合卡培他滨的疗效，发现2组的中位PFS分别为12.5个月和6.8个月（$HR=0.39$, $P<0.0001$）。在EMILIA研究中，T-DM1组对比拉帕替尼联合卡培他滨组，中位PFS分别为9.6个月和6.4个月，中位OS分别为30.9个月和25.1个月，均有统计学意义。从数据上看，PHOEBE研究和EMILIA研究的对照组的PFS相当，吡咯替尼联合卡培他滨较T-DM1 PFS更长。本例患者一线治疗已经使用过卡培他滨，如果不考虑经济原因，二线治疗似乎更适合使用T-DM1，但当时可能该药不可及。

本例患者在维持治疗进展后选择行白蛋白结合型紫杉醇+伊尼妥单抗治疗，虽然2个周期后疗效评估PR，但似乎无循证医学证据，但基于帕妥珠单抗当时未进入国内医保，也是不得已的个体化治疗选择。伊尼妥单抗和曲妥珠单抗是同类药物，但ADCC效应更强，唯一的一项Ⅲ期临床研究入组的患者为紫杉类药物治疗后但未经抗HER-2治疗的HER-2阳性转移性乳腺癌患者。对于既往治疗转移性病灶仅使用过曲妥珠单抗联合化疗的患者，可考虑采用曲妥珠单抗联合帕妥珠单抗±化疗，也可选择曲妥珠单抗+拉帕替尼（不联合化疗）。二线以上的治疗缺乏标准方案，抗HER-2治疗的最佳顺序也尚无相关数据支持。奈拉替尼、图卡替尼（tucatinib）、DS-8201、fam-trastuzumab deruxtecan-nxki等新药都是后线治疗的选择，但在中国尚未上市，如果还要考虑经济因素，抗HER-2治疗的药物选择相对有限。未来，HER-2阳性乳腺癌患者将会有更多的治疗选择，如HR阳性患者可以行抗HER-2治疗联合CDK抑制剂内分泌治疗，PD-L阳性患者还有望联合免疫治疗（KATE-2研究）。

（浙江大学医学院附属第二医院　周美琪　邓甬川）

【指南背景】

1. 2020年美国NCCN指南（第5版）　对于可手术的乳腺癌患者，推荐HER-2阳性患者接受术前新辅助治疗，通过新辅助治疗达到 pCR 能明显延长 PFS 和 OS。

2. ABC5 指南 对于 HER-2 阳性转移性乳腺癌患者，一线治疗方案一类证据最优推荐方案为化疗联合曲妥珠单抗和帕妥珠单抗。

3.《中国临床肿瘤学会（CSCO）乳腺癌诊疗指南 2019》 HER-2 阳性转移性乳腺癌患者二线治疗方案维持治疗的理想选择应该是单药治疗有效、相对低毒、便于长期使用。

（辽宁省肿瘤医院　孙　涛）

1. 2021 年美国 NCCN 指南（第 1 版） 对于复发/转移性或Ⅳ期 HER-2 阳性乳腺癌患者，一线治疗推荐使用帕妥珠单抗+曲妥珠单抗联合多西他赛（1 类证据）或紫杉醇（2A 类证据）化疗，其他可选方案包括曲妥珠单抗联合化疗，如紫杉类药物±卡铂、长春瑞滨或卡培他滨等。既往治疗转移性病灶仅使用过曲妥珠单抗联合化疗的患者，可考虑使用曲妥珠单抗联合帕妥珠单抗±化疗；其他建议的方案包括 T-DM1、拉帕替尼+卡培他滨、曲妥珠单抗+拉帕替尼（不联合化疗）及奈拉替尼+卡培他滨。脑转移患者的二线及以上治疗可选择图卡替尼+曲妥珠单抗+卡培他滨，三线及以上治疗可选择 fam-trastuzumab deruxtecan-nxki。

2. ABC 5 指南 对于 HER-2 阳性转移性乳腺癌的一线治疗，95%的专家同意曲妥珠单抗联合化疗要优于拉帕替尼联合化疗，且无论患者既往是否接受过（新）辅助曲妥珠单抗治疗（无疾病间期>12 个月）（1A）。对既往未接受过曲妥珠单抗治疗的患者，86%的专家支持曲妥珠单抗、帕妥珠单抗联合化疗为一线标准治疗方案，因为其已经被证实有 OS 获益（1A）。基于曲妥珠单抗一线治疗失败后，88%的专家支持 T-DM1 优于其他含抗 HER-2 治疗的二线治疗方案，因其被证实有 OS 获益（1A）。84%的专家认为曲妥珠单抗联合拉帕替尼也是合理的选择（1B）。90%的专家认为三线治疗中奈拉替尼联合卡培他滨不常规推荐（1D）。98%的专家赞成 DS-8201、图卡替尼+曲妥珠单抗+卡培他滨（如果适应证获批）是多线抗 HER-2 治疗后的选择（2B）。

91%的专家同意一线曲妥珠单抗单靶向治疗联合化疗的药物推荐选择紫杉类药物或长春瑞滨，后线治疗的化疗药物选择包括但不限于长春瑞滨（如果一线治疗未使用）、紫杉类药物（如果一线治疗未使用）、卡培他滨、艾日布林（eribulin）、脂质体多柔比星、铂类药物及吉西他滨等（2A）。86%的专家达成共识，曲妥珠单抗和帕妥珠单抗双靶向治疗联合化疗的药物推荐选择多西他赛（1A）或紫杉醇（1B），也可选择长春瑞滨（2A）、白蛋白紫杉醇（2B）及卡培他滨（1A），老年患者可用节拍化疗（2B）。

对于 ER 阳性、HER-2 阳性转移性乳腺癌，80%的专家同意抗 HER-2 治疗联合内分泌治疗可以作为一线抗 HER-2 治疗联合化疗有效结束后维持治疗的一种合理选择（没有相关临床试验），维持时间应该至疾病进展、患者无法耐受不良反应、患者的意愿或需参加临床试验。维持治疗阶段是选择单靶向治疗还是双靶向治疗联合内分泌治疗目前尚无临床研究数据支撑。

3.《中国晚期乳腺癌规范诊疗指南（2020 版）》 一线抗 HER-2 治疗方案首选曲妥珠单抗+帕妥珠单抗+紫杉类药物（1A），也可联合其他化疗药物（2A），包括卡培他滨、吉西他滨及长春瑞滨等。辅助治疗未使用过曲妥珠单抗或曲妥珠单抗治疗结束后超过 1 年复发/转移的 HER-2 阳性晚期乳腺癌患者，或曲妥珠单抗新辅助治疗有效，优选帕妥珠单抗+曲妥珠单抗+紫杉类药物（1B）；在帕妥珠单抗不可及时，可考虑曲妥珠单抗+化疗（1B），特别是辅助治疗未使用过曲妥珠单抗的晚期乳腺癌患者。

对于抗 HER-2 治疗失败的患者，持续抑制 HER-2 通路可给患者持续带来生存获益，应继续抗 HER-2 治疗。吡咯替尼联合卡培他滨是曲妥珠单抗治疗失败后的治疗方案（1A），也可选择 T-DM1（1A）。对于其他二线治疗方案，专家组认为，可继续行曲妥珠单抗联合另一种化疗药物；

拉帕替尼联合卡培他滨（1B）和曲妥珠单抗联合拉帕替尼双靶向治疗（2B）都是可选方案。另有研究显示，mTOR抑制剂依维莫司联合曲妥珠单抗可使既往接受过曲妥珠单抗的晚期乳腺癌患者获得PFS获益，也可作为二线治疗的选择。

4.《中国抗癌协会乳腺癌诊治指南与规范（2019年版）》 HER-2阳性晚期乳腺癌患者的一线治疗方案首选帕妥珠单抗+曲妥珠单抗双靶向治疗联合紫杉类药物；其他可选方案包括曲妥珠单抗联合紫杉醇或多西他赛，曲妥珠单抗联合紫杉醇的同时也可加用卡铂进一步提高疗效；曲妥珠单抗也可联合长春瑞滨、卡培他滨等其他化疗药物。对于辅助治疗已使用帕妥珠单抗+曲妥珠单抗双靶向治疗后复发的患者，根据既往研究的结果，可尝试帕妥珠单抗+曲妥珠单抗双靶向治疗联合多西他赛方案或改用其他二线治疗方案（如T-DM1、吡咯替尼联合卡培他滨、拉帕替尼联合卡培他滨）。二线治疗方案包括T-DM1、拉帕替尼或吡咯替尼联合卡培他滨、保留曲妥珠单抗更换其他化疗药物，也可停用细胞毒药物而使用2种靶向治疗药物的联合（如拉帕替尼联合曲妥珠单抗或帕妥珠单抗联合曲妥珠单抗联合卡培他滨）。

5.《中国临床肿瘤学会（CSCO）乳腺癌诊疗指南2020》 HER-2阳性复发/转移性乳腺癌需要选择抗HER-2治疗的合适人群，分层为：①对于未使用过曲妥珠单抗或曾使用过曲妥珠单抗但符合再使用的患者，THP方案调整为Ⅰ级推荐，考虑目前的医保政策和性价比，TXH方案仍为Ⅰ级推荐，Ⅱ级推荐曲妥珠单抗联合化疗（2A），包括紫杉类药物、长春瑞滨及卡培他滨等，增加吡咯替尼+卡培他滨方案、曲妥珠单抗+帕妥珠单抗+其他化疗方案作为Ⅲ级推荐。②对于曲妥珠单抗治疗失败的患者，吡咯替尼+卡培他滨调整为Ⅰ级推荐，拉帕替尼+卡培他滨（2B）调整为Ⅱ级推荐，T-DM1（1A）也是Ⅱ级推荐，新增吡咯替尼单药作为Ⅲ级推荐，其他Ⅲ级推荐包括TKI联合其他化疗药物（2B）、曲妥珠单抗联合其他化疗药物（2B）。

（浙江大学医学院附属第二医院　周美琪　邓甬川）

【循证背景】

1. CLEOPATRA研究 该研究入组808例患者，随机接受一线安慰剂+曲妥珠单抗+多西他赛或帕妥珠单抗+曲妥珠单抗+多西他赛治疗，主要研究终点为PFS。结果显示，帕妥珠单抗组的中位PFS达18.5个月，安慰剂组为12.4个月（$HR=0.62$，$95\%CI$：$0.51\sim0.75$，$P<0.001$）。该研究首次证明在曲妥珠单抗联合化疗的基础上增加帕妥珠单抗能改善HER-2阳性晚期乳腺癌患者的PFS和OS，但不增加心脏毒性及其他毒性。

2. KATHERINE研究 该研究为T-DM1针对抗HER-2新辅助治疗后仍有残存病灶的乳腺癌患者强化辅助治疗的Ⅲ期临床研究。入组1486例经紫杉醇及抗HER-2治疗后未达pCR的患者，术后12周内按1∶1的比例随机分组接受曲妥珠单抗及T-DM1治疗。主要研究终点为iDFS。结果显示，T-DM1组对比曲妥珠单抗组，iDFS率分别为88.3%和77.0%（$HR=0.5$，$95\%CI$：$0.39\sim0.64$，$P<0.0001$）。

3. ExteNET研究 该研究为评估HER-2阳性早期乳腺癌1年曲妥珠单抗辅助治疗后序贯应用1年来那替尼辅助治疗的Ⅲ期临床研究。入组2840例接受过1年曲妥珠单抗联合化疗（辅助治疗）且无乳腺癌病灶的患者，随机接受来那替尼（$n=1420$）或安慰剂（$n=1420$）。主要研究终点为2年DFS。次要研究终点包括原位导管癌患者的DFS、中枢神经系统复发及5年OS。结果显示，曲妥珠单抗序贯来那替尼1年组与单用曲妥珠单抗1年组相比，前者2年DFS率达93.9%，较后者的91.6%有所提高（$HR=0.67$，$95\%CI$：$0.50\sim0.91$，$P=0.009$）。

4. EMILIA研究 该研究为T-DM1治疗HER-2阳性转移性乳腺癌的Ⅲ期临床研究。入组980例辅助治疗6个月内或转移性治疗进展的既往接受过曲妥珠单抗联合紫杉醇治疗的HER-2阳性晚期乳腺癌患者，随机分组接受 T-DM1 和卡培他滨联合拉帕替尼治疗。主要研究终点为 PFS、OS 及安全性。结果显示，T-DM1 组显著延长 PFS（9.6月个月 vs. 6.4 个月，分层 $HR=0.65$，95% CI：0.55~0.77，$P<0.0001$）。

5. EGF100151 研究、GBG26 研究、EGF104900 研究 EGF100151 研究和 GBG26 研究的结果提示，乳腺癌患者使用曲妥珠单抗治疗病情进展后，可考虑行拉帕替尼联合卡培他滨治疗，或继续使用曲妥珠单抗而更换其他化疗药物。对于无法耐受化疗的患者，EGF104900 研究证实，拉帕替尼单药联合曲妥珠单抗也可作为二线治疗的选择。

6. PHENIX 研究 该研究为吡咯替尼联合卡培他滨对比卡培他滨治疗既往使用曲妥珠单抗治疗进展的晚期二线 HER-2 阳性乳腺癌的临床研究。所有纳入患者按 2∶1 的比例随机分组接受吡咯替尼联合卡培他滨和安慰剂联合卡培他滨。试验组与对照组的中位 PFS 分别为 11.1 个月和 4.1 个月（$HR=0.18$，95%CI：0.13~0.26，$P<0.001$）。

7. 长春瑞滨±伊尼妥单抗治疗 HER-2 阳性晚期乳腺癌的有效性及安全性的Ⅲ期临床研究 该研究入组Ⅳ期乳腺癌患者 315 例，按 2∶1 的比例随机分为长春瑞滨联合伊尼妥单抗试验组和长春瑞滨对照组。试验组与对照组相比，PFS 延长了 15.1 周（39.1 周 vs. 14.0 周），疾病进展至死亡的风险减少了 76%（$HR=0.24$，95%CI：0.16~0.36，$P<0.0001$）。

8. PHOEBE 研究 结果显示，吡咯替尼+卡培他滨组（$n=134$）和拉帕替尼+卡培他滨组（$n=132$）由 BICR 算法评估的中位 PFS 分别为 12.5 个月和 6.8 个月（$HR=0.39$，$P<0.0001$），符合显著性差异标准（$P\leq0.0066$）。由研究者评估的中位 PFS 分别为 11.0 个月和 5.6 个月（$HR=0.42$，$P<0.0001$）。无论是曲妥珠单抗耐药的患者（12.5 个月 vs. 6.9 个月，$HR=0.60$）还是非曲妥珠单抗耐药的患者（12.5 个月 vs. 5.6 个月，$HR=0.33$），均发现吡咯替尼的 PFS 获益。吡咯替尼组的 ORR 高于拉帕替尼组，2 组的 ORR 分别为 67.2% 和 51.5%；吡咯替尼组的 CBR 也高于拉帕替尼组，分别为 73.1% 和 59.1%。

（辽宁省肿瘤医院　孙　涛）

1. CLEOPATRA 研究（$n=808$） 该研究将 HER-2 过表达的转移性乳腺癌患者随机分配到曲妥珠单抗+帕妥珠单抗+多西他赛双靶向治疗联合化疗组或曲妥珠单抗+多西他赛单靶向治疗联合化疗组。8 年的随访结果显示，双靶向治疗联合化疗组的中位 OS 为 57.1 个月、DFS 为 18.7 个月，而单靶向治疗联合化疗组的 OS 为 40.8 个月、DFS 为 12.4 个月，帕妥珠单抗将 DFS 延长了 6.3 个月、将 OS 延长了 16.3 个月（$P<0.001$）。

2. PUFFIN 研究（Ⅲ期，$n=243$） 该研究桥接了 CLEOPATRA 研究，旨在中国人群中评估帕妥珠单抗+曲妥珠单抗+多西他赛和安慰剂+曲妥珠单抗+多西他赛一线治疗 HER-2 阳性晚期乳腺癌的疗效和安全性。结果显示，中位 PFS 分别为 14.5 个月和 12.4 个月（$HR=0.69$）。

3. EMILIA 研究（$n=991$） 该研究将接受过曲妥珠单抗+一种紫杉烷类药物治疗的 991 例 HER-2 阳性晚期乳腺癌患者随机分为 2 组，分别接受 T-DM1 或拉帕替尼+卡培他滨治疗。结果显示，T-DM1 组和对照组的中位 PFS 分别为 9.6 个月和 6.4 个月，中位 OS 分别为 30.9 个月和 25.1 个月，均具有统计学意义。

4. PHOEBE 研究（$n=267$） 该研究纳入 267 例既往接受过曲妥珠单抗治疗的晚期乳腺癌患者，对比吡咯替尼联合卡培他滨和拉帕替尼联合卡培他滨的疗效。结果显示，2 组的中位 PFS 分别为 12.5 个月和 6.8 个月（$HR=0.39$，$P<0.0001$）。

5. NALA 研究（Ⅲ期，$n=621$） 该研究旨在评估来那替尼+卡培他滨对比拉帕替尼+卡培他滨用于既往接受过≥二线抗 HER-2 治疗的晚期乳腺癌患者的疗效。2019 年 ASCO 大会公布的结果显示，2组的中位PFS分别为8.8个月和6.6个月（$P=0.005\,9$），2组的OS无显著差异。

6. HER2CLIMB研究（Ⅱ期，$n=612$） 该研究旨在评估图卡替尼+曲妥珠单抗+卡培他滨对比安慰剂+曲妥珠单抗+卡培他滨用于经曲妥珠单抗、帕妥珠单抗、T-DM1治疗后HER-2阳性转移性乳腺癌患者的疗效和安全性。结果显示，2组的中位PFS分别为7.8个月和5.6个月（$HR=0.54$，$P<0.001$），2组的中位OS分别为21.9个月和17.4个月（$HR=0.66$，$P=0.005$）。2020年，ASCO大会公布的数据显示，图卡替尼联合治疗可明显改善脑转移亚组患者的PFS和OS。

7. DESTINY-Breast01研究（Ⅱ期，$n=184$） 该研究旨在评估DS-8201用于经多线治疗的HER-2阳性转移性乳腺癌患者的疗效和安全性。结果显示，DS-8201的ORR达60.9%，疾病控制率为97.3%，临床获益率为76.1%。2020年，ASCO大会公布了亚组数据，各亚组的ORR和中位PFS与既往总人群的结果相似。

8. MonarcHER研究（$n=237$） 该研究是一项3臂Ⅱ期研究，旨在评估阿贝西利+氟维司群+曲妥珠单抗用于既往接受过≥二线治疗的HR阳性、HER-2阳性晚期乳腺癌患者的疗效和安全性。3组患者分别接受阿贝西利+氟维司群+曲妥珠单抗（A组）或阿贝西利+曲妥珠单抗（B组）或曲妥珠单抗+化疗（C组）。结果显示，A组对比C组，中位PFS显著延长，分别为8.3个月和5.7个月（$HR=0.673$，$P=0.05$），B组和C组的中位PFS无差异。对于既往接受过多线抗HER-2治疗的HR阳性、HER-2阳性患者，内分泌治疗+抗HER-2治疗或许是更好的选择。

9. KATE-2研究（Ⅱ期，$n=202$） 该研究旨在评估T-DM1+阿替利珠单抗对比T-DM1+安慰剂用于HER-2阳性局部晚期或转移性乳腺癌患者作为二线治疗的疗效。既往的结果显示，ITT人群中2组的中位PFS分别为8.2个月和6.8个月（$P=0.333\,2$），PD-L1阳性人群的中位PFS分别为8.6个月和4.1个月。2019年，ESMO大会公布该研究的第2次OS结果，发现在PD-L1阳性亚组中，2组的1年OS率分别为94.3%和87.9%（$HR=0.55$）；在PD-L1阴性亚组中，2组的OS率无明显差异。

10. 伊尼妥单抗临床研究（$n=341$） 该研究为重组抗HER-2人源化单克隆抗体联合长春瑞滨治疗HER-2阳性转移性乳腺癌的随机对照Ⅲ期临床试验，评估伊尼妥单抗联合长春瑞滨用于紫杉类药物治疗后但未经抗HER-2治疗的HER-2阳性转移性乳腺癌的疗效和安全性，既往使用细胞毒药物治疗不超过三线。该研究将试验组的全治疗期（伊尼妥单抗联合化疗阶段+伊尼妥单抗单药维持治疗阶段）和对照组的化疗期进行对比，结果显示，2组的中位PFS分别为39.1周和14.0周（$HR=0.24$，$95\%CI$：0.16~0.36，$P<0.000\,1$）；试验组与对照组相比，ORR和DCR均显著提高，2组的ORR分别为46.7%和18.45%（$P<0.000\,1$），DCR分别为79.72%和45.63%（$P<0.000\,1$）。

（浙江大学医学院附属第二医院　周美琪　邓甬川）

【核心体会】

HER-2阳性乳腺癌中临床分期较晚或有保乳意愿的患者应行术前新辅助治疗，以提高保乳率和pCR率，并根据是否达到pCR决定术后的强化治疗方案。HER-2阳性晚期乳腺癌患者一线治疗首选化疗联合双靶向治疗，二线抗HER-2治疗的标准方案为T-DM1和吡咯替尼。维持治疗的原则是尽量选用原有效治疗方案中的药物。对于晚期患者的姑息性手术，在全身治疗获益明确及持续时间较长的情况下，进行全面的评估及多学科会诊是可行的，能够减少乳腺局部不良反应的发生及改善患者的生活质量。

（辽宁省肿瘤医院　孙　涛）

双靶向治疗联合化疗是HER-2阳性转移性乳腺癌患者的标准一线治疗方案。如果帕妥珠单抗不可及，且患者既往未接受过（新）辅助曲妥珠单抗治疗或停用曲妥珠单抗至复发间隔时间>12个月以上，仍可选择曲妥珠单抗作为一线抗HER-2治疗。

一线抗HER-2治疗失败后，持续抑制HER-2通路可给患者持续带来生存获益，应继续行抗HER-2治疗。基于中国国情，吡咯替尼联合卡培他滨是曲妥珠单抗治疗失败后的优选方案，如果患者的经济条件允许，也可选择T-DM1。其他二线治疗方案包括曲妥珠单抗联合另一种化疗药物，且拉帕替尼联合卡培他滨、曲妥珠单抗联合拉帕替尼双靶向治疗也是可选方案。ADCC效应更强的曲妥珠单抗同类药物伊尼妥单抗目前证据较充分的适应证为联合长春瑞滨用于三线以下紫杉类药物化疗后但未经抗HER-2治疗的HER-2阳性转移性乳腺癌，后线抗HER-2治疗能否替代或联合曲妥珠单抗仍需更多临床研究的数据支持。

（浙江大学医学院附属第二医院　周美琪　邓甬川）

参 考 文 献

[1] Gianni L, Eiermann W, Semiglazov V, et al. Neoadjuvant and adjuvant trastuzumab in patients with HER2-positive locally advanced breast cancer (NOAH): follow-up of a randomised controlled superiority trial with a parallel HER2-negative cohort. Lancet Oncol, 2014, 15 (6): 640-647.

[2] Hurvitz SA, Martin M, Symmans WF, et al. Neoadjuvant trastuzumab, pertuzumab, and chemotherapy versus trastuzumab emtansine plus pertuzumab in patients with HER2-positive breast cancer (KRISTINE): a randomised, open-label, multicentre, phase 3 trial. Lancet Oncol, 2018, 19 (1): 115-126.

[3] Robert N, Leyland-Jones B, Asmar L, et al. Randomized phase Ⅲ study of trastuzumab, paclitaxel, and carboplatin compared with trastuzumab and paclitaxel in women with HER-2-overexpressing metastatic breast cancer. J Clin Oncol, 2006, 24 (18): 2786-2792.

[4] Ma F, Quyang Q, Li W, et al. Pyrotinib or lapatinib combined with capecitabine in HER2-positive metastatic breast cancer with prior taxanes, anthracyclines, and/or trastuzumab: a randomized, phase Ⅱ study. J Clin Oncol, 2019, 37 (29): 2610-2619.

[5] Verma S, Miles D, Gianni L, et al. Trastuzumab emtansine for HER2-positive advanced breast cancer. N Engl J Med, 2012, 367 (19): 1783-1791.

[6] Cameron D, Casey M, Press M, et al. A phase Ⅲ randomized comparison of lapatinib plus capecitabine versus capecitabine alone in women with advanced breast cancer that has progressed on trastuzumab: updated efficacy and biomarker analyses. Breast Cancer Res Treat, 2008, 112 (3): 533-543.

[7] Von Minckwitz G, Du Bois A, Schmidt M, et al. Trastuzumab beyond progression in human epidermal growth factor receptor 2-positive advanced breast cancer: a german breast group 26/breast international group 03-05 study. J Clin Oncol, 2009, 27 (12): 1999-2006.

[8] Blackwell KL, Burstein HJ, Storniolo AM, et al. Randomized study of lapatinib alone or in combination with trastuzumab in women with ErbB2-positive, trastuzumab-refractory metastatic breast cancer. J Clin Oncol, 2010, 28 (7): 1124-1130.

[9] Cardoso F, Paluch-Shimon S, Senkus E, et al. 5th ESO-ESMO international consensus guidelines for advanced breast cancer (ABC 5). Ann Oncol, 2020, 31 (12): 1623-1649.

[10] 国家肿瘤质控中心乳腺癌专家委员会，中国抗癌协会乳腺癌专业委员会，中国抗癌协会肿瘤药物临床研究专业委员会. 中国晚期乳腺癌规范诊疗指南（2020版）. 中华肿瘤杂志, 2020, 42 (10): 781-797.

[11] 中国抗癌协会乳腺癌专业委员会. 中国抗癌协会乳腺癌诊治指南与规范（2019年版）. 中国癌症杂志, 2019, 29 (8): 609-679.

[12] 中国临床肿瘤学会指南工作委员会. 中国临床肿瘤学会（CSCO）乳腺癌诊疗指南2020. 北京：人民卫生出版社, 2020.

[13] Swain SM, Miles D, Kim SB, et al. Pertuzumab, trastuzumab, and docetaxel for HER2-positive metastatic breast cancer (CLEOPATRA): end-of-study results from a double-blind, randomised, placebo-controlled, phase 3 study. Lancet Oncol, 2020, 21 (4): 519-530.

[14] Swain SM, Baselga J, Kim SB, et al. Pertuzumab, trastuzumab, and docetaxel in HER2-positive metastatic breast cancer. N Engl J Med, 2015, 372 (8): 724-734.

[15] Xu B, Li W, Zhang Q, et al. Pertuzumab, trastuzumab, and docetaxel for Chinese patients with previously untreated HER2-positive locally recurrent or metastatic breast cancer (PUFFIN): a phase Ⅲ, randomized, double-blind, placebo-controlled study. Breast Cancer Res Treat, 2020, 182 (3): 689-697.

[16] Diéras V, Miles D, Verma S, et al. Trastuzumab emtansine versus capecitabine plus lapatinib in patients with previously treated HER2-positive advanced breast cancer (EMILIA): a descriptive analysis of final overall survival results from a randomised, open-label, phase 3 trial. Lancet Oncol, 2017, 18 (6): 732-742.

[17] 边莉, 徐兵河, 邸立军, 等. 重组抗HER2人源化单克隆抗体联合长春瑞滨治疗HER2阳性转移性乳腺癌随机对照Ⅲ期临床研究. 中华医学杂志, 2020, 100 (30): 2351-2357.

[18] Saura C, Oliveira M, Feng YH, et al. Neratinib plus capecitabine versus lapatinib plus capecitabine in HER2-positive metastatic breast cancer previously treated with ≥ 2 HER2-directed regimens: phase Ⅲ NALA trial. J Clin Oncol, 2020, 38 (27): 3138-3149.

[19] Murthy RK, Loi S, Okines A, et al. Tucatinib, trastuzumab, and capecitabine for HER2-positive metastatic breast cancer. N Engl J Med, 2020, 382 (7): 597-609.

[20] Modi S, Saura C, Yamashita T, et al. Trastuzumab deruxtecan in previously treated HER2-positive breast cancer. N Engl J Med, 2020, 382 (7): 610-621.

[21] Tolaney SM, Wardley AM, Zambelli S, et al. Abemaciclib plus trastuzumab with or without fulvestrant versus trastuzumab plus standard-of-care chemotherapy in women with hormone receptor-positive, HER2-positive advanced breast cancer (monarcHER): a randomised, open-label, phase 2 trial. Lancet Oncol, 2020, 21 (6): 763-775.

[22] Wardley AM, Pivot X, Morales-Vasquez F, et al. Randomized phase Ⅱ trial of first-line trastuzumab plus docetaxel and capecitabine compared with trastuzumab plus docetaxel in HER2-positive metastatic breast cancer. Journal of Clinical Oncology, 2010, 28 (6): 976-983.

[23] Modi S, Saura C, Yamashita T, et al. Trastuzumab in emtansine for HER2-positive advanced breast cancer. N Engl Med, 2012, 367 (19): 1783-1791.

[24] 王晓闻, 刘培培, 吕锋华, 等. 抗HER2人源化单克隆抗体药物关键质量属性评价. 中国药学杂志, 2015, 50 (12): 1054-1061.

病例 20　三阴性乳腺癌 1 例

张俊美　薛　妍[*]

西安国际医学中心肿瘤医院

【关键词】

Ⅳ期三阴性乳腺癌；肺转移；白蛋白结合型紫杉醇；顺铂；*gBRCA2* 基因意义未明突变；长春瑞滨软胶囊；PARP 抑制剂；奥拉帕利

【病史及治疗】

➢ 患者，女性，40 岁，未绝经。既往体健，其父亲因贲门癌已故，否认其他疾病史和个人史。

➢ 2012-05 患者在左侧乳腺内下象限触及 1 个质硬、无痛性肿物，大小为 2.0 cm×2.0 cm。

➢ 2012-05 患者行左侧乳腺癌改良根治术。术后病理显示左侧乳腺浸润性癌，符合基底样癌，病理分期为 pT_2N_0 期；同侧腋窝淋巴结（0/16 枚）未见癌转移。免疫组织化学显示 ER（−）、PR（−）、HER-2（−）、Ki-67（30%）。诊断为左侧乳腺癌术后（病理分期为 $pT_2N_0M_0$ 期，临床分期为Ⅱa 期，分子分型为三阴性）。患者术后行贝伐珠单抗+TEC（T，多西他赛；E，表柔比星；C，环磷酰胺）方案辅助治疗 6 个周期。

【病史及治疗续一】

➢ 2015-12（术后 43 个月）患者首次出现远处转移。国外 PET-CT 显示疑似肝转移、淋巴结转移（肋间、心外膜）（图 20-1）。

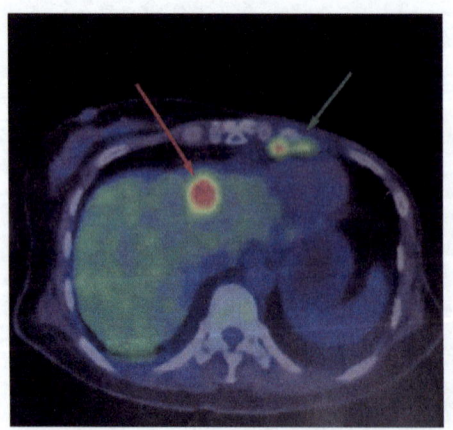

图 20-1　2015-12 国外 PET-CT
注：疑似肝转移、淋巴结转移（肋间、心外膜），箭头指向病灶

---

[*] 通信作者，邮箱：1410605462@qq.com

➢ 2015-12 患者回国后行肝占位穿刺活检。病理显示符合乳腺癌转移。免疫组织化学显示 ER（-）、PR（-）、HER-2（-）、Ki-67（>80%）。

➢ 2015-12 至 2016-04 患者晚期一线治疗行白蛋白结合型紫杉醇+顺铂，治疗 6 个周期后复查 PET-CT，发现肝、淋巴结转移消失，疗效评估为 cCR（图 20-2）。因患者病变完全消失，放疗科建议暂不行局部放疗，以全身治疗为主，故其在一线诱导化疗后行维持治疗。

➢ 2016-04 至 2017-07 患者口服卡培他滨维持治疗 15 个月。

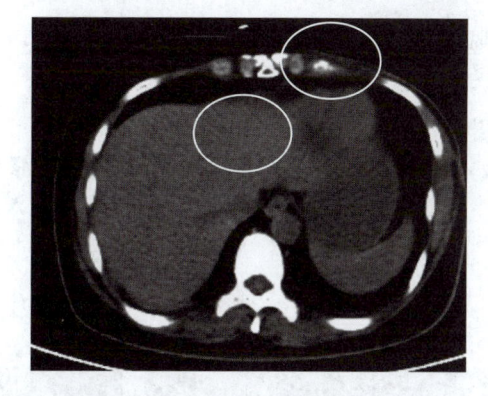

图 20-2　2016-04 国内 PET-CT
注：肝、淋巴结转移消失，圆圈为原病灶位置

【本阶段小结】

本例患者确诊为三阴性乳腺癌，发病年龄较小，直系亲属有恶性肿瘤病史，遂行 gBRCA 基因检测，发现 gBRCA2 基因存在意义未明突变，p. P2800fs * 12（C.8400_ 8402TTT>AAAA）。其在卡培他滨一线维持治疗期间（2016-10）进行了相关基因检测，发现 MHL1 12 外显子错义突变，NM 000249.3（MHL1）：c.1151T>Ap.384D。但由于其无可测量的靶病灶，且目前的治疗方案有效，故继续原方案口服卡培他滨维持治疗。

【病史及治疗续二】

➢ 2017-08（术后 63 个月）患者第 2 次出现复发/转移。

➢ 2017-08 胸部 B 超显示左侧胸壁手术切口下方肌层内见实性肿物（最大径为 2.9 cm）。遂行穿刺活检，病理显示左侧胸壁腺癌（考虑乳腺来源）。免疫组织化学显示 ER（-）、PR（-）、HER-2（-）、Ki-67（35%）。

➢ 2017-08 PET-CT 显示左侧胸壁第 4~5 肋间隙及内乳区新发条状、结节状软组织病变，其余未见明确的肿瘤病灶（图 20-3）。针对其情况行多学科讨论，主要有肿瘤科、乳腺外科、放疗科及胸外科参与。鉴于其胸壁病灶位置较深，手术创伤较大，最终建议给予全身治疗+胸壁局部放疗。

➢ 2017-08 至 2018-04 患者的晚期二线治疗行白蛋白结合型紫杉醇+顺铂（既往治疗有效），2 个周期后疗效评估为 PR。之后行左侧胸壁局部放疗。患者继续行白蛋白结合型紫杉醇+顺铂，2 个周期后疗效评估为 SD。由于患者的治疗期望较高，故用药调整为吉西他滨+奈达铂，4 个周期后疗效评估为 SD。其晚期二线治疗的整体疗效评估为 PR。

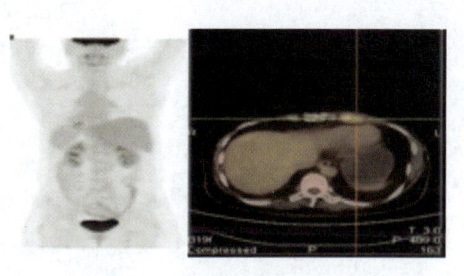

图 20-3　2017-08 PET-CT

➢ 2018-04 PET-CT 显示左侧胸壁第 4~5 肋间隙及内乳区条状、结节状软组织病变体积缩小，SUV 值较前下降（图 20-4）。

➢ 2018-04 月至 2019-06 诱导化疗后患者再次进

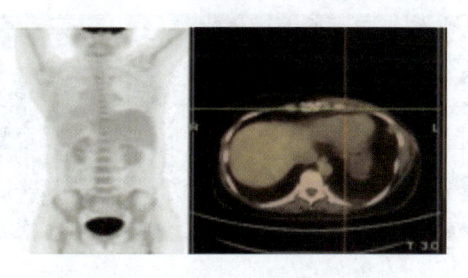

图 20-4　2018-04 PET-CT

入晚期二线维持治疗，口服替吉奥 14 个月。

【病史及治疗续三】

➢ 2019-06（术后 85 个月）患者第 3 次出现疾病进展。

➢ 2019-06 胸部 MRI 显示左肺上叶、双肺下叶见环形结节灶，考虑癌转移（图 20-5）。

➢ 2019-07-01 至 2019-09-29 患者晚期三线治疗口服酒石酸长春瑞滨软胶囊 3 个月。治疗期间（2019-08-08）患者复查，胸部 CT 显示疗效评估为 SD（图 20-6）。

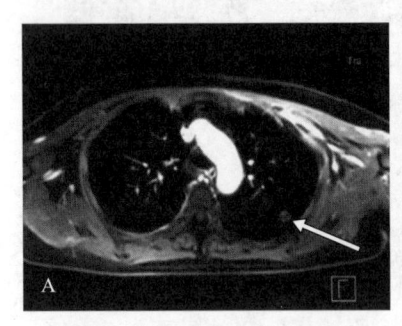

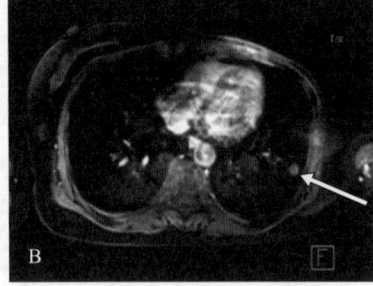

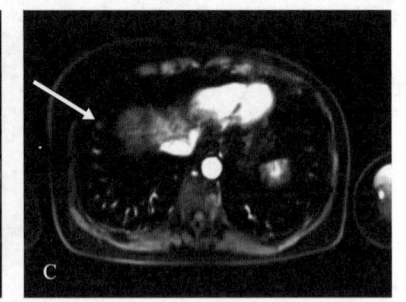

图 20-5　2019-06 胸部 MRI

注：A、B、C. 箭头均指向肺部病灶

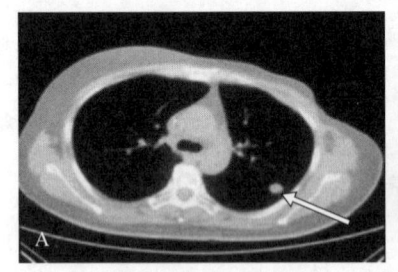

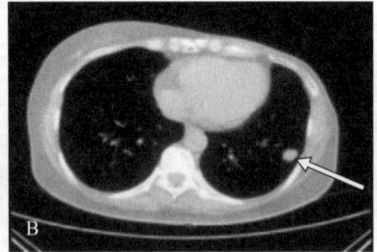

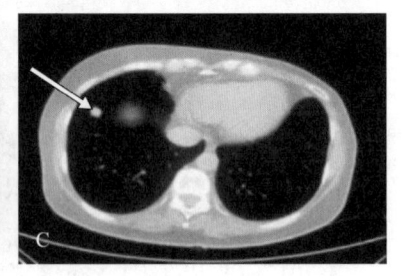

图 20-6　2019-08-08 胸部 CT

注：A、B、C. 均显示肺部病灶 SD，箭头指向病灶

【病史及治疗续四】

➢ 2019-09-29 胸部 CT 显示肺转移灶略增大（未达 PD），病灶边缘毛糙、毛刺改变较前明显（图 20-7）。

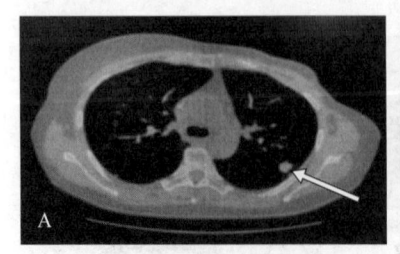

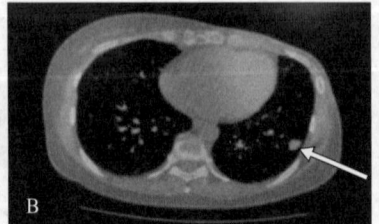

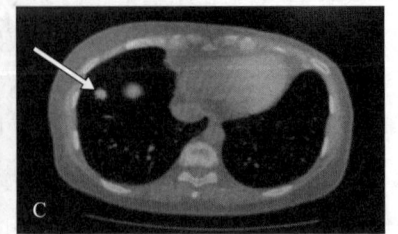

图 20-7　2019-09-29 胸部 CT

注：A、B、C. 均显示肺部病灶略增大，箭头指向病灶

【本阶段小结】

本例患者治疗意愿积极，期望达到更好的疗效，但三阴性乳腺患者多线化疗后尚未达成标准的治疗方案。笔者回顾其病程，发现 *gBRCA2* 基因有意义未明的突变，重新检索了相关文献和数据库，发现为致病突变。根据 OlympiAD 研究，针对多线治疗后的 HER-2 阴性、*gBRCA2* 基因突变晚期乳腺癌，随机分入奥拉帕利组和医师选择的化疗组，结果显示，奥拉帕利对比医师选择的化疗方案可以显著改善 PFS（7.0 个月 *vs.* 4.2 个月）。

【病史及治疗续五】

➢ 2019-10 至投稿前患者口服奥拉帕利治疗（300 mg，每天 2 次）。

➢ 2019-12-17、2020-03-16、2020-06-16 患者复查，胸部 CT 显示双肺转移灶较前明显缩小，疗效评估为 PR（图 20-8）。

本例患者的疾病诊疗过程见图 20-9。

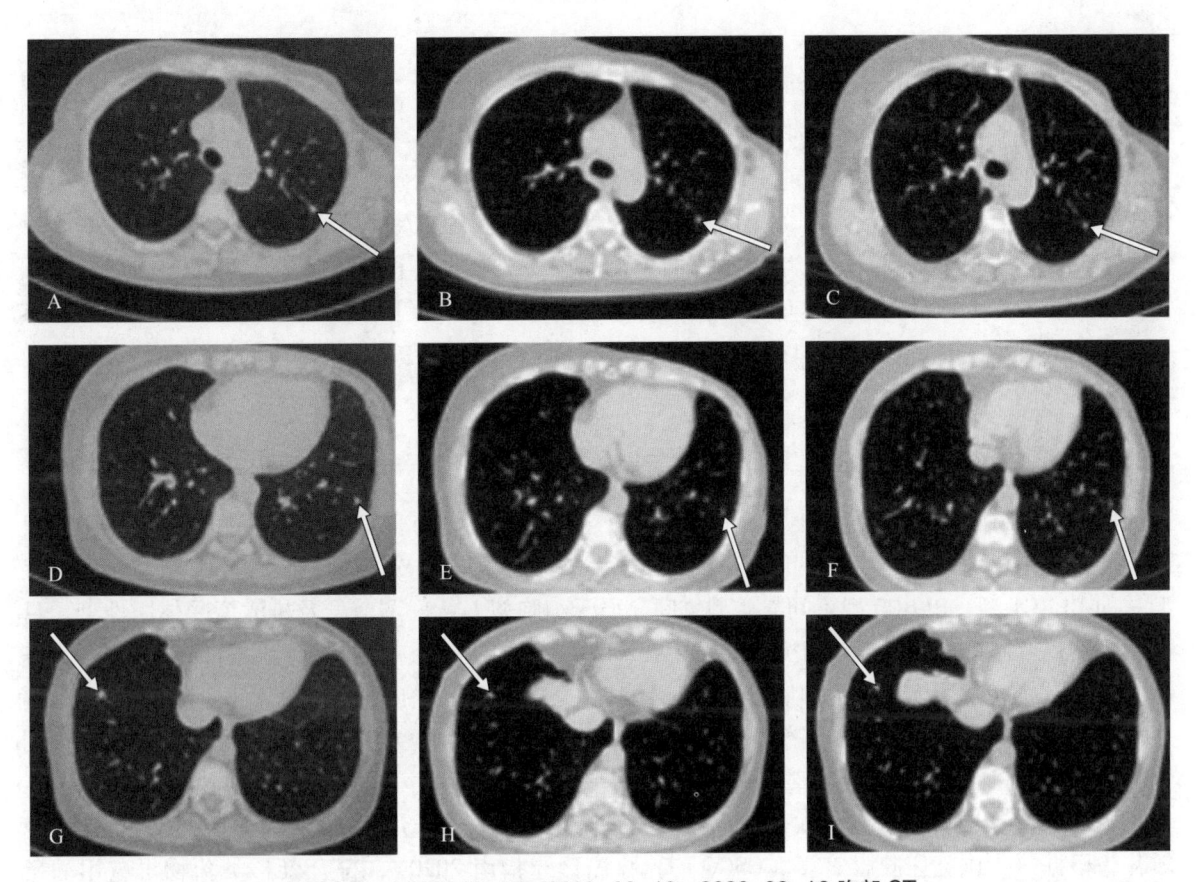

图 20-8　2019-12-17、2020-03-16、2020-06-16 胸部 CT

注：A、D、G. 2019-12-17 胸部 CT，箭头均指向病灶；B、E、H. 2020-03-16 胸部 CT，箭头均指向病灶；C、F、I. 2020-06-16 胸部 CT，箭头均指向病灶

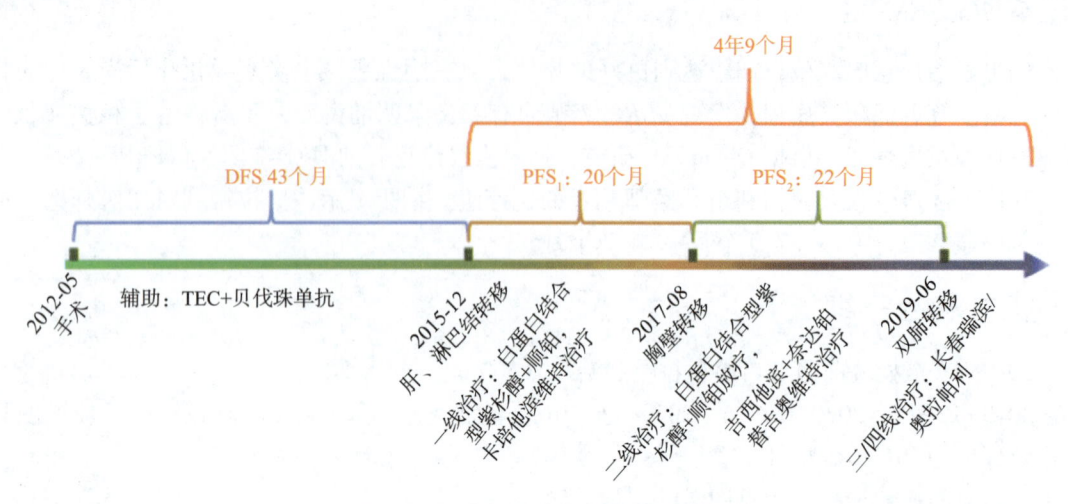

图 20-9　本例患者的疾病诊疗过程

【本阶段小结】

三阴性乳腺癌的治疗手段有限，当患者行多线化疗耐药后，医师应积极寻找新的治疗靶点。除了化疗、PARP 抑制剂外，目前三阴性乳腺癌还可进行免疫治疗、抗血管生成治疗及抗雄激素治疗。本例患者部分免疫治疗相关指标呈阳性，且有研究报道 PARP 抑制剂会诱导 PD-L1 的表达水平上调、产生更多的新抗原、增强肿瘤的免疫原性，故其也可积极尝试在 PARP 抑制剂的基础上联合免疫治疗。此外，贝伐珠单抗能给三阴性乳腺癌患者带来 PFS 获益，也可以积极应用。本例患者 AR 阳性，抗雄激素治疗也可以尝试，但 AR 检测还需要进一步规范，以更好地筛选抗雄激素治疗有效的人群。

【专家点评】

本例患者确诊为三阴性乳腺癌。三阴性乳腺癌虽然被归类为乳腺癌的一种主要类型，但其很可能并不是单一的一种类型。Lehmann 等根据 mRNA 表达谱聚类分析将三阴性乳腺癌分为 6 个亚型，即 BLBC1 型、BLBC2 型、间充质型、间充质干细胞型、免疫调节型及雄激素受体阳性型。目前，三阴性乳腺癌的靶向治疗研究主要集中在 DNA 修复缺陷、上皮间质转化、肿瘤干细胞、免疫相关治疗及雄激素受体过表达抑制等方面，且对部分患者也展示出了临床疗效。但三阴性乳腺癌属于高异质性的亚型，仍需要高效率且普遍适用的方案提高整体人群的获益。因此，化疗在三阴性乳腺癌中仍是不可替代的治疗方法。

本例患者参与了 TEC 方案联合贝伐珠单抗的辅助治疗临床研究，在术后 43 个月出现首次远处转移，根据《中国临床肿瘤学会（CSCO）乳腺癌诊疗指南 2020》，符合紫杉类药物再应用的条件。CBCSG006、TNT 等研究提示，铂类药物在三阴性乳腺癌中具有较高的有效率，含铂类药物的方案可作为三阴性乳腺癌解救化疗的选择之一。本例患者在 2016 年初就接受了白蛋白结合型紫杉醇+顺铂的联合治疗方案，在当时可以说具有一定"超前性"，治疗后病灶消失也证明了这一点。在乳腺癌的各种分子分型中，广义上的维持治疗都是极为重要的手段，但这 2 种药物都不太适合长期的维持治疗，故选择口服卡培他滨作为维持治疗也是可行的。本例患者在出现第 2 次病情进展后白蛋白结合型紫杉醇+顺铂方案仍然有效，多学科讨论后决定给予局部放疗，也有可能起到互相增敏的作用。且没有证据证明后续更换的吉西他滨+奈达铂方案就比白蛋白结合型紫杉醇+顺铂方案更好。GAP 研究表明，与 GP 方案相比，AP 方案作为转移性三阴性乳腺癌患者的一线治疗具有更好的疗效和可控制的毒性。本例患者治疗过程中的另一个亮点是很早就接受了基因检测，并在后续的治疗中接受了针对性靶向治疗药物奥拉帕利且有效。三阴性乳腺癌的靶向治疗（包括免疫治疗）是当下的研究热点，建议三阴性乳腺癌患者完成包括 BRCA 基因在内的基因检测，了解有无针对基因突变的治疗靶点。

总体来说，三阴性乳腺癌患者的术后近期复发率较高，易发生内脏转移；与其他亚型乳腺癌相比，其恶性程度高、预后差。转移性三阴性乳腺癌患者的中位 OS 很多不到 2 年，本例患者能有至少将近 5 年的生存期，说明其治疗是比较成功的。

（湖南省肿瘤医院　谢　宁　欧阳取长）

早期三阴性乳腺癌患者的术后复发高峰为术后 2~3 年，本例患者在术后 3 年余出现转移，与三阴性乳腺癌的特征较为符合。对于转移性三阴性乳腺癌患者的晚期一线化疗方案，根据 CBCSG006 研究，GP 方案较传统的 GT 方案 ORR 提高了将近 18%，中位 PFS 延长了 1.3 个月。而 GAP 研究提示，AP 方案较 GP 方案进一步提高了 PFS，中位 PFS 达 9.9 个月，达到了同类研究中最长的中位 PFS。尽管目前 PD-1/PD-L1 联合白蛋白紫杉醇（免疫治疗）在三阴性乳腺癌的一线治疗中取得不错的效果，但铂类药物在三阴性乳腺癌一线治疗中的地位依然稳固。本例患者应用 AP 方案 6 个周期，疗效评估达 CR，也印证了这一方案较好的疗效。卡培他滨也是相关指南中晚期维持治疗的推荐药物。总体一线 PFS 达 20 个月。

本例患者的晚期二线治疗方案选用了既往有效的 AP 方案，后续选择了 GP 方案，最终疗效也达到了 SD，并以替吉奥进行维持治疗，PFS 共计达 22 个月。目前，三阴性乳腺癌的三线治疗无较为成熟的方案，考虑本例患者的前两线治疗行多药化疗，且行长春瑞滨维持治疗，三线治疗的 PFS 仅 2~3 个月。

当本例患者行四线治疗时，联系到其既往 gBRCA 2 基因存在临床意义不明的突变，从文献中找到依据，给予奥拉帕利治疗，疗效评估为 PR。这个发现对于行多线治疗后的三阴性乳腺癌患者已属不易。因此，晚期三阴性乳腺癌针对突变靶点的靶向治疗仍具有十分重要的意义。对于多线治疗后的晚期三阴性乳腺癌，目前并无规范的治疗方案，如果有条件，可争取行多基因检测，明确突变通路，以指导后续的多线治疗。

（复旦大学附属妇产科医院　陈宏亮　吴克瑾）

【指南背景】

《中国临床肿瘤学会（CSCO）乳腺癌诊疗指南 2020》指出，紫杉类（蒽环类）药物治疗失败的定义为紫杉类（蒽环类）药物解救治疗过程中发生疾病进展（至少完成 2 个周期），或辅助治疗结束后 12 个月内发生复发/转移。以下情况可以考虑再应用紫杉类药物：①紫杉类药物新辅助治疗有效；②紫杉类药物辅助治疗结束 1 年后复发；③紫杉类药物解救治疗有效后停药。铂类药物在三阴性乳腺癌中具有较高的有效率，含铂类药物的方案可作为三阴性乳腺癌解救化疗的选择之一。专家组普遍同意存在 BRCA1/2 基因胚系突变的患者可以行奥拉帕利治疗，或积极入组临床研究。

（湖南省肿瘤医院　谢　宁　欧阳取长）

【循证背景】

1. GAP 研究　该研究对比了 AP（A，白蛋白紫杉醇，125 mg/m^2，第 1、8 天；P，顺铂，

75 mg/m², 第 1 天) 方案和 GP (G, 吉西他滨, 1250 mg/m², 第 1、8 天; P, 顺铂, 75 mg/m², 第 1 天) 方案的疗效及安全性。在中位随访 16.3 个月后, AP 组的中位 PFS 显著高于 GP 组, 分别为 9.9 个月和 7.5 个月 ($HR=0.66$, 95%CI: 0.50~0.87, $P=0.004$)。且在不同年龄、ECOG 评分、月经状态、DFS、转移部位、内脏转移情况、既往蒽环类药物/紫杉类药物治疗状态的患者中, AP 组在多数亚组中都可以观察到疗效上的显著获益。在有效率方面, AP 组的 ORR 也显著高于 GP 组 (81.1% $vs.$ 55.9%, $P<0.001$)。由于随访时间有限, AP 组的 OS 较 GP 组仅观察到数值上的延长, 中位 OS 在 AP 组和 GP 组分别为 26.3 个月和 22.9 个月 ($HR=0.78$, 95%CI: 0.53~1.15, $P=0.21$)。

2. CBCSG006 研究 该研究是首项在转移性三阴性乳腺癌患者中比较含铂类药物的联合方案 GP 和含紫杉类药物的联合方案 GT 的 Ⅲ 期研究, 主要研究终点为 PFS。在中位 ITT 人群中, GP 组和 GT 组的 PFS 分别为 7.73 个月和 6.47 个月, 非劣效性检验和优效性检验均显示有统计学的差异, 这种差异在符合方案集 (PPS) 人群中也得到了验证。次要研究终点提示, GP 组比 GT 组提高了近 15% 的有效率。

(湖南省肿瘤医院 谢 宁 欧阳取长)

【核心体会】

三阴性乳腺癌的治疗虽然仍有许多问题需要阐明和解决, 但新的研究结果及新型药物的出现给患者带来了希望。

(湖南省肿瘤医院 谢 宁 欧阳取长)

参 考 文 献

[1] Hu X, Wang B, Zhang J, et al. Abraxane plus cisplatin compared with gemcitabine plus cisplatin as first-line treatment in patients with metastatic triple-negative breast cancer (GAP): a multicenter, andomized, open-label, phase Ⅲ trial. Ann of Onco, 2020, 31 (suppl 4): S354.

[2] Hu XC, Zhang J, Xu BH, et al. Cisplatin plus gemcitabine versus paclitaxel plus gemcitabine as first-line therapy for metastatic triple-negative breast cancer (CBCSG006): a randomised, open-label, multicentre, phase 3 trial. Lancet Oncol, 2015, 16: 436-446.

[3] Wu SY, Wang H, Shao ZM, et al. Triple-negative breast cancer: new treatment strategies in the era of precision medicine. Sci China Life Sci, 2020, 11: 1714-1718.

病例 21　HER-2 阳性晚期乳腺癌多线治疗 1 例

曹 慧 孙 涛*

辽宁省肿瘤医院

【关键词】

HER-2 阳性晚期乳腺癌；曲妥珠单抗；拉帕替尼；依维莫司；NGS

【病史及治疗】

➢ 患者，女性，33 岁，孕 1 产 1，初潮 17 岁，2018-11 闭经；否认慢性疾病史，否认传染病史；末次就诊时间为 2020-07-31。

➢ 2016-04-13 患者因左侧乳腺肿物就诊，确诊为恶性后行左侧乳腺区段切除术转左侧前哨淋巴结活检+保乳切除术。术中发现，肿物的最大径为 1.5 cm。术后病理显示左侧乳腺浸润性导管癌，Ⅲ级，病理分期为 $pT_{1c}N_0M_0$ 期，临床分期为 Ⅰ 期；淋巴结（0/14 枚：0/4 枚、0/10 枚）未见癌转移。免疫组织化学显示 ER（5%）、PR（5%）、HER-2（+++）、Ki-67（70%）；脉管侵犯（+）。

➢ 2016-04-26 至 2016-09-18 患者术后行 EC×4-T×4 方案辅助治疗，辅助治疗阶段未使用曲妥珠单抗。

➢ 2016-10-10 至 2016-11-11 患者行局部放疗，方案为乳腺+腋窝 25 Gy/25 次+乳腺 10 Gy/5 次。

➢ 2016-11 至 2018-10 患者口服他莫昔芬辅助内分泌治疗。

➢ 2018-10 患者因左侧乳腺肿胀、左侧锁骨上淋巴结肿大就诊，行左侧锁骨上淋巴结穿刺活检。病理显示转移癌。免疫组织化学显示 ER（-）、PR（-）、HER-2（+++）、Ki-67（65%）。

【辅助检查】

➢ 2018-11 骨扫描显示胸骨见异常核素浓聚（图 21-1），对应部位的 CT（图 21-2）、MRI（图 21-3）见胸骨骨质破坏+周围软组织影，且 MRI 提示左侧乳

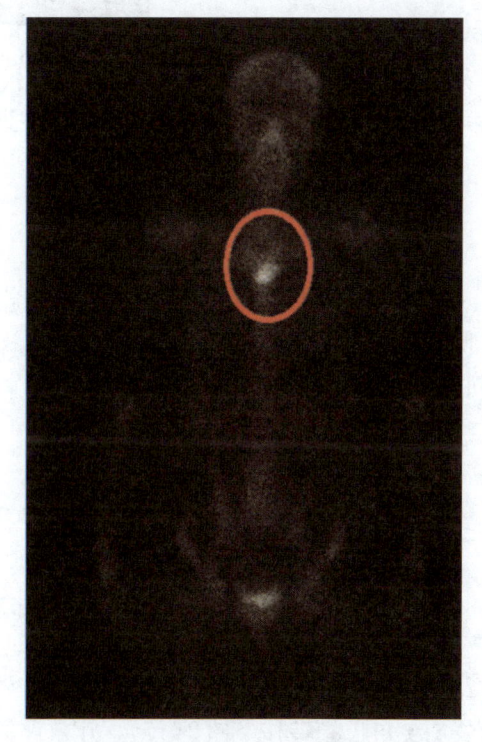

图 21-1　2018-11 骨扫描
注：圈内为胸骨病灶

---

* 通信作者，邮箱：jianong@126.com

腺见散在的点状异常强化灶。

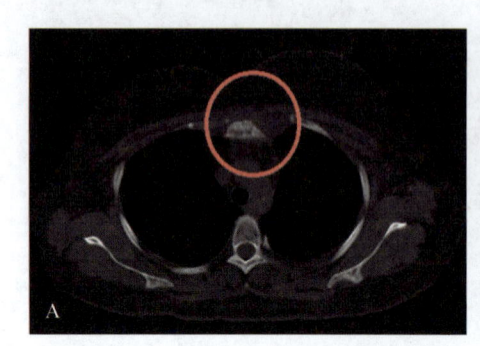

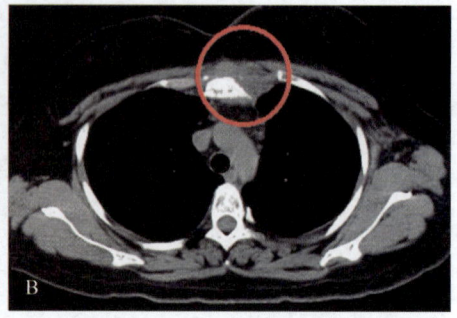

图 21-2　2018-11 胸部 CT
注：A、B. 圈内为胸骨病灶

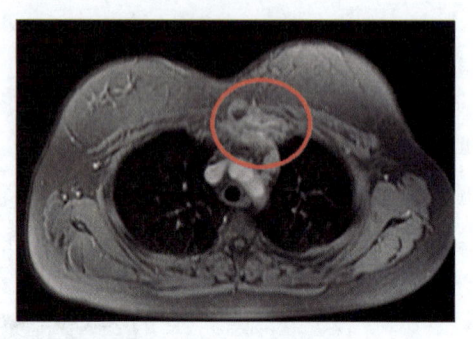

图 21-3　2018-11 胸部 MRI
注：圈内为胸骨病灶

【本阶段小结】

本例患者为 HR 阴性、HER-2 阳性乳腺癌，术后病理提示高危因素脉管侵犯（+），但术后未行抗 HER-2 治疗，本次复发/转移的部位为患侧保乳术后的剩余乳腺、左侧锁骨上淋巴结、胸骨及其周围软组织，胸骨周围软组织可能为内乳淋巴结，而骨转移为软组织病灶直接侵犯。

【病史及治疗续一】

➢ 2018-11 至 2019-02 患者行 HER-2 单抗/曲妥珠单抗+多西他赛治疗 4 个周期。

【辅助检查】

➢ 2018-11 至 2019-02 胸部 CT（图 21-4）及 MRI（图 21-5）显示用药 2 个周期后胸骨周围软组织影缩小，左侧乳腺强化灶消失，疗效评估为 SD；用药 4 个周期后胸骨周围软组织影增大，新发右侧淋巴结转移（图 21-5），疗效评估为 PD。

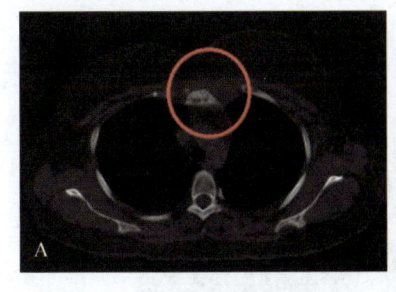

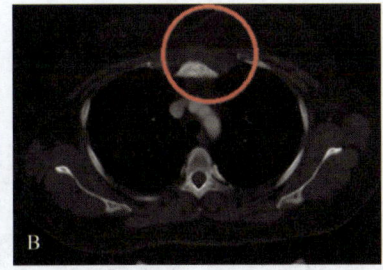

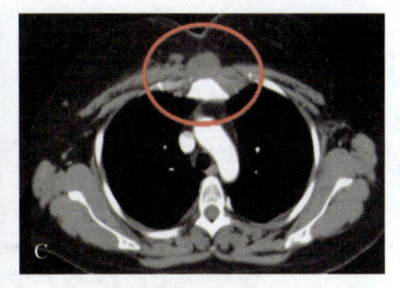

图 21-4 2018-11 至 2019-02 胸部 CT

注：A. 2018-11 胸部 CT，圈内为胸骨病灶，最大径为 4.7 cm；B. 2019-01 胸部 CT，圈内为胸骨病灶，最大径为 4.2 cm；C. 2019-02 胸部 CT，圈内为胸骨病灶，最大径为 5.5 cm

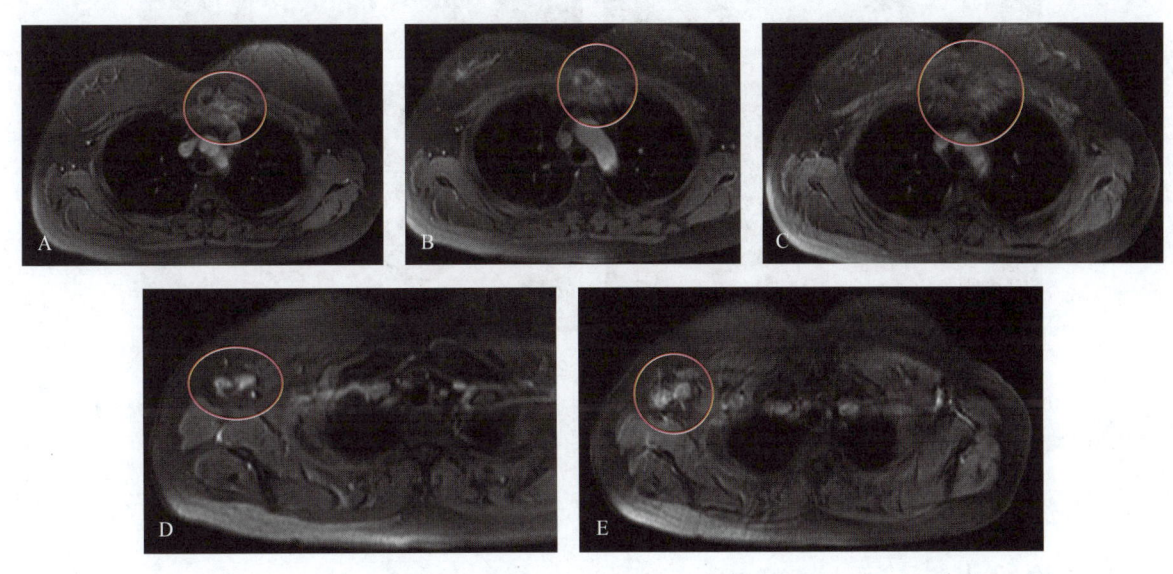

图 21-5 2018-11 至 2019-02 胸部 MRI

注：A. 2018-11 胸部 MRI，圈内为胸骨病灶，最大径为 5.5 cm；B. 2019-01 胸部 MRI，圈内为胸骨病灶，最大径为 4.8 cm；C. 2019-02 胸部 MRI，圈内为胸骨病灶，最大径为 5.8 cm；D. 2019-01 胸部 MRI，圈内为新发右侧淋巴结转移，最大径为 0.9 cm；E. 2019-02 胸部 MRI，圈内为右侧淋巴结转移，最大径为 1.8 cm

【本阶段小结】

本例患者晚期一线治疗首次使用 HER-2 单抗/曲妥珠单抗，用药 2 个周期时虽然出现部分病灶缩小，但 4 个周期即进展，提示曲妥珠单抗或其生物类似物原发性耐药。按照当时的美国 NCCN 指南，推荐本例患者可考虑使用 T-DM1 或拉帕替尼+卡培他滨，当时 T-DM1 在国内不可及，拉帕替尼的价格较高，正好笔者单位正在进行一项含 T-DM1 生物类似物的临床试验，实验组使用 T-DM1 的生物类似物，对照组使用拉帕替尼+卡培他滨，但纳入标准要求入组患者使用过曲妥珠单抗进展，且参加一线治疗的临床试验不允许揭盲，故与本例患者及其家属充分沟通且告知再使用曲妥珠单抗治疗极可能无效后，本例患者及其家属最终决定使用 2 次曲妥珠单抗为后续临床试验入组做准备。

【病史及治疗续二】

➢ 2019-02 至 2019-04 患者行长春瑞滨+曲妥珠单抗（为后续入组准备）治疗 2 个周期。

【辅助检查】

➢ 2019-02 至 2019-04 胸部 CT 显示胸骨周围软组织病灶增大，右侧腋窝淋巴结增大，疗效评估为 PD（图 21-6）。

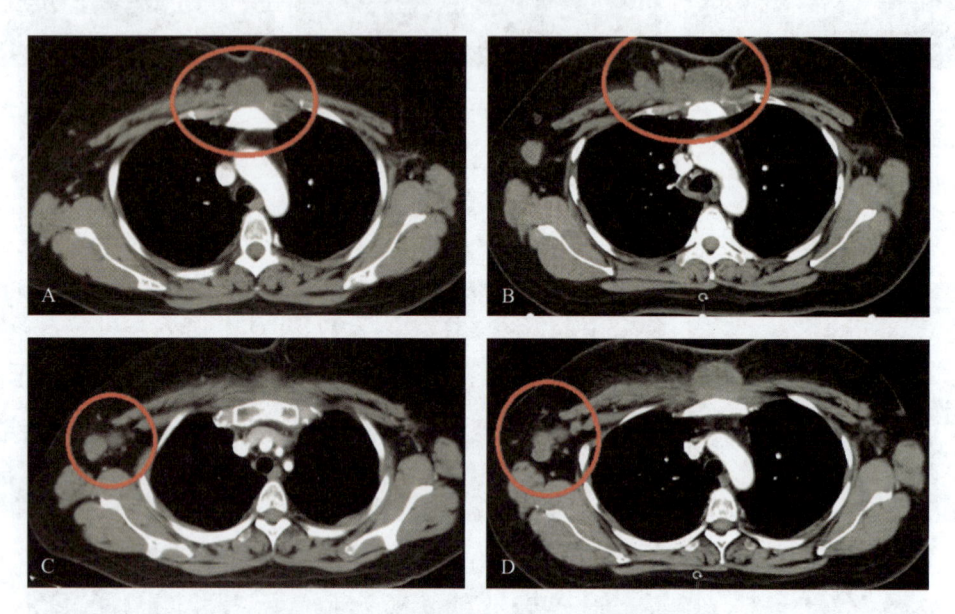

图 21-6　2019-02 至 2019-04 胸部 CT

注：A. 2019-02 胸部 CT，圈内为胸骨病灶，最大径为 5.5 cm；B. 2019-04 胸部 CT，圈内为胸骨病灶，最大径为 9.4 cm；C. 2019-02 胸部 CT，圈内为右侧腋窝淋巴结，最大径为 1.8 cm；D. 2019-04 胸部 CT，圈内为右侧腋窝淋巴结，最大径为 2.0 cm

【本阶段小结】

本例患者一线治疗行曲妥珠单抗或其生物类似物治疗后短期进展，预计换用化疗药物保留曲妥珠单抗疗效差，且实际疗效符合预估情况，其疗效评估为 PD 后入组后续临床试验。

【病史及治疗续三】

➢ 2019-05 至 2019-06 患者入组临床试验，随机分配至拉帕替尼+卡培他滨治疗组，2 个周期后原靶病灶增大，右侧乳腺内确认存在本线治疗基线时转移灶并增大，疗效评估为 PD。

【辅助检查】

➢ 2019-05 至 2019-06 胸部 CT 显示胸骨周围软组织病灶增大，右侧腋窝淋巴结增大，疗效评估为 PD（图 21-7）。

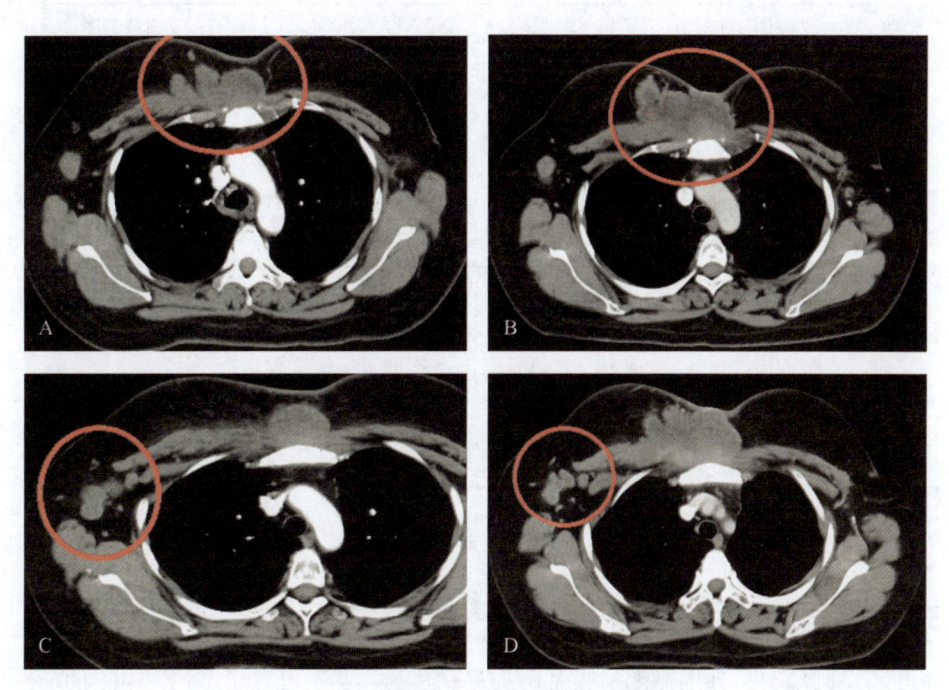

图 21-7 2019-05 至 2019-06 胸部 CT

注：A. 2019-05 胸部 CT，圈内为胸骨病灶，最大径为 9.4 cm；B. 2019-06 胸部 CT，圈内为胸骨病灶，最大径为 11.0 cm；C. 2019-05 胸部 CT，圈内为右侧腋窝淋巴结，最大径为 2.0 cm；D. 2019-06 胸部 CT，圈内为右侧腋窝淋巴结，最大径为 2.2 cm

【本阶段小结】

本例患者对曲妥珠单抗耐药，对小分子 TKI 拉帕替尼同样耐药，故快速进展，为查找抗 HER-2 治疗失败的原因，建议其于进展的病灶处重取组织行病理检查以明确是否存在免疫分型上的改变及行多基因检测查找可能的耐药机制。

【病史及治疗续四】

➢ 2019-06-25 患者行胸骨周围软组织穿刺活检。病理显示见癌组织，考虑乳腺来源。免疫组织化学显示 ER（-）、PR（-）、HER-2（+++）、Ki-67（50%）。

➢ 2019-06-25 患者行穿刺组织及外周血的多基因检测。检测范围覆盖 425 个基因的外显子、融合相关内含子、可变剪切区域及特定微卫星（microsatellite，MS）位点区域等共 1.28 Mb 个碱基位点。检测结果包含覆盖范围内的点突变、小片段插入缺失突变、基因融合和拷贝数变异、MS 分析结果及肿瘤突变负荷（TMB）等信息。检测平台为 Illumina Hiseq/MiSeqDx。检测方法为 NGS。参考基因组为 GRCh37/hg19。肿瘤特有突变见表 21-1，胚系突变见表 21-2。

表 21-1　2019-06-25 肿瘤特有突变

基因	变异	突变型	血浆丰度	组织丰度
CDK12	基因扩增	-	3.7 倍	16.2 倍
ERBB2	基因扩增	-	3.3 倍	15.7 倍

续 表

基因	变异	突变型	血浆丰度	组织丰度
*IDH*1	p. R314H 第 8 外显子错义突变	c. 941 G>A（p. R314H）	4.4%	22.9%
MYC	基因扩增	-	2.3 倍	7.6 倍
PIK3CA	p. E545K 第 9 外显子错义突变	c. 1633 G>A（p. R545K）	5.9%	25.0%
*RUNX*1	p. S399Tfs*195 第 9 外显子移码突变	c. 1196delG（p. S399Tfs*195）	8.4%	25.3%
*TP*53	p. H179R 第 5 外显子错义突变	c. 536A>G（p. H179R）	11.1%	61.7%

注："-"表示无此项内容

表 21-2 2019-06-25 胚系突变

基因	变异	突变型	ACMG 分级
-	-	-	-

注："-"表示无此项内容；ACMG. 美国医学遗传学与基因组学学会

【本阶段小结】

本例患者的穿刺组织与外周血的组织基因变异结果较一致，主要存在 3 个基因扩增、4 个基因突变。其中，*ERBB*2 基因扩增 15.7 倍与 HER-2（+++）相一致，尤其是组织丰度的数据均高于血浆丰度。*CDK*12 基因位于 17 号染色体，与 *ERBB*2 基因毗邻，故 *ERBB*2 基因扩增乳腺癌常伴有 *CDK*12 基因扩增，*CDK*12 基因与 *ERBB*2 基因共扩增的患者预后较差，与抗 HER-2 治疗耐药存在一定相关性。CDK12 是 CDK 的家族成员之一，既有调节细胞周期的功能，还有介导 BRCA1/2 参与 DNA 损伤修复的功能，*CDK*12 基因缺失可导致同源重组修复异常。CDK12 是 *MYC* 基因的前体 mRNA 加工所必需的物质，CDK12 可能是 MYC 依赖性癌症的有效治疗靶点，MYC 与 CDK12 具有合成致死机制，类似于 BRCA 与 PARP 的作用方式。

基因变异方面，本例患者存在 *PIK3CA E545K* 螺旋区域突变，属于 *PIK3CA* 基因第 9 号外显子的常见突变位点。*PIK3CA* 基因突变是 HER-2 阳性乳腺癌预后不良的指标，也是 mTOR 抑制剂联合抗 HER-2 治疗的标志物。BOLERO1/3 荟萃分析显示，存在 *PIK3CA* 基因突变的患者在依维莫司+曲妥珠单抗的治疗中获益更显著。TP53 是重要的抑癌因子，其变异与乳腺癌患者的不良预后相关。*IDH*1 基因突变在胶质瘤的诊断和预后中价值更高，在乳腺癌中，其常出现在 *PIK3CA* 基因和 *TP*53 基因共突变的患者中，与肿瘤微环境能量代谢异常密切相关。RUNX1 属于干细胞重要的转录因子之一，基因变异常见于急性髓性白血病，在乳腺癌中的变异意义未明。

本例患者存在抗 HER-2 曲妥珠单抗和小分子 TKI 耐药的既往史，根据美国 NCCN 指南和《中国临床肿瘤学会（CSCO）乳腺癌诊疗指南 2020》，推荐使用 T-DM1。且基于 EMILIA 研究中肿瘤标志物的探讨，发现在 *PIK3CA* 基因突变和 *TP*53 基因突变的患者中，T-DM1 的疗效均优于拉帕替尼联合卡培他滨。此外，BOLERO-3 研究显示，依维莫司+曲妥珠单抗+长春瑞滨可改善曲妥珠单抗耐药患者的 PFS；若患者存在 *PIK3CA* 基因突变，后线治疗也可以考虑加入依维莫司。

【病史及治疗续五】

➢ 2019-07 患者开始行曲妥珠单抗+依维莫司+吉西他滨治疗，计划共 13 个周期。6 个周期后胸骨周围软组织及右侧腋窝淋巴结明显缩小，疗效评估为 PR，但此时患者自觉胸骨前肿物疼痛且化疗后血小板计数减少，经支持治疗仍不能按期化疗。复查过程中发现患者的右侧乳腺病灶逐渐增大，故此时建议患者在停用吉西他滨、维持曲妥珠单抗+依维莫司治疗的同时行局部放疗减轻症状及更好地控制病情，告知患者可考虑行TOMO（托姆）刀、粒子治疗或根据术后辅助放疗计划行三维适形放疗。

➢ 2019-12至2020-02患者行胸壁及右侧乳腺补充放疗，疗效评估为SD，局部疼痛症状消失。

➢ 2020-02患者继续行第7~13个周期的原方案治疗。第8、10、12个周期发现胸骨周围软组织转移灶经液化坏死后逐渐不明显且无强化，右侧腋窝淋巴结最大径维持在0.5 cm，但右侧乳腺肿物持续缓慢增大。

➢ 2020-04患者不同意行右侧乳腺病灶穿刺活检，故行外周血组织多基因检测，其结果未见肿瘤特有突变［循环游离DNA（cfDNA）未检测到，与上一次血浆cfDNA结果相结合进行分析，认为既往治疗有效，血浆中cfDNA出现明显降低或清除］。

➢ 2020-06患者治疗10个周期后右侧乳腺肿物继续增大，故行右侧乳腺肿物穿刺活检。术后病理符合浸润性癌，考虑浸润性导管癌。免疫组织化学显示ER（-）、PR（-）、HER-2（+++）、Ki-67（65%）。针对本次病理结果，与病理科医师沟通后，确认镜下未见原位癌成分，结合内乳区淋巴结转移，本次的乳腺病灶为内象限，考虑该病灶为转移的可能性大于原发。对穿刺组织再行多基因检测。检测范围完整覆盖48个基因的全外显子、部分融合相关内含子区域、可变剪切区域，完整覆盖乳腺癌相关热点突变（突变/插入/缺失/融合/拷贝数变异），覆盖美国NCCN指南推荐的乳腺癌靶向用药靶点。检测平台为Illumina Hiseq/MiSeqDx。检测方法为NGS。参考基因组为GRCh37/hg19。结果显示，与前一次的组织检测变异结果相似，其中 *CCNE*1基因扩增在HER-2阳性乳腺癌中意义不明。PALOMA-3研究曾应用mRNA水平分析出CCNE1高表达与CDK4/6抑制剂哌柏西利耐药存在一定相关性。肿瘤特有突变见表21-3，胚系突变见表21-4，药物代谢相关酶类多态性见表21-5。

表21-3 2020-06肿瘤特有突变

基因	变异	突变型	组织丰度
*ERBB*2	基因扩增	-	26.5倍
PIK3CA	p. E545K 第9外显子错义突变	c. 1633G>A（p. E545K）	20.4%
*CCNE*1	基因扩增	-	4.5倍
*TP*53	p. H179 第5外显子错义突变	c. 536A>G（p. H179R）	69.8%

注："-"表示无此项内容

表21-4 2020-06胚系突变

基因	变异	突变型	ACMG分级
-	-	-	-

注："-"表示无此项内容

表21-5 2020-06药物代谢相关酶类多态性

基因	变异	突变型
DPYD	p. I543V 杂合多态性	c. 1627A>G（p. I543V）
*ERCC*1	p. N118N 纯合多态性	c. 354T>C（p. N118=）
*GSTM*1	纯合缺失多态性	-

续 表

基因	变异	突变型
GSTP1	p. I105V 杂合多态性	c. 313A>G（p. I105V）
GSTT1	纯合缺失多态性	-
MTHFR	p. A222V 杂合多态性	c. 665C>T（p. A222V）
NQO1	p. P187S 杂合多态性	c. 559C>T（p. P187S）

注："-"表示无此项内容

【辅助检查】

➤ 2019-08 至 2019-11 胸部 MRI 和（或）CT 显示胸骨周围软组织及右侧腋窝淋巴结明显缩小（疗效评估为 PR），右侧乳腺病灶逐渐增大（图 21-8）。

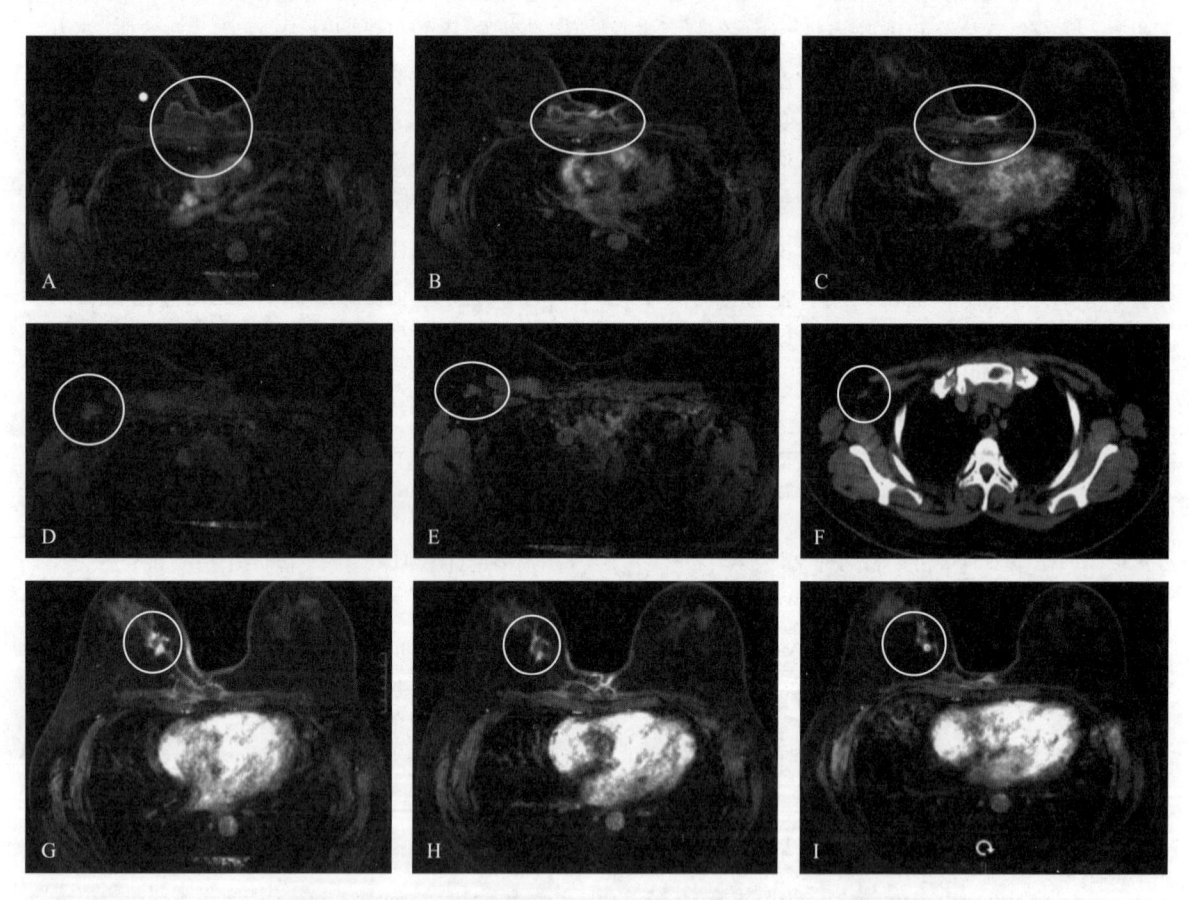

图 21-8 2019-08 至 2019-11 胸部 MRI 和 2019-11 胸部 CT

注：A. 2019-08 胸部 MRI，圈内为胸骨病灶，最大径为 7.5 cm；B. 2019-09 胸部 MRI，圈内为胸骨病灶，最大径为 7.2 cm；C. 2019-11 胸部 MRI，圈内为胸骨病灶，最大径为 7.0 cm；D. 2019-08 胸部 MRI，圈内为右侧腋窝淋巴结，最大径为 1.6 cm；E. 2019-09 胸部 MRI，圈内为右侧腋窝淋巴结，最大径为 1.4 cm；F. 2019-11 胸部 CT，圈内为右侧腋窝淋巴结，最大径为 0.5 cm；G. 2019-08 胸部 MRI，圈内为右侧乳腺病灶；H. 2019-09 胸部 MRI，圈内为右侧乳腺病灶，较前次增大；I. 2019-11 胸部 MRI，圈内为右侧乳腺病灶，较前次增大

➤ 2020-03 至 2020-07 胸部 MRI 显示胸骨周围软组织转移灶经液化坏死后逐渐不明显且无强化，右侧腋窝淋巴结最大径维持在 0.5 cm，但右侧乳腺肿物持续缓慢增大（图 21-9）。

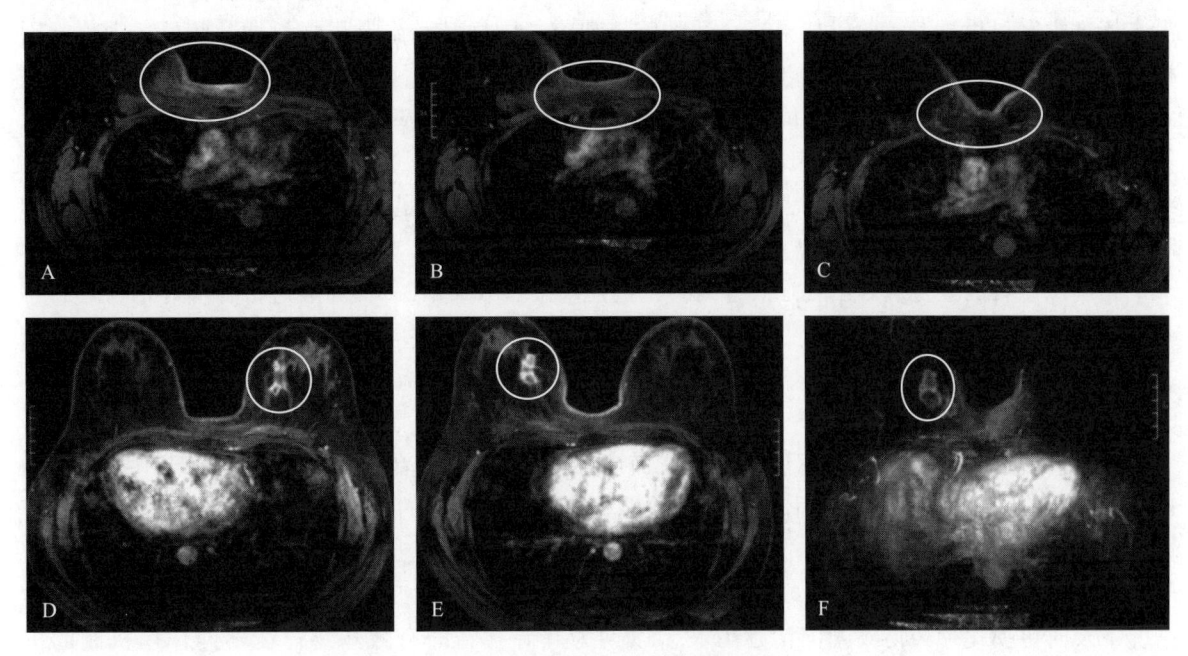

图 21-9　2020-03 至 2020-07 胸部 MRI

A. 2020-03 胸部 MRI，圈内为胸骨病灶；B. 2020-05 胸部 MRI，圈内为胸骨病灶；C. 2020-07 胸部 MRI，圈内为胸骨病灶；D. 2020-03 胸部 MRI，圈内为右侧乳腺病灶，较前次增大；E. 2020-05 胸部 MRI，圈内为右侧乳腺病灶，较前次增大；F. 2020-07 胸部 MRI，圈内为右侧乳腺病灶，较前次增大

【本阶段小结】

基于本线治疗前的多基因检测结果，本例患者存在 *PIK3CA* 基因突变，解释了其曲妥珠单抗及其生物类似物、拉帕替尼抗 HER-2 治疗失败的机制。基于 BOLERO-3 研究的结果，笔者给予其曲妥珠单抗+依维莫司对抗耐药，获得了长期有效的疾病控制，但随着治疗的进行，肿瘤表现出疗效分离，即原有的锁骨上淋巴结、胸壁软组织及右侧腋窝淋巴结病灶控制良好，右侧乳腺转移灶持续缓慢增大，该病灶的多基因检测结果并未提供新的耐药原因信息，而以血液标本行 NGS 由治疗前的与组织结果一致转变为未见肿瘤特有突变，也从另一方面证实了该治疗方案的有效性。

【专家点评】

本例患者为 HER-2 阳性乳腺癌，术后病理分期为 $pT_{1c}N_0M_0$ 期，临床分期为 Ⅰ 期。对于 pT_{1c} 的 HER-2 阳性乳腺癌，无论是美国 NCCN 指南、St. Gallen 国际乳腺癌大会投票，还是国内的《中国临床肿瘤学会（CSCO）乳腺癌诊疗指南 2020》等，均明确推荐应用辅助化疗联合抗 HER-2 靶向治疗。本例患者还伴有一些高危因素，如 HR 表达偏低、分级差、Ki-67 较高、脉管侵犯等，未行抗 HER-2 辅助靶向治疗是有些遗憾的。

病例提供者在本例患者出现疾病进展后对其锁骨上淋巴结病灶进行活检是值得赞赏的，可为后续治疗方案的确定提供重要参考。无论是何线治疗，在符合入组条件时推荐患者参加临床研究都是不错的选择。本例患者在 2 个周期的一线治疗后病情实际上是有所减轻的，故尚不能在 4 个周期治疗进展后就肯定患者对曲妥珠单抗或其生物类似物原发性耐药。当然，后续的治疗表明本例患者无论是使用曲妥珠单抗还是拉帕替尼效果都不好。在临床工作中，医师都会碰到这样的患者，无论是何种分子分型，对各种治疗方案都很快出现治疗失败。对于此类患者，后线治疗已经没有标准方案可供推荐，此时如果有合适的临床研究，同样鼓励患者积极参加。此外，完善基因检测、了解有无针对基因突变的治疗靶点及寻找耐药的可能机制也是在各阶段均可施行的手段。本例患者通过基因检测发现了可能导致耐药的基因，再次佐证了基因检测可为临床决策提供证据，但需要注意的是，解读基因检测结果不宜单纯依据基因突变结果来选择治疗药物，像本例患者，结合了 BOLERO-3 研究的结果，证据就更加充分。目前就尚缺乏足够有力的研究证据支持 PI3K 抑制剂用于 HER-2 阳性晚期乳腺癌。

当本例患者的全身病灶出现疗效分离时，仍建议按照 RECIST 1.1 标准进行肿瘤评估，之后再判断是否需要更换治疗方案。

（湖南省肿瘤医院　谢　宁　欧阳取长）

本例患者为 HER-2 阳性乳腺癌术后复发/转移的患者，晚期治疗过程中持续抗 HER-2 治疗的理念贯穿始终，体现了 HER-2 阳性复发/转移性乳腺癌患者治疗的基本原则。对于本例复发/转移性乳腺癌患者，病例提供者尽可能获取了复发/转移灶的病理组织进行免疫组织化学染色，确认分子分型；且在治疗过程中，进行规律的影像学检查密切监测病情变化、评估疗效，在方案无效的情况下及时更换化疗药物或靶向治疗方案，以期为其寻找新的有效药物；在不同作用机制的抗 HER-2 治疗均呈现耐药的情况下，借助于多基因检测探索可能的耐药机制及潜在的药物治疗靶点，并通过循环肿瘤 DNA（ctDNA）检测评估疗效，体现了精准医疗时代背景下的个体化治疗探索。

随着药物研发的不断进步和相关临床试验结果的不断公布，再回顾这个病例，现在或许有更多的治疗选择。NSABP B32 研究的随访结果使前哨淋巴结阴性的患者可以避免腋窝淋巴结清扫，从而降低了上肢水肿的发生率。随着 ACOSOG Z0011 研究结果的公布，美国 NCCN 指南也进行了相应的更新和推荐，对于行保乳术的患者，在满足该研究入组条件的情况下，前哨淋巴结 1～2 枚阳性的患者可以豁免腋窝淋巴结清扫，从而改善了患者的生活质量。对于 HER-2 阳性早期乳腺癌患者，化疗联合 1 年曲妥珠单抗治疗是标准的治疗方案，不仅可以降低复发风险，而且可以降低死亡率。但是在早些年，曲妥珠单抗的价格昂贵，不少患者因为经济原因无法使用，本例患者初始仅接受了 EC-T 化疗，推测原因，可能是受限于经济原因导致抗 HER-2 治疗缺失。近年来，得益于医保政策的惠及，曲妥珠单抗被纳入医保后接受靶向治疗的患者比例大幅提升。并且，随着 APHINITY 研究结果的公布，对于 HER-2 阳性的高危患者［如 N（+）］，在曲妥珠单抗的基础上联合帕妥珠单抗可以进一步降低复发风险。TXET&SOFT 联合分析的 8 年随访结果显示，他莫昔芬或 AI 联合卵巢功能抑制相比于他莫昔芬单药可以进一步降低 HR 阳性患者的复发风险，主要获益人群也是高危人群。因此，对于 HR 阳性且具有高危因素的绝经前女性患者，可以考虑卵巢功能抑制，但医师在决定治疗策略时不仅需要考虑患者的年龄、淋巴结状态、组织学分级等高危因素，还需要参考患者的 ER/PR 表达水平，正如本例患者 ER（5%），后续采用了他莫昔芬内分泌治疗。针对此类 HR 低表达（<10%）的年轻女性患者，卵巢功能抑制的必要性并不受充分认可，本例患者在治疗过程中选择的他莫昔芬单药治疗更为合理。

由于肿瘤在发展过程中存在动态变化的可能，故对于复发/转移灶，国内外相关指南均建议尽可能获取组织进行病理诊断及免疫组织化学染色，不仅可以确诊复发/转移的存在，而且可以评估 ER、PR、HER-2 受体的表达情况，指导后续的治疗。病例提供者不仅对本例患者的复发/转移灶在初始治疗前进行了穿刺活检，而且在治疗过程中，当其余病灶缓解、仅一处病灶进展的情况下，再次行穿刺活检确认了进展病灶的受体表达情况,尽管第2次穿刺的病理结果与初始穿刺的病理结果一致,但这种对个别耐药病灶行再次病理评估的做法在临床诊疗中值得推荐。

正如本病例呈现的治疗策略,对于HER-2阳性复发/转移性乳腺癌患者,靶向治疗应贯穿始终。对于抗HER-2治疗的药物选择,医师需要依据患者既往使用靶向药物的时间、疗效等进行决策。对于一例从未接受过曲妥珠单抗靶向治疗的复发/转移性乳腺癌患者,在帕妥珠单抗不可及的情况下,TH(T,多西他赛;H,曲妥珠单抗)方案、TXH(T,多西他赛;X,卡培他滨;H,曲妥珠单抗)方案都是可选的一线治疗方案。从CHAT研究的结果来看,TXH方案相比于TH方案,可以获得更久的PFS(17.9个月 vs. 12.8个月),且可以在患者病情控制、静脉化疗耐受差的情况下将TXH方案改为XH方案长期维持,延续性较好。当然,适合患者病情的临床试验也是治疗的不二选择。在帕妥珠单抗可及的情况下,基于CLEOPATRA研究的结果,THP(T,多西他赛;H,曲妥珠单抗;P,帕妥珠单抗)方案应作为首选的一线治疗方案。对于本例患者行TH方案一线治疗进展后二线治疗方案的选择,在当时T-DM1不可及、吡咯替尼尚未得出临床结果的情况下,拉帕替尼联合卡培他滨作为治疗方案并无非议,但在T-DM1、吡咯替尼都可及的今天,基于EMILIA研究及PHOEBE研究的结果,无论是T-DM1单药或吡咯替尼联合卡培他滨,均优于拉帕替尼联合卡培他滨,T-DM1单药或吡咯替尼联合卡培他滨都会作为首选的二线治疗方案。当然,治疗方案的选择都是基于群体数据的临床研究结果来推荐,具体到每个个体是否会获益,医师也很难预知。正如本例患者,曲妥珠单抗初始治疗耐药,小分子TKI拉帕替尼也呈现耐药,这类患者相对较少,多基因检测的适时介入有望帮助患者寻找可能的耐药机制及潜在的治疗靶点。本例患者行多基因检测后发现 *PIK3CA* 基因突变,有望从mTOR抑制剂中获益,参考BOLER0-3研究的结果,给予化疗+曲妥珠单抗+依维莫司的方案也为其带来了相对较长的疾病控制期。如果没有基因检测的结果或基因检测没有发现有意义的基因突变,基于TH3RESA研究的结果,T-DM1也可以作为后续治疗的首选。此外,在不考虑药物可及性及经济原因的情况下,有2项研究的结果提示DS-8201及图卡替尼在多线治疗的HER-2阳性患者中仍展现了较好的疗效,不失为多线治疗后患者的优选方案。

综上所述,HER-2阳性复发/转移性乳腺癌患者的优选治疗方案随着药物的研发不断变更,多重耐药患者的基因检测有助于实现个体化治疗。

(北京大学人民医院　王朝斌　王　殊)

【指南背景】

1.《中国临床肿瘤学会(CSCO)乳腺癌诊疗指南2020》　对于淋巴结阴性、肿瘤最大径<1.0 cm、HER-2阳性患者:①T_{1c}期及以上患者应接受曲妥珠单抗辅助治疗。②T_{1b}期患者可推荐使用曲妥珠单抗辅助治疗。③T_{1a}期患者可考虑曲妥珠单抗辅助治疗,尤其是伴有高危因素者,如HR阴性、分级差、Ki-67高等。

2.《中国晚期乳腺癌规范诊疗指南(2020版)》　对于转移性乳腺癌患者,如果临床上可行,推荐行转移灶的活检以明确诊断,尤其是在首次诊断转移时。确诊转移后,建议进行至少1次乳腺癌生物学指标(如HR、HER-2和Ki-67)的再评估。

(湖南省肿瘤医院　谢　宁　欧阳取长)

【核心体会】

业内需要集合各方力量共同发起一些设计良好、高质量的临床试验,以寻求晚期乳腺癌患者的最优治疗策略和最佳药物选择(包括给药剂量、给药方案及疗效预测的标志物等),同时积极推广多学科综合治疗理念,针对每例患者给予更精确、个体化的综合治疗方案,并将研究结果广泛推广至临床,从而优化晚期乳腺癌患者的治疗,最终延长患者的生存时间、提高患者的生活质量。

(湖南省肿瘤医院 谢 宁 欧阳取长)

参 考 文 献

[1] Andrew MW, Xavier P, Flavia MV, et al. Randomized phase Ⅱ trial of first-line trastuzumab plus docetaxel and capecitabine compared with trastuzumab plus docetaxel in HER2-positive metastatic breast cancer. J Clin Oncol, 2010, 28: 976-983.

[2] José B, Javier C, Sung-Bae K, et al. Pertuzumab plus trastuzumab plus docetaxel for metastatic breast cancer. N Engl J Med, 2012, 366: 109-119.

[3] Sunil V, David M, Luca G, et al. Trastuzumab emtansine for HER2-positive advanced breast cancer. N Engl J Med, 2012, 367: 1783-1791.

[4] Fabrice A, Ruth OR, Mustafa O, et al. Everolimus for women with trastuzumab-resistant, HER2-positive, advanced breast cancer (BOLERO-3): a randomised, double-blind, placebo-controlled phase 3 trial. Lancet Oncol, 2014, 15: 580-591.

[5] Ian EK, Sung-Bae K, Antonio GM, Trastuzumab emtansine versus treatment of physician's choice for pretreated HER2-positive advanced breast cancer (TH3RESA): a randomised, open-label, phase 3 trial. Lancet Oncol, 2014, 15: 689-699.

[6] André F, Hurvitz S, Fasolo A, et al. Molecular alterations and everolimus efficacy in human epidermal growth factor receptor 2-overexpressing metastatic breast cancers: combined exploratory biomarker analysis from BOLERO-1 and BO-LERO-3. J Clin Oncol, 2016, 34 (18): 2115-2124.

病例22 蒽环类药物联合抗HER-2双靶向新辅助治疗1例

刘永智*

辽宁省本钢总医院（华润辽健集团本钢总医院）

【关键词】

HER-2阳性；新辅助治疗；多西他赛；卡铂；表柔比星；环磷酰胺；曲妥珠单抗；帕妥珠单抗

【病史及治疗】

➢ 患者，女性，66岁，孕1产1；初潮13岁，50岁绝经；20年前行右侧乳腺纤维腺瘤切除术，曾因甲状腺功能减退症口服左甲状腺素钠片，否认癌症家族史。

➢ 2019-12-04患者以"右侧乳腺肿物1个月"为主诉求诊。查体发现，右侧乳房上象限见3.0 cm×2.0 cm大小的皮肤发红，以乳头（凹陷）为中心呈橘皮样变，无破溃，无卫星结节，无乳头溢液；右侧乳头后方2点钟方向可触及1个大小为15.0 cm×8.0 cm的肿物，质硬，边界不清晰，活动度差；右侧腋窝可触及1个大小为2.0cm×1.0cm的肿大融合淋巴结，活动度差，无压痛；左侧乳腺、左侧腋窝及双侧锁骨上未触及肿大淋巴结。

【辅助检查】

➢ 2019-12-04乳腺彩超显示右侧乳头后方及上方见弥漫性低回声区，大小为15.2 cm×8.5 cm×3.5 cm，边界不清晰，内见弥漫性强回声光点，周边可探及血流信号，BI-RADS分级为6级；右侧腋窝可见2.26 cm×0.75 cm大小的淋巴结，皮质增厚；右侧锁骨上可见大小为0.71 cm×0.31 cm的淋巴结，结构尚清晰。

➢ 2019-12-04乳腺钼靶显示右侧乳头凹陷、回缩、皮肤增厚，右侧乳腺内见弥漫、细小的多形性钙化点，每平方厘米的钙化数目>10个，BI-RADS分级为6级；右侧腋窝见淋巴结（图22-1）。

➢ 2019-12-04颅脑增强MRI显示正常。

➢ 2019-12-04肝、胆、胰、脾、双肾检查显示正常。

➢ 2019-12-04双肺CT显示正常。

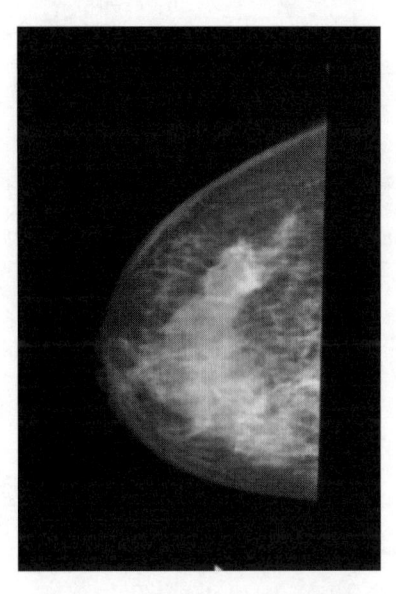

图22-1 2019-12-04乳腺钼靶

---

* 通信作者，邮箱：jackdemi@163.com

- 2019-12-04 全身骨扫描显示正常。
- 2019-12-04 肿瘤标志物显示正常。
- 2019-12-04 心脏彩超显示心室 EF 为 68%。

【病史及治疗续一】

- 2019-12-05 患者行右侧乳腺穿刺活检。病理显示右侧乳腺浸润性癌。免疫组织化学显示 ER（-）、PR（-）、CerbB2（++）、Ki-67（30%，+）。FISH 检测显示 HER-2 基因扩增。右侧腋窝淋巴结穿刺活检的病理结果见癌细胞。

【本阶段小结】

本例患者为 66 岁的绝经后女性患者，发现右侧乳房较大肿物伴皮肤红肿，范围没有超过乳房的 1/3，考虑为乳腺癌。穿刺活检的病理结果确诊乳腺癌，且免疫组织化学显示为 HER-2 过表达型。医师考虑：靶向治疗优先→优选双靶向治疗→联合紫杉类药物→新辅治疗豁免蒽环类药物→体内药敏试验观察→疗效引导。患者考虑：靶向治疗优先→经济条件→选择单靶向治疗。

【病史及治疗续二】

- 2019-12-17 至 2020-04-03 患者行 TCbH（T，多西他赛，100 mg/m²；Cb，卡铂，AUC=6；H，曲妥珠单抗）方案治疗 6 个周期。化疗及单靶向治疗期间患者无明显不良反应。新辅助治疗期间患者右侧乳房的皮肤红肿范围缩小，肿物也缩小，但退缩不明显；至治疗第 5 个周期，肿瘤最大径缩小 33%；第 6 个周期后，右侧乳房皮肤红肿范围增大，有明显边界，抗感染治疗无效（表 22-1）。

表 22-1 TCbH 方案治疗期间肿物变化

	2019-12-04 基线	2020-01-07 第 2 个周期	2020-02-19 第 4 个周期	2020-03-11 第 5 个周期	2020-04-03 第 6 个周期
右侧乳腺肿物	15.2 cm×8.5 cm×3.5 cm	13.1 cm×11.3 cm×3.3 cm	12.5 cm×9.3 cm×1.74 cm	10.1 cm×8.0 cm×1.3 cm	11.0 cm×9.8 cm×1.88 cm
右侧腋窝淋巴结	2.26 cm×0.75 cm	1.4 cm×0.40 cm	1.26 cm×0.42 cm	1.17 cm×0.44 cm	0.82 cm×0.42 cm
右侧锁骨上淋巴结	0.71 cm×0.31 cm	未见确切	未见确切	0.46 cm×0.22 cm	未见确切

【辅助检查】

- 2020-01-28（第 3 个周期）乳腺增强 MRI 显示右侧乳腺见弥漫性团块，表观扩散系数（ADC）为 1.05×10^{-3}，增强明显强化。
- 2020-04-03（第 6 个周期）乳腺增强 MRI 显示右侧乳腺的弥漫性团块较前缩小，ADC 为 1.86×10^{-3}，增强显著强化。

【本阶段小结】

局部晚期乳腺癌患者的新辅助治疗以降期手术为近期目的，且希望通过达到 pCR 以获得长期生存获益。根据《中国临床肿瘤学会（CSCO）乳腺癌诊疗指南2019》和患者当时的经济状况，选择TCbH方案治疗。CTNeoBC荟萃分析提示，HR阴性、HER-2阳性患者应用曲妥珠单抗的pCR率为50.3%。

本例患者行TCbH方案（紫杉类药物+铂类药物+抗HER-2治疗）治疗的效果不佳，考虑为肿瘤的异质性影响了疗效。即同一肿瘤区域异质性，仅HER-2阳性细胞对靶向治疗敏感，同时肿瘤负荷越大，异质性的可能性越大。单靶向治疗的效果不显著。

【病史及治疗续三】

> 2020-05-15至2020-07-15患者改行EC（E，表柔比星，90 mg/m²；C，环磷酰胺，600 mg/m²）方案治疗。EC方案治疗第1个周期后肿物明显缩小，考虑联合双靶向治疗，化疗间歇期申请帕妥珠单抗。EC方案及ECHP方案治疗期间患者可耐受，ECHP方案共行3个周期，完成后右侧乳房皮肤红肿完全消退，橘皮样外观消失，乳腺肿物无法触及（表22-2）。同时，患者口服曲美他嗪，监测心脏彩超，发现心室EF没有明显下降，肌钙蛋白、心肌酶谱正常，无心脏症状（远期心脏安全性待随访）。

表22-2　EC方案联合双靶向治疗

	2020-05-15 EC方案第1个周期	2020-06-03 EC方案第2个周期+双靶向治疗第1个周期	2020-06-24 EC方案第3个周期+双靶向治疗第2个周期	2020-07-15 EC方案第4个周期+双靶向治疗第3个周期
右侧乳腺肿物	7.2 cm×4.1 cm	3.99 cm×2.4 cm	3.00 cm×1.5 cm	2.66 cm×0.85 cm
右侧腋窝淋巴结	1.15 cm×0.39 cm	0.77 cm×0.33 cm	1.00 cm×0.33 cm	1.59 cm×0.54 cm
右侧锁骨上淋巴结	未见确切	未见确切	未见确切	未见确切

> 2020-08-11患者行右侧乳腺癌改良根治术+腹部取皮+右侧胸壁植皮术。术后病理显示右侧乳腺癌新辅助化疗后瘤床见残留导管原位癌，组织学分级为Ⅱ级，病理分期为ypT$_{is}$N$_0$M$_0$期，Miller-Payne分级为Ⅴ级，皮肤各切缘未见异型细胞残留，脉管神经丛未见癌侵犯，乳头未见癌侵犯，淋巴结未见（0/9枚：胸小肌外0/6枚，胸小肌后0/1枚，胸小肌内0/2枚）癌转移。免疫组织化学显示ER（-）、PR（-）、CerbB2（+）、Ki-67（<1%，+）。

> 2020-08-12术后患者仅行双靶向治疗，没有联合其他化疗方案，也没有联合卡培他滨，目前其一般状况良好。

【本阶段小结】

本例患者改行EC方案治疗后肿瘤快速、明显缩小，皮肤红肿消退，充分沟通后给予蒽环类药物联合双靶向治疗。如果当时其经济条件许可，化疗联合双靶向治疗方案TCbHP（多西他赛+卡铂+曲妥珠单抗+帕妥珠单抗）为优选，而蒽环类药物联合单靶向治疗在本例患者中也表现出优秀的疗效，医师应同时积极关注心脏并发症。

【专家点评】

新辅助治疗作为乳腺癌治疗的重要组成部分，最近几年其治疗理念与模式不断发展，从原有的单一化疗转变为当前基于乳腺癌不同分子分型的新辅助化疗、新辅助靶向治疗联合化疗、新辅助双靶向联合治疗等。新辅助治疗前医师应充分评估患者的局部肿瘤状况和全身状况，以及是否符合新辅助治疗的指征。本例患者肿物体积较大、腋窝淋巴结转移、HER-2 阳性，有明确的新辅助化疗指征，但其因经济原因选择单靶向曲妥珠单抗+化疗（TCbH 方案）不失为实际可行的选择。NOAH 研究最早证实了曲妥珠单抗用于 HER-2 阳性患者新辅助治疗的疗效，奠定了曲妥珠单抗在 HER-2 阳性乳腺癌新辅助治疗中的地位。随后有多项随机 II～III 期临床研究表明，在 HER-2 阳性乳腺癌的新辅助化疗中加入曲妥珠单抗与单纯化疗（19%～27%）相比，pCR 率得到显著提高（26%～65%）。

对于未达 pCR 的患者，曲妥珠单抗耐药或未完全阻断 HER-2 信号通路是主要问题，双重靶向通路阻断可能是克服该问题的策略之一。Neosphere 研究显示，帕妥珠单抗联合曲妥珠单抗后 pCR 率大幅上升。此外，NeoALTTO 研究提供了拉帕替尼联合曲妥珠单抗的数据支持。随着双靶向治疗时代的到来，对于没有经济条件限制的患者，双靶向治疗成了更优化的方案。根据《中国临床肿瘤学会（CSCO）乳腺癌诊疗指南 2020》，HER-2 阳性乳腺癌新辅助治疗的 I 级推荐包括 TCbHP 方案（1A）或 THP（多西他赛+曲妥珠单抗+帕妥珠单抗）方案（1A）。KRISTINE 研究证明了 TCbHP 方案在新辅助治疗中的有效性和安全性。新一代抗 HER-2 药物能更好地全面阻断 HER 家族同/异源二聚体下游通路。I-SPY2 研究提示，以曲妥珠单抗+化疗为对照，来那替尼+化疗使 pCR 率从 23% 提高到了 39%。ADAPT 研究提示，T-DM1 单药或联合化疗相比于曲妥珠单抗加化疗，pCR 率从 15% 提高到 40% 以上。

新辅助治疗期间医师要注意时刻评估患者病灶的退缩情况，及时发现可能的耐药情况，避免错过手术时机。本例患者经过紫杉类药物+铂类药物+抗 HER-2 治疗，初期肿物退缩较好，但第 6 个周期开始右侧乳房皮肤红肿范围扩大，肿物无明显退缩，此时应首先评估有无手术的可能性。本例患者显然未能达到降期手术 R0 切除的条件。此时应分析原因，优化下一步的治疗方案。本例患者的后续治疗选择了 EC 方案联合曲妥珠单抗和帕妥珠单抗，取得了期望的疗效，值得肯定。从治疗风险来讲，蒽环类药物加双靶向治疗必将大大加重患者的心脏毒性，因而在临床实践中对患者的选择应非常慎重。能否使用其他不含蒽环类药物的化疗方案或改良用药模式值得临床进一步研究和讨论。同时，期待更多的新药临床试验数据，让医师能够在乳腺癌新辅助化疗的过程中有更优的选择。

（上海市第一人民医院　黄伟翼　王红霞）

本例患者因右侧乳房皮肤红肿疑诊炎性乳腺癌，但炎性乳腺癌是较少见的乳腺癌类型，诊断要求红肿及皮肤浸润范围达到或超过乳房的 1/3，其初诊皮肤浸润范围未达 1/3。目前，对于 HER-2 阳性局部晚期或有保乳需求的乳腺癌患者，推荐使用新辅助治疗，以达降期保乳的目的。HER-2 阳性乳腺癌应用新辅助治疗达 pCR 者较未达 pCR 者有更好的长期生存。Neosphere、PEONY、BERENICE、TRYPHAENA 等研究证实了曲妥珠单抗加帕妥珠单抗为主的双靶向新辅助治疗相比曲妥珠单抗联合化疗可以进一步提高 pCR 率，且有延长 EFS 的趋势，安全可耐受。

TCbH 方案在《中国临床肿瘤学会（CSCO）乳腺癌诊疗指南 2020》中证据级别由 1A 调整为 2A。新增 TCbHP 方案为 1A 类证据。双靶向治疗联合化疗已成为 HER-2 阳性乳腺癌新辅助治疗的标准方案，但化疗方案中是否保留蒽环类药物仍存在一定争议。TRAIN-2 研究显示，双靶向治疗（HP）联合蒽环类药物和非蒽环类药物新辅助治疗的 pCR 率无差异，但心脏不良反应在蒽环组中更常见。TRYPHAENA 研究显示，曲妥珠单抗+帕妥珠单抗+多西他赛±蒽环类药物的 pCR 率相似，与 TRAIN-2 研究相似；在心脏不良反应方面，蒽环组和非蒽环组相似，与 TRAIN-2 研究不一致。这 2 项研究显示出未来 HER-2 阳性乳腺癌新辅助治疗的去蒽环类药物方案可能成为一种趋势，但由于 TRAIN-2 研究中新辅助治疗为 9 个周期，而 TRYPHAENA 研究（Ⅱ期）以心脏不良反应为首要研究重点而非 pCR 率，故去蒽环类药物方案的证据有限，期待大样本的临床试验进一步证实。本例患者从 TCbH 方案中获益有限，加入蒽环类药物疗效明显。BCIRG006 研究显示，与 HER-2 基因扩增但 *TOP2A* 基因无扩增的患者相比，*HER-2/TOP2A* 基因共扩增的患者在只有采用蒽环类药物治疗时才显示出更长的生存获益。徐兵河教授的研究结果也提示 *TOP2A* 基因扩增的乳腺癌可能是 HER-2 阳性乳腺癌的一个亚型，*TOP2A* 基因扩增的乳腺癌对含蒽环类药物的化疗方案更敏感，提示蒽环类药物在 HER-2 阳性乳腺癌的部分患者中可能不可或缺。

（辽宁省肿瘤医院　孙　涛）

【指南背景】

1.《中国临床肿瘤学会（CSCO）乳腺癌诊疗指南 2019》 对于 HER-2 阳性乳腺癌的新辅助治疗，Ⅰ级推荐：①含曲妥珠单抗的方案；②优先选择含紫杉类药物的方案。Ⅱ级推荐：①双靶向治疗 THP 方案（1A）；②TCH 方案（1A）；③AC-TH 方案（1B）；④以 TH 为基础的其他治疗方案（2B）。AC-TH 方案与 TCbH 方案均可作为新辅助治疗的推荐方案，但考虑先用曲妥珠单抗可能达到快速缩瘤、防止肿瘤进展的作用，故推荐更早使用含有曲妥珠单抗的方案，如 TCbH 方案。双靶向抗 HER-2 治疗联合新辅助治疗也是可选的治疗策略（2019-08 帕妥珠单抗在中国获批为新辅助治疗的适应证）。

2.《中国临床肿瘤学会（CSCO）乳腺癌诊疗指南 2020》 对于 HER-2 阳性乳腺癌的新辅助治疗，Ⅰ级推荐：①TCbHP 方案（1A）；②THP 方案（1A）。Ⅱ级推荐：①抗 HER-2 单抗联合紫杉类药物为基础的其他方案；②TCbH 方案（2A）；③AC-THP 方案（2B）。

（上海市第一人民医院　黄伟翼　王红霞）

1. 2019 年美国 NCCN 指南 对于炎性乳腺癌和 HER-2 阳性乳腺癌，推荐术前行新辅助治疗，通过新辅助治疗达到 pCR 能明显延长患者的 PFS 和 OS。炎性乳腺癌患者经新辅助治疗缓解后，下一步推荐行全乳根治术及腋窝淋巴结清扫，术后胸壁区、锁骨上下区、内乳淋巴结区及有风险的腋窝区接受放疗。

2.《中国临床肿瘤学会（CSCO）乳腺癌诊疗指南 2020》 Ⅰ级推荐新增 TCbHP 方案（1A）和 THP 方案（1A）。Ⅱ级推荐为 HER-2 单抗联合紫杉类药物为基础的其他方案，包括新增的 AC-THP 方案（2B）、TCbH 方案（与《中国临床肿瘤学会（CSCO）乳腺癌诊疗指南 2019》相比，证据级别由 1A 调整为 2A）及科学、合理设计的临床研究（《中国临床肿瘤学会（CSCO）乳腺癌诊疗指南 2020》新增）。

（辽宁省肿瘤医院　孙　涛）

【循证背景】

1. slamon 等进行的研究 蒽环类药物+环磷酰胺+曲妥珠单抗方案的心力衰竭事件发生率为 17%，而蒽环类药物+环磷酰胺方案为 8%。

2. CTNeoBC 荟萃分析 侵袭性较高的乳腺癌亚型（三阴性和 HER-2 阳性）患者有更高的 pCR 率，且有良好的预后。

3. TRYPHAENA 研究 与非蒽环组相比，化疗联合曲妥珠单抗和帕妥珠单抗，无论是在新辅助治疗、辅助治疗还是后续随访阶段，心脏不良反应无显著增加，LVEF 下降和充血性心力衰竭的发生率低，且大多为无症状、可逆。

4. Du 等进行的 meta 分析　新辅助治疗中蒽环类药物和曲妥珠单抗联用的心脏不良事件显著增加（$HR=1.51$，$95\%CI$：$1.10\sim2.07$，$P=0.01$）。

（上海市第一人民医院　黄伟翼　王红霞）

1. NeoSphere 研究（Ⅲ期）　该研究的结果显示，在早期或局部晚期 HER-2 阳性乳腺癌患者的新辅助治疗中，与曲妥珠单抗+多西他赛相比，帕妥珠单抗+曲妥珠单抗联合多西他赛可显著提高 pCR 率（45.8% vs. 29%，$P=0.014$）。

2. PEONY 研究（Ⅲ期）　该研究旨在评估帕妥珠单抗+曲妥珠单抗+多西他赛用于早期或局部晚期亚洲乳腺癌患者新辅助治疗的疗效和安全性。结果显示，与对照组相比，帕妥珠单抗+曲妥珠单抗双靶向治疗组的术后总 pCR 率有提高，分别为 39.3% 和 21.8%（$P=0.001$）。

3. KRISTINE 研究（Ⅲ期）　该研究旨在评估 T-DM1+帕妥珠单抗对比 TCbHP 方案用于早期乳腺癌新辅助治疗的疗效和安全性。结果显示，T-DM1+帕妥珠单抗和 TCbHP 方案的 pCR 率分别为 44.4% 和 55.7%。该研究证实了 TCbHP 方案在新辅助治疗中的有效性和安全性。

4. TRAIN-2 研究（Ⅲ期）　该研究显示，HP（曲妥珠单抗+帕妥珠单抗）方案联合蒽环类药物和非蒽环类药物新辅助治疗的 pCR 率无差异（67% vs. 68%），LVEF 较基线下降 10% 和 <50% 的患者在蒽环组比在非蒽环组中更常见（8.6% vs. 3.2%，$P=0.021$）。未来，HER-2 阳性乳腺癌新辅助治疗的去蒽环类药物方案可能成为一种趋势。该研究对临床更重要的启示为在所有的 Ⅱ～Ⅲ 期 HER-2 阳性早期乳腺癌患者中，无论 HR 水平和淋巴结状况如何，基于双靶向治疗的新辅助治疗方案均能带来相似的获益。

5. TRYPHAENA 研究（Ⅱ期）　该研究旨在评估曲妥珠单抗+帕妥珠单抗+多西他赛±蒽环类药物用于早期乳腺癌新辅助治疗的安全性和疗效。结果显示，双靶向治疗联合不同的化疗方案均达到了较高的 pCR 率。

（辽宁省肿瘤医院　孙　涛）

【核心体会】

对于新辅助化疗的疗效评估，彩超具有一定主观性，原则上推荐使用 MRI 作为客观评估手段，可以观察肿瘤的体积变化、退缩模式及强化形式的动态改变。

对于确认为曲妥珠单抗不敏感的人群，可考虑行多次穿刺活检以判断肿瘤细胞坏死的情况和 Ki-67 的变化，同时分子亚型的重新评估能确认患者是否在治疗选择的压力下肿瘤细胞发生异质性。目前，相关指南的推荐是初始选择双靶向新辅助治疗。

如果初始选择紫杉类药物联合曲妥珠单抗+帕妥珠单抗双靶向治疗，疗效如何？蒽环类药物的地位何在？毕竟 TRYPHAENA 研究和 TRAIN-2 研究显示双靶向治疗时代蒽环类药物的加入没有显著提高 pCR 率。目前，尚无证据表明蒽环类药物同时联用靶向治疗的疗效优于序贯使用。

本例患者在行 EC 方案 1 个周期后肿物明显退缩，说明其对蒽环类药物较为敏感，对蒽环类药物同时联合曲妥珠单抗+帕妥珠单抗双靶向治疗具有良好的反应性和耐受性，但要注意安全性是同时联用的基础。患者在去蒽环类药物联合靶向治疗效果不佳后，若肿瘤负荷较重，但相对耐受性好，在合理评估和监测的情况下，个体化启用蒽环类药物联合靶向治疗应慎重注意安全性。

（上海市第一人民医院　黄伟翼　王红霞）

双靶向治疗联合化疗已成为 HER-2 阳性乳腺癌新辅助治疗的标准方案，目前去蒽环类药物为时尚早，对于 *HER-2/TOP2A* 基因共扩增患者的治疗，蒽环类药物必不可少。HER-2 阳性乳腺癌应用新辅助治疗达 pCR 者可获得长期生存，未达 pCR 者术后辅助可行 T-DM1 强化治疗。

（辽宁省肿瘤医院　孙　涛）

参 考 文 献

[1] Gianni L, Eiermann W, Semiglazov V, et al. Neoadjuvant and adjuvant trastuzumab in patients with HER2-positive locally advanced breast cancer (NOAH): follow-up of a randomised controlled superiority trial with a parallel HER2-negative cohort. Lancet Oncol, 2014, 15 (6): 640-647.

[2] Hurvitz SA, Martin M, Symmans WF, et al. Neoadjuvant trastuzumab, pertuzumab, and chemotherapy versus trastuzumab emtansine plus pertuzumab in patients with HER2-positive breast cancer (KRISTINE): a randomised, open-label, multicentre, phase 3 trial. Lancet Oncol, 2018, 19 (1): 115-126.

[3] Wang JY, Xu BH, Yuan P, et al. TOP2A amplification in breast cancer is a predictive marker of anthracycline-basedneoadjuvant chemotherapy efficacy. Breast Cancer Res Treat, 2012, 135: 531-537.

[4] Press MF, Sauter G, Buyse M, et al. Alteration of topoisomerase II-alpha gene in human breast cancer: association with responsiveness to anthracycline-based chemotherapy. Journal of Clinical Oncology, 2011, 29 (7): 859-867.

[5] van Ramshorst MS, van Werkhoven E, Honkoop AH, et al. Toxicity of dual HER2-blockade with pertuzumab added to anthracycline versus non-anthracycline containing chemotherapy as neoadjuvant treatment in HER2-positive breast cancer: the TRAIN-2 study. Breast, 2016, 29: 153-159.

[6] Slamon DJ, Leyland-Jones B, Shak S, et al. Use of chemotherapy plus a monoclonal antibody against HER2 for metastatic breast cancer that overexpresses HER2. New Engl J Med, 2001, 344 (11): 783-792.

[7] Cortazar P, Zhang LJ, Untch M, et al. Pathological complete response and long-term clinical benefit in breast cancer: the CTNeoBC pooled analysis. Lancet, 2014, 384 (9938): 164-172.

[8] Untch M, Rezai M, Loibl S, et al. Neoadjuvant treatment with trastuzumab in HER2-positive breast cancer: results from the GeparQuattro study. Journal of Clinical Oncology, 2010, 28 (12): 2024-2031.

[9] Buzdar AU, Suman VJ, Meric-Bernstam F, et al. Fluorouracil, epirubicin, and cyclophosphamide (FEC-75) followed by paclitaxel plus trastuzumab versus paclitaxel plus trastuzumab followed by FEC-75 plus trastuzumab as neoadjuvant treatment for patients with HER2-positive breast cancer (Z1041): a randomised, controlled, phase 3 trial. Lancet Oncology, 2013, 14 (13): 1317-1325.

[10] Untch M, Loibl S, Bischoff J, et al. Lapatinib versus trastuzumab in combination with neoadjuvant anthracycline-taxane-based chemotherapy (GeparQuinto, GBG 44): a randomised phase 3 trial. Lancet Oncology, 2012, 13 (2): 135-144.

[11] Du F, Yuan P, Zhu WJ, et al. Is it safe to give anthracyclines concurrently with trastuzumab in neo-adjuvant or metastatic settings for HER2-positive breast cancer? A meta-analysis of randomized controlled trials. Med Oncol, 2014, 31 (12): 340.

[12] Schneeweiss A, Chia S, Hickish T, et al. Long-term efficacy analysis of the randomised, phase II TRYPHAENA cardiac safety study: Evaluating pertuzumab and trastuzumab plus standard neoadjuvant anthracycline-containing and anthracycline-free chemotherapy regimens in patients with HER2-positive early breast cancer. European Journal of Cancer, 2018, 89: 27-35.

病例 23 乳腺癌术后新发成纤维细胞源性肿瘤 1 例

许雅芊 陆劲松*

上海交通大学医学院附属仁济医院

【关键词】

腭多形性腺瘤；肿瘤家族史；壶腹部腺癌；乳腺癌保乳术；放疗；成纤维细胞源性肿瘤

【病史及治疗】

➤ 患者，女性，38 岁，已婚，妊娠 9 个月；既往有右上腭多形性腺瘤手术史，无高血压、糖尿病等慢性病病史，祖母有乳腺癌病史，父亲有脑肿瘤病史。

➤ 2017-10-25 患者因发现"左侧乳腺肿物 3 个月"就诊于上海交通大学医学院附属仁济医院。查体扪及左侧乳腺外侧有 1 个大小为 3.0 cm×3.0 cm 的肿物，质硬，边界不清晰，活动度可；双侧腋窝未触及肿大淋巴结。

➤ 2017-10-25 乳腺 B 超显示左侧乳腺见囊实性团块（BI-RADS 分级为 4a 级）；双侧腋窝未见明显肿大淋巴结。考虑患者预产期将近，建议其生产后复诊。

➤ 2017-12-28 患者复查，乳腺 B 超显示左侧乳腺见混合回声团块（BI-RADS 分级为 3 级）；双侧腋窝未见明显肿大淋巴结。

➤ 2018-01-05 患者行 B 超引导下左侧乳腺肿物穿刺活检，病理显示浸润性癌。

➤ 2018-01-16 乳腺钼靶显示左侧乳腺多发可疑结节影伴局部腺体结构紊乱（BI-RADS 分级为 0 级），且腺体极致密，影响对病灶性质的判断，需要结合 MRI 做诊断；右侧乳腺增生（BI-RADS 分级为 2 级）。

➤ 2018-01-16 乳房 MRI 显示左侧乳腺外侧见不规则囊实性病灶（BI-RADS 分级为 4 级），周围有可疑的扩张导管影，考虑乳头状瘤或癌可能，建议病理明确诊断；右侧乳腺增生（BI-RADS 分级为 2 级）。

➤ 2018-01-12 因患者强烈要求保乳，多学科会诊讨论后认为其具备接受保乳根治术+前哨淋巴结活检的条件。遂患者于 2018-01-17 行左侧乳腺癌保乳根治术+前哨淋巴结活检。术后病理显示左侧乳腺浸润性导管癌，Ⅱ级（最大径 1.0 cm），剥离面均呈阴性；上切缘、下切缘、内切缘、外切缘及基底切缘均呈阴性；左侧乳腺前哨淋巴结（0/2 枚）阴性。免疫组织化学显示 ER（70%，+）、PR（40%，+）、HER-2（+）、Ki-67（10%）。FISH 显示阴性。

➤ 2018-02-01 患者行乳腺癌 21 基因检测，RS 为 36.2 分，提示复发风险高。患者遂入组《每周紫杉醇联合顺铂辅助化疗治疗高危早期 HER-2 阴性乳腺癌的 3 期研究》，随机分组至

---

*通信作者，邮箱：lujjss@163.com

EC（E，表柔比星；C，环磷酰胺）方案 4 个周期序贯每周 P（紫杉醇）方案 12 个周期（辅助化疗），同时联合戈舍瑞林（卵巢功能抑制）。

➢ 2018-07-26 至 2018-08-05 患者行术后放疗。后续患者行依西美坦联合戈舍瑞林内分泌治疗，计划完成 5 年。

【本阶段小结】

本例患者乳腺癌术后病理分期为 $pT_{1b}N_0M_0$ 期，临床分期为 Ⅰa 期，分子分型为 Luminal A 型，考虑临床查体肿物大小为 3.0 cm×3.0 cm，且 RS 提示复发风险高，遂入组《每周紫杉醇联合顺铂辅助化疗治疗高危早期 HER-2 阴性乳腺癌的 3 期研究》，行 EC×4-wP×12 方案辅助化疗。由于本例患者较年轻，同时予以戈舍瑞林保护卵巢。本例患者行保乳根治术，且不存在放疗禁忌证，故予以放疗。基于 SOFT&TEXT 联合分析的结果，考虑其年轻发病且复发风险高，予以芳香化酶抑制剂联合卵巢功能抑制治疗 5 年。

【病史及治疗续】

➢ 2019-06-21 患者因"进食后腹痛、呕吐"就诊。

➢ 2019-06-21 上腹部 MRI 及电子胃十二指肠镜检查显示十二指肠乳头肿瘤+瘘管。

➢ 2019-08-07 患者行根治性胰十二指肠切除术。病理显示壶腹部腺癌，Ⅱ级，隆起型 3.5 cm×3.5 cm×2.0 cm，侵犯十二指肠全层，胰腺未见累及，脉管内未见癌栓，神经束见侵犯；胃切缘、十二指肠切缘、胰腺切缘、胆总管切缘、胆囊、第 8 组淋巴结（0/4 枚）、第 12 组淋巴结（0/1 枚）、第 12p 组淋巴结（0/1 枚）均呈阴性。患者术后定期随访，继续行依西美坦联合戈舍瑞林内分泌治疗。

➢ 2019-09-16 至 2020-02-03 患者接受奥沙利铂+替吉奥方案辅助化疗 6 个周期。

➢ 2020-07-01 乳腺 MRI 显示左侧乳腺癌保乳术后改变，左侧乳腺内上象限见斑片灶（BI-RADS 分级为 5 级），首先考虑恶性病变，建议病理明确；右侧乳腺增生，右侧乳腺外上象限见小斑片、线样强化（BI-RADS 分级为 3 级），右侧乳腺内上象限见小结节（BI-RADS 分级为 3 级）；右侧乳腺局部导管轻度扩张。

➢ 2020-07-03 乳房 B 超显示左侧乳腺见低回声区；右侧腋窝可见淋巴结，左侧腋窝未见明显肿大淋巴结。

➢ 2020-07-14 患者行 B 超引导下左侧乳腺肿物穿刺活检。病理显示梭形细胞瘤样增生，建议完整切除肿物后进一步明确。

➢ 2020-07-17 患者行左侧乳腺象限切除术。术中发现左侧乳腺内有 1 个 1.3 cm×0.8 cm 大小的肿物，边界不清晰，紧贴胸大肌。病理显示左侧乳腺肿物为成纤维细胞源性肿瘤，细胞异性较大，呈浸润性生长，不排除交界性生物学行为，请临床密切随访，以防复发。左侧乳腺肿物中未见上皮性恶性肿瘤。之后患者至其他医院行病理会诊，确诊为左侧乳腺肿物低度恶性纤维源性肿瘤，在脂肪组织内呈浸润性生长。患者局部复发风险高，建议密切随访。

➢ 2020-07-15 PET-CT 显示腰 2 右侧椎弓根见显像剂轻度浓聚灶，右侧第 5 肋见高密度影，建议密切随访。

➢ 2020-08-22 患者行左侧乳腺局部广切术。术后病理显示左侧乳腺残腔未见肿瘤残留，上切缘、下切缘、内切缘、外切缘及基底切缘均呈阴性。

➢ 2020-09-04 多学科会诊讨论后认为：①低度恶性纤维源性肿瘤目前较少行辅助化疗；②乳腺 MRI 显示肿物与胸壁较近，可考虑局部放疗；③结合个人史和家族史，可考虑基因检测；④后续继续行依西美坦联合戈舍瑞林治疗。

➢ 2020-10-02 至 2020-10-27 患者行术后放疗。后续继续行依西美坦联合戈舍瑞林内分泌治疗。

【本阶段小结】

本例患者在左侧乳腺癌保乳术后 1 年半发现同侧乳腺出现可疑病灶，首先应明确是新发还是复发。本例患者的诊疗难点在于影像学检查如乳腺 MRI 图像的判读不能明确新发或复发，故行肿物穿刺活检，病理显示成纤维细胞源性肿瘤浸润性生长，并进行二次病理会诊，才排除乳腺癌复发。此外，考虑本例患者既往有腭多形性腺瘤、乳腺癌及壶腹部腺癌个人史，以及家族中有肿瘤聚集现象，还应完善全身检查以排除远处转移或其他恶性肿瘤存在的情况。对于术后治疗，目前尚缺少低度恶性纤维源性肿瘤行辅助化疗获益的循证医学证据，但是肿物位置贴近胸壁，故给予患者术后局部放疗以改善预后。

【专家点评】

本例患者被诊断为多原发癌，先后诊断了腭多形性腺瘤、妊娠期乳腺癌及壶腹部腺癌，且具有明确的肿瘤家族史。其产后行左侧乳腺癌保乳根治术+前哨淋巴结活检，术后病理分期为 $pT_{1b}N_0M_0$ 期，临床分期为 I a 期，分子分型为 Luminal A 型，RS 提示复发风险高，术后予以 EC-wP 方案辅助化疗，同时联合戈舍瑞林（卵巢功能抑制）；后行局部放疗，以及依西美坦联合戈舍瑞林内分泌治疗。本例患者于 23 个月后在左侧乳腺再次扪及 1 个肿物，切除行活检，病理显示左侧乳腺成纤维细胞源性肿瘤，再次行放疗，之后继续行依西美坦联合戈舍瑞林内分泌治疗。

本例患者病情复杂，但治疗规范，病例书写语言规范、表述清晰、记录完整。

1. 妊娠期乳腺癌是指妊娠期间或产后 1 年内发生的乳腺癌。有文献报道，妊娠期乳腺癌的发生率为 1/10 000~1/3000，通常发生于 33~34 岁的妊娠期女性，且在妊娠 17~25 周中表现出症状。由于人群、地域及对妊娠期乳腺癌的定义不同，妊娠期乳腺癌的发生率也有所不同。妊娠期乳腺癌大多表现为乳腺肿物，但由于妊娠期及哺乳期乳房的一些生理性变化，如乳房增大、腺体增厚等，乳腺肿瘤易被掩盖，其症状和体征往往被忽视，导致延误诊断。乳腺超声由于无创、准确、安全无放射性等优点常作为初诊阶段的首选检查手段。乳腺钼靶在妊娠期乳腺癌中也可以安全进行，据报道，其准确性为 80%。乳腺 MRI 的准确性及安全性目前还没有确切的证据。CT、骨扫描常规均不推荐。大多数妊娠期乳腺癌患者的病理分型为浸润性导管癌，84% 为低分化癌。多项研究的结果显示，与绝经前非妊娠期乳腺癌患者相比，妊娠期乳腺癌患者的 ER/PR 阳性表达率低，HER-2 基因的扩增比例相近或增加。大部分研究显示，手术和麻醉均不增加胎儿畸形或发育异常的风险，故可以安全实施。目前，许多妊娠期乳腺癌患者及医师均选择等到妊娠 12 周以后手术和麻醉，以降低胎儿自然流产的风险。在妊娠中期，手术为可考虑的治疗手段。对于手术方式的选择，保乳术也是可行的，妊娠中后期患者可待分娩后再接受放疗。

2. 本例患者左侧乳腺保乳术后行放疗，后续内分泌治疗期间发现左侧乳腺内上象限见可疑病灶，首先要明确其为复发或新发。切除行活检，病理显示为成纤维细胞源性肿瘤。乳腺成纤维细胞源性肿瘤非常少见，大多数发生于男性，也可见于女性，一般年龄比较大，通常为单侧乳腺孤立性肿物。成纤维细胞源性肿瘤具有局部复发倾向，故对于乳腺成纤维细胞源性肿瘤的治疗，宜行肿物扩大范围切除术。本例患者的肿物发生在原乳腺术后放疗野内，需要考虑放疗诱发性肉瘤（radiation-induced sarcoma，RIS）。RIS 是发生于放疗区的软组织肉瘤，于 1936 年首次报道，发生率很低，为 0.03%~0.80%，随着患者术后生存期的延长而增加。RIS 一般在乳腺癌放疗

10年后发生，但其潜伏期在6个月至20年。放疗为其主要的危险因素，其他危险因素还包括 BRCA1 基因突变、遗传学疾病（如 Li-Fraumeni 综合征）及以烷化剂为基础的化疗等。其诊断标准包括：放疗史、无症状潜伏期、在放疗区发生且病理学检测确认为肉瘤。所有组织学类型的肉瘤均可能出现，其中最常见的为血管肉瘤、未分化多形性肉瘤、平滑肌肉瘤及纤维肉瘤。在未出现远处转移时，手术是最有效的治疗手段，保证手术切缘阴性可以提高患者的生存率。由于 RIS 非常罕见，目前尚缺乏化疗的循证医学证据。由于 RIS 的生物学特征与原发性软组织肉瘤相似，故常按软组织肉瘤的治疗原则治疗。小样本研究的结果显示，放疗可以提高局部控制率。由于大部分患者接受过区域性放疗，使得其对再次放疗的耐受性降低。由于目前对于放疗的有效性尚缺乏确切证据，且二次放疗会带来很多不良反应，故是否选择放疗需要临床医师权衡利弊、综合评估后决定。

3. 本例患者存在多原发癌及明确的肿瘤家族史，建议完善全身检查、进行基因检测后进行遗传门诊咨询，以明确是否存在遗传性疾病。

（复旦大学附属肿瘤医院　王碧芸）

本例患者为 38 岁的女性，临床属于妊娠期 HR 阳性乳腺癌（Ⅱ期），分子分型为 Luminal 型（ER 阳性、PR 阳性、HER-2 阴性）；保乳术后行 21 基因检测，结果提示复发风险高，故治疗目的是控制风险、争取治愈。

根据美国 NCCN 指南、《中国抗癌协会乳腺癌诊治指南与规范（2017 年版）》及《中国早期乳腺癌卵巢功能抑制临床应用专家共识（2018 年版）》，对于年轻的妊娠期 HR 阳性早期 Luminal A 型乳腺癌高危患者，推荐化疗联合内分泌治疗，内分泌治疗包含卵巢去势。本例患者在保乳术后入组《每周紫杉醇联合顺铂辅助化疗治疗高危早期 HER-2 阴性乳腺癌的 3 期研究》，行 EC×4-wP×12 方案辅助化疗是基于其年轻妊娠期发病且复发风险高的考虑。同时，本例患者行芳香化酶抑制剂依西美坦联合戈舍瑞林内分泌治疗，是基于 SOFT&TEXT 联合分析的结果。术后放疗也是保乳术后的循证推荐。

本例患者在左侧乳腺癌保乳术后 1 年半发现同侧乳腺可疑病灶，在影像学检查（包括乳房 MRI 图像）的判读不能明确新发或复发时，行肿物穿刺活检是金标准。病理显示成纤维细胞源性肿瘤浸润性生长，临床少见，二次病理会诊和考虑其既往有腭多形性腺瘤、乳腺癌及壶腹部腺癌个人史，以及家族中有肿瘤聚集现象，后续完善全身检查以排除远处转移或其他恶性肿瘤存在的情况是必要的。在没有相关指南推荐治疗方案的情况下，给予术后局部放疗和继续原方案内分泌治疗是可行的。

（复旦大学附属华山医院　汪　洁）

【指南背景】

2020 年美国 NCCN 指南：①妊娠期乳腺癌的分期应该以临床分期为主，以尽量减少胎儿的放射暴露剂量。②妊娠期乳腺癌的手术治疗以改良根治术为主。妊娠期间行保乳术未显示会影响患者的生存，但术后放疗应推迟至产后进行。③前哨淋巴结检查在妊娠期乳腺癌中的敏感性和特异性目前尚不明确，应个体化选择是否进行。异舒泛蓝和亚甲蓝在妊娠期均不推荐使用。④妊娠期乳腺癌全身治疗的原则与非妊娠期乳腺癌相同，但需要避免在妊娠早期进行。⑤在妊娠 35 周后不推荐进行化疗。蒽环类药物及烷化剂是目前拥有最多证据的化疗方案。目前，关于紫杉类药物在妊娠期乳腺癌中应用的证据还比较少。如果应用紫杉类药物，推荐选择单周紫杉醇。内分泌治疗及放疗均禁止在妊娠期应用。

（复旦大学附属肿瘤医院　王碧芸）

1. 2018 年美国 NCCN 指南 根据 SOFT&TEXT 联合分析的结果，复发风险高的绝经前 HR 阳性乳腺癌患者（如年轻、肿瘤分级高、淋巴结转移、特殊类型乳腺癌）的内分泌治疗选择 5 年 OFS 联合 AI。

2.《中国抗癌协会乳腺癌诊治指南与规范（2017 年版）》 推荐 OFS+他莫昔芬/AI 作为高危或接受辅助化疗的中危绝经前 HR 阳性乳腺癌患者的标准内分泌治疗方案。

3.《中国早期乳腺癌卵巢功能抑制临床应用专家共识（2018 年版）》 对于年轻的绝经前 HR 阳性早期乳腺癌高危患者，推荐接受 OFS 联合内分泌治疗（建议 OFS 联合 AI 治疗）。建议 GnRHa 辅助内分泌治疗的周期为 2~5 年。若接受 GnRHa 联合 AI，基于 SOFT&TEXT 联合分析的结果，治疗应选择 5 年。

（复旦大学附属华山医院　汪　洁）

【循证背景】

1. Val-Bernal 等进行的研究 成纤维细胞肉瘤是一种非常罕见的恶性肿瘤，主要发生于成人，好发部位为头颈部（包括口腔和舌头）、四肢及躯干。病变通常发生于皮下和软组织，复发/转移率很低。成纤维细胞肉瘤极少发生在乳房，既往文献中仅有 11 例乳腺成纤维细胞肉瘤的报道，其中仅有 1 例为放疗引起的黏液纤维肉瘤（myxofibrosarcoma，MFS）。本例患者被诊断为双乳浸润性导管癌、左侧腋窝淋巴结转移，在左侧乳腺癌改良根治术及右侧乳房切除术后行术后辅助放疗，具体：胸壁、左侧锁骨上及腋窝，剂量为 50 Gy。其在治疗后 6 年 4 个月后，在放疗区域出现成纤维细胞肉瘤。对包括本例患者在内的 12 例患者进行分析，年龄在 42~86 岁（平均 60.3 岁），病灶最大径为 2.2~22.0 cm（平均 5.1 cm）。放疗最重要的远期并发症之一是 RIS。Cahan 等提出放疗诱发肿瘤的诊断标准，包括：①新发肿瘤必须起源于以前的放疗区域；②新发肿瘤必须在组织学上与原发肿瘤不一致；③该肿瘤在放疗开始时不存在；④2 次恶性肿瘤之间的潜伏期必须较长（>4 年）。实际上，临床最短的潜伏期仅为 6 个月。患有遗传性恶性肿瘤易感性综合征的患者，如 LiFraumeni 综合征或 Rothmund-Thomson 综合征，更易发生 RIS。此外，辐射剂量与 RIS 的发生风险有显著关系。电离辐射破坏 DNA，造成 DNA 双链断裂；激发活性氧，直接破坏碱基，导致 DNA 单链断裂和交联。因此，电离辐射产生的独特基因突变特征可以解释其致癌性。

2. Le 等进行的研究 Li-Fraumeni 综合征是由于抑癌基因 $p53$ 缺失引起家族性各种不同癌症发生的综合征。Li-Fraumeni 综合征患者在 70 岁前患乳腺癌的风险超过 50%，且其发生放疗诱发性恶性肿瘤的风险更高。一项单中心回顾性研究在具有 $TP53$ 基因突变的乳腺癌患者中探索放疗后发生恶性肿瘤的风险。结果显示，在 51 例被诊断为 Li-Fraumeni 综合征的乳腺癌患者中，48%的患者的组织学类型为浸润性导管癌、58%的患者为 HER-2 阳性乳腺癌；在 18 例接受过辅助放疗的患者中，有 1 例（6%）出现甲状腺癌，1 例（6%）出现放疗野内肉瘤，这一比例显著低于既往文献的报道（33%的 RIS 风险），但与对照组相比，患有 Li-Fraumeni 综合征的乳腺癌患者发生放疗诱发性恶性肿瘤的风险较高。

（复旦大学附属肿瘤医院　王碧芸）

SOFT&TEXT 联合分析（Ⅲ期）比较了依西美坦/他莫昔芬+OFS 治疗绝经前 HR 阳性早期乳腺癌患者的疗效。结果显示，2 组的 OS 无显著性差异；相比于他莫昔芬+OFS，依西美坦+OFS 可显著改善 DFS、无乳腺癌间期（BCFI）和无远处复发间期（distant recurrence-free interval，DRFI），是绝经前 HR 阳性早期乳腺癌患者的治疗选择；部分绝经前 HR 阳性乳腺癌患者有非常良好的预后，单纯内分泌治疗对其效果显著。

（复旦大学附属华山医院　汪　洁）

【核心体会】

乳腺癌放疗后局部区域复发,需要进行仔细鉴别,警惕第二原发性肿瘤的发生。

(复旦大学附属肿瘤医院　王碧芸)

对于年轻妊娠期高复发风险的早期 Luminal A 型 Ⅱ 期乳腺癌,给予保乳根治术并推荐化疗+内分泌治疗+放疗是合理的、有循证依据的。当患者出现原发癌以外的第二原发性肿瘤,需要精确评估第二原发性肿瘤的病理类型和患者的全身情况,给予最佳的治疗推荐。本例患者是一例伴多肿瘤、有家族肿瘤史的高复发风险乳腺癌患者,治疗有难度,多学科参与的综合个体化治疗是诊治成功的关键。

(复旦大学附属华山医院　汪　洁)

参 考 文 献

[1] Val-Bernal JF, Hermana S, Alonso-Bartolomé MP. Myofibroblastic sarcoma of the breast. Report of a case induced by radiotherapys. Pathol Res Pract, 2019, 215 (12): 152664.

[2] Le AN, Harton J, Desai H, et al. Frequency of radiation-induced malignancies post-adjuvant radiotherapy for breast cancer in patients with Li-Fraumeni syndrome. Breast Cancer Res Treat, 2020, 181 (1): 181-188.

病例 24　原发性 HER-2 耐药晚期乳腺癌靶向治疗 1 例

徐正阳*　贺晓兰

宁波大学附属人民医院

【关键词】

HER-2 阳性乳腺癌；曲妥珠单抗；肺转移；淋巴结转移；卡培他滨；拉帕替尼；白蛋白紫杉醇；吡咯替尼；T-DM1

【病史及治疗】

➢ 患者，女性，55 岁，已绝经，PS 评分为 1 分。

➢ 2015-10-05 患者无意中发现右侧乳腺肿物，最大径约 5.0 cm，位于右侧乳头上方，能移动，无疼痛，无橘皮样变，乳头无溢血、溢液，右侧腋窝无胀痛等不适，右上肢上举不受限，右上肢无水肿等不适。

➢ 2015-10-06 患者至医院求诊。查体发现，患者意识清晰，双侧锁骨上下区、双侧腋窝未触及肿大淋巴结；右侧乳腺上象限可触及大小为 2.4 cm×2.0 cm 的肿物，质中等，边界欠清晰，活动度一般，无乳房皮肤橘皮样变，无乳头凹陷，无乳头溢血、溢液；左侧乳腺无异常；双肺呼吸音清晰，心率正常，腹部平软，肝、脾、肋下未触及异常肿物，移动性浊音阴性；双下肢不水肿，病理征阴性。

➢ 2015-10-07 乳腺 B 超显示右侧乳腺 12 点钟位置可见大小为 2.2 cm×1.6 cm 的低回声区，边界欠清晰，形态不规则，内部回声不均匀，可见沙粒样钙化点，血流较丰富，BI-RADS 分级为 4b 级；左侧乳腺小叶增生；双侧腋窝未见明显肿大淋巴结。

➢ 2015-12-02 患者行右侧乳腺肿物穿刺活检。病理显示右侧乳腺浸润性导管癌（病理分期为 $cT_2N_0M_0$ 期，临床分期为 IIa 期，分子分型为 HER-2 阳性型），II 级。免疫组织化学显示 ER（-）、PR（-）、CerbB2（+++）、Ki-67（60%，+）、CK5/6（-）。

➢ 2015-12-06 全面评估显示血常规、血生化、肿瘤标志物、心电图、心脏彩超等未见异常。

➢ 2015-12-06 胸部 CT、腹部 B 超、盆腔彩超显示未见明显异常。

【病史及治疗续一】

➢ 2015-12-10 患者行右侧乳腺癌改良根治术。术后病理显示右侧乳腺浸润性导管癌，II 级，病理分期为 $cT_2N_0M_0$ 期，临床分期为 IIa 期，分子分型为 HER-2 阳性型，肿物大小为 2.2 cm×1.6 cm，未见明显的神经侵犯，乳头、基底切缘、皮肤切缘均呈阴性，右侧腋窝淋巴结（0/15 枚）未见癌转移。免疫组织化学显示 ER（-）、PR（-）、CerbB2（+++）、Ki-67（50%，+）、

---

* 通信作者，邮箱：525507887@qq.com

AR（+）、EGFR（-）、GATA-3（++）、P53（-）、E-cad（+）、CD34（-）、P120（胞膜+）。
➢ 2016-01 至 2017-03-03 患者开始行 EC（E，表柔比星；C，环磷酰胺）×4-TH（T，多西他赛；H，曲妥珠单抗）×4 方案治疗，辅助靶向曲妥珠单抗治疗 1 年。治疗期间的不良反应有 I 度骨髓抑制。

【病史及治疗续二】

➢ 2017-03-06 颈部 B 超显示右侧锁骨上淋巴结肿大。
➢ 2017-03-06 胸部 CT 显示左肺结节，最大径为 1.0 cm，转移瘤可能性大。
➢ 2017-03-06 PET-CT 显示左肺结节、右侧锁骨上淋巴结肿大，FDG 代谢略增高，转移瘤可能性大（图 24-1）。

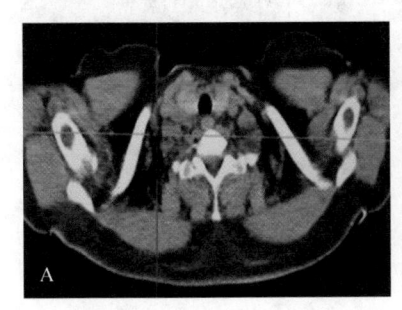

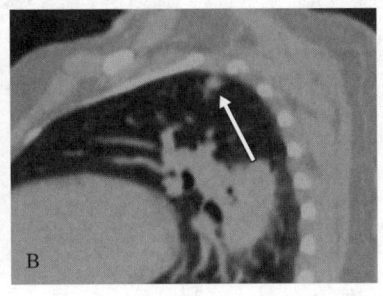

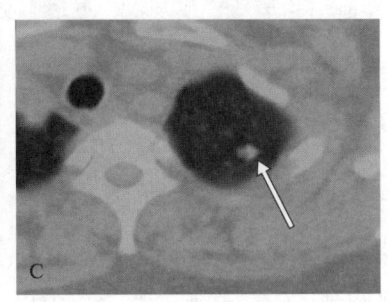

图 24-1　2017-03-06 PET-CT
注：A. 右侧锁骨上淋巴结；B、C. 左肺结节（箭头）

➢ 2017-03-08 患者行右侧锁骨上淋巴结穿刺活检及左肺结节切除术。右侧锁骨上淋巴结的病理显示乳腺浸润性导管癌转移。免疫组织化学显示 ER（-）、PR（-）、CerbB2（+++）。左肺结节的病理显示乳腺浸润性导管癌转移，Ⅲ级，肿物大小为 0.8 cm×0.7 cm×0.5 cm，癌组织未侵犯脏层胸膜。免疫组织化学显示 ER（-）、PR（-）、CerbB2（+++）、Ki-67（40%，+）。诊断为右侧乳腺浸润性导管癌术后化疗后多发转移（左肺结节、右侧锁骨上淋巴结），Ⅳ期，HER-2 阳性型。

【本阶段小结】

本例患者行右侧乳腺改良根治术后病理分期为 $cT_2N_0M_0$ 期，临床分期为 Ⅱa 期，分子分型为 HER-2 阳性型。根据《中国抗癌协会乳腺癌诊治指南与规范（2015 版）》，推荐其行规范化疗和靶向治疗，末次靶向治疗时间为 2017-03-03。2017-03-06 本例患者发现右侧锁上淋巴结肿大，后续检查发现左肺结节，遂行右侧锁骨上淋巴结穿刺活检及左肺结节切除活检，明确为乳腺癌术后转移，DFS 为 15 个月。对于左肺结节手术切除的方式及后续治疗，本院进行了多学科讨论，认为右侧锁骨上淋巴结穿刺的相对创伤小、简单易行，但其 AJCC 分期为 Ⅲ 期，故左肺病灶的性质对其后续治疗方案的制订非常关键，PET-CT 发现肺内仅有单个病灶，肿物最大径<1.0 cm，穿刺的风险和结果有假阴性的可能，不能完全排除肺原发癌，故采用了左肺病灶切除术。鉴于本例患者在抗 HER-2 治疗 12 个月内复发，考虑为曲妥珠单抗原发性耐药，治疗上首选二线抗 HER-2 治疗，目前其只存在右侧锁骨上淋巴结，肿瘤负荷不大，建议化疗使用口服的单药，如卡培他滨等。

【病史及治疗续三】

➢ 2017-03-15 患者开始行 LX（L，拉帕替尼，1250 mg，每天 1 次；X，卡培他滨，1500 mg，每天 2 次，第 1~14 天；每 21 天为 1 个周期）方案治疗。

➢ 2017-11-04 胸部 CT 显示未见明显的肺结节及纵隔淋巴结肿大（图 24-2），疗效评估为 cCR。治疗期间的不良反应有Ⅱ度腹泻、Ⅰ度手足综合征及Ⅰ度骨髓抑制。患者继续行拉帕替尼+卡培他滨治疗。

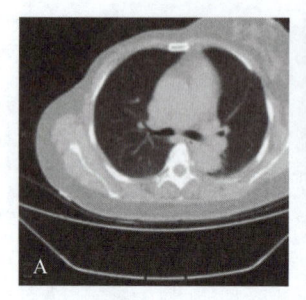

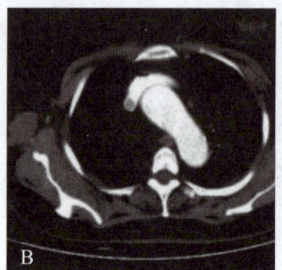

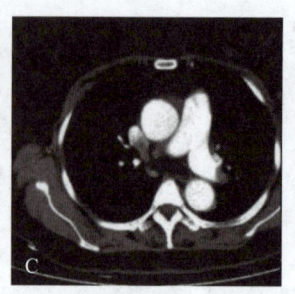

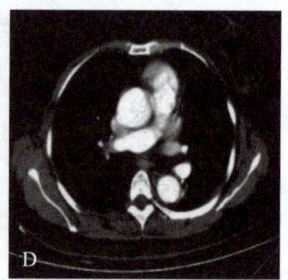

图 24-2 2017-11-04 胸部 CT
注：A~D. 未见明显的肺结节及纵隔淋巴结肿大

【病史及治疗续四】

➢ 2018-11-02 PET/CT 显示右肺上叶前段见结节，FDG 代谢异常增高，考虑转移瘤；左侧锁骨上、纵隔、左肺门区多发淋巴结转移（图 24-3）。

➢ 2018-11-21 胸部 CT 显示右肺结节，转移瘤可能性大；纵隔、肺门淋巴结肿大（图 24-4）。

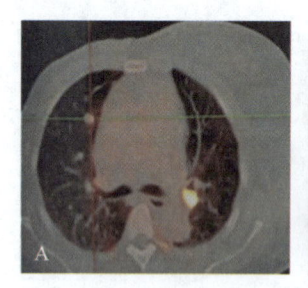

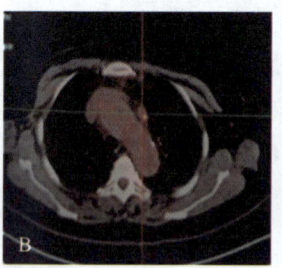

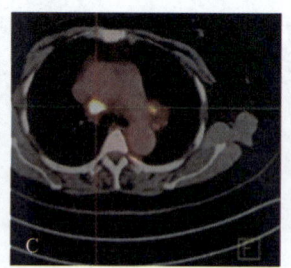

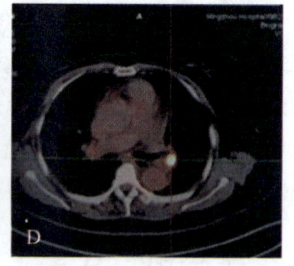

图 24-3 2018-11-02 PET-CT
注：A~D. 可见右肺及纵隔、肺门多发转移

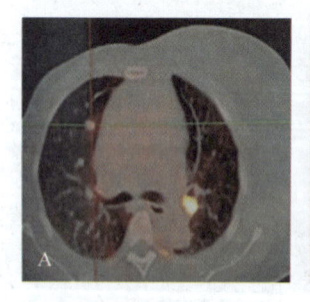

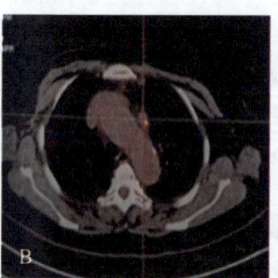

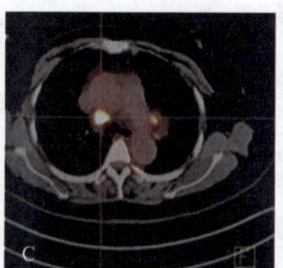

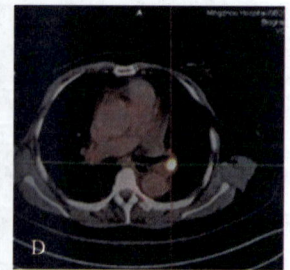

图 24-4 2018-11-21 胸部 CT
注：A~D. 可见右肺及纵隔、肺门多发转移

➢ 2018-11-21 全身评估显示血常规、肝功能、肿瘤指标、心脏彩超等未见明显异常。诊断为右侧乳腺浸润性导管癌术后化疗后多发转移（右肺结节，肺门、纵隔多发淋巴结），Ⅳ期，

HER-2阳性型。疗效评估为PD。PFS₁为20个月。

【病史及治疗续五】

> 2018-12-01至2019-04-18患者行吡咯替尼（400 mg，口服，每天1次）+白蛋白结合型紫杉醇（200 mg，第1、8天，每21天为1个周期）治疗6个周期。治疗期间的不良反应有Ⅱ度腹泻、Ⅱ度骨髓抑制及Ⅰ度神经毒性。疗效评估PR。

> 2019-05-02胸部CT显示右肺结节及纵隔、肺门肿大淋巴结明显缩小（图24-5）。

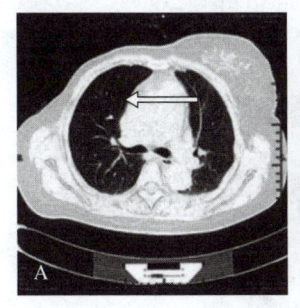

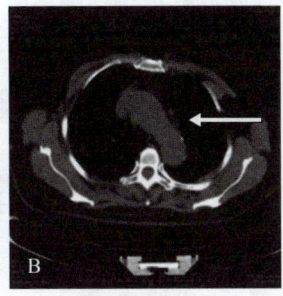

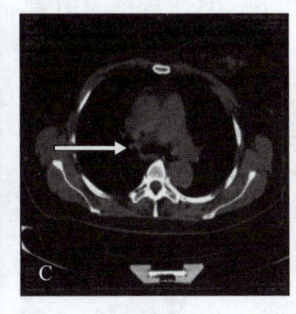

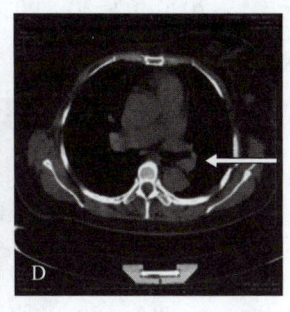

图24-5 2019-05-02胸部CT
注：A~D. 右肺结节及纵隔、肺门肿大淋巴结明显缩小，箭头指向病灶

> 2019-05-08至2020-01-05患者行吡咯替尼（400 mg，口服，每天1次）+替吉奥（60 mg，口服，每天2次）维持治疗。治疗期间的不良反应有Ⅰ度腹泻、Ⅰ度骨髓抑制及Ⅰ度手足综合征。疗效评估为PD。PFS₂为13个月。

【病史及治疗续六】

> 2020-01-05胸部CT显示右肺微小结节（图24-6）。
> 2020-01-05上腹部MRI显示肝右叶结节，考虑转移瘤（图24-7）。

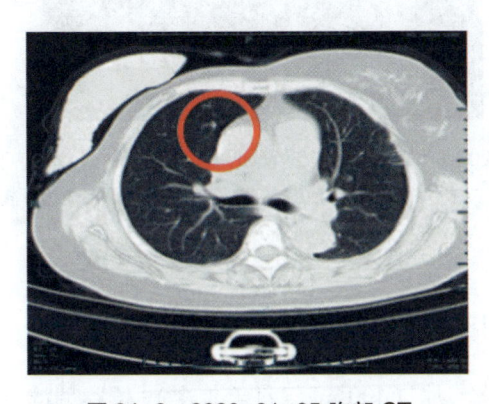

图24-6 2020-01-05胸部CT
注：右肺微小结节（圈内为病灶）

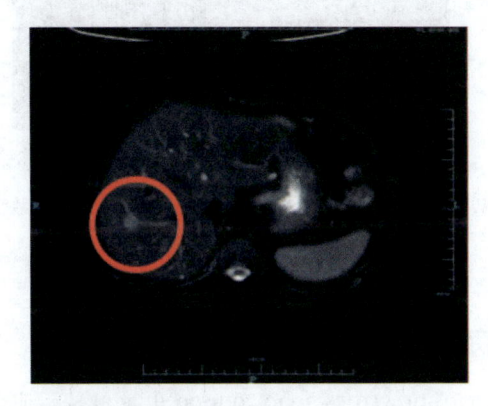

图24-7 2020-01-05上腹部MRI
注：肝右叶结节（圈内为病灶）

> 2020-01-05全身评估显示血常规、肝功能、肿瘤标志物、心脏彩超、颅脑MRI等未见明显异常。诊断为右侧乳腺浸润性导管癌术后化疗后多发转移（右肺结节，肺门、纵隔多发淋巴结，

肝右叶结节），Ⅳ期，HER-2 阳性型。

【病史及治疗续七】

➢ 2020-01-10 至 2020-05-29 患者行吡咯替尼（400 mg，每天 1 次）+长春瑞滨（45 mg，第 1、8 天，每 21 天为 1 个周期）治疗 6 个周期。同时对肝转移灶行射频消融。疗效评估为 PR。治疗期间的不良反应有Ⅱ度腹泻及Ⅰ度骨髓功能抑制

➢ 2020-02-20、2020-06-05 胸部 CT 显示右肺病灶明显缩小，肺门及纵隔肿大淋巴结较前未见明显改变（图 24-8）。

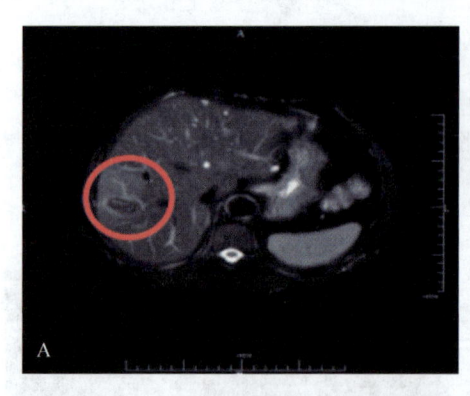

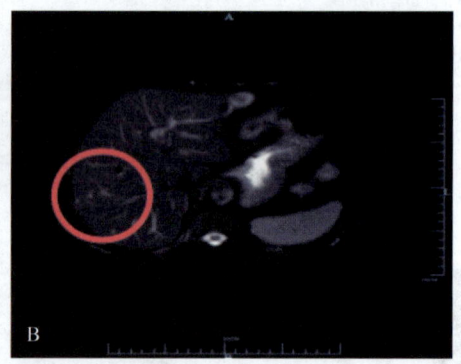

➢ 2020-02-20、2020-06-05 上腹部 MRI 显示肝转移灶射频消融后改变（图 24-9）。

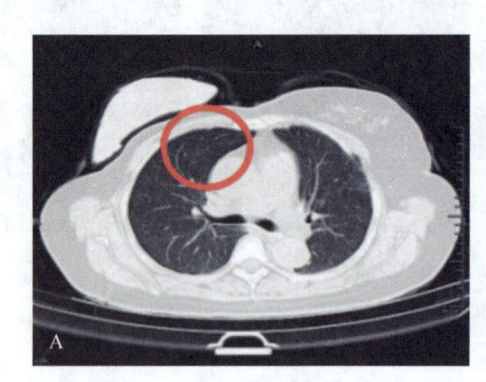

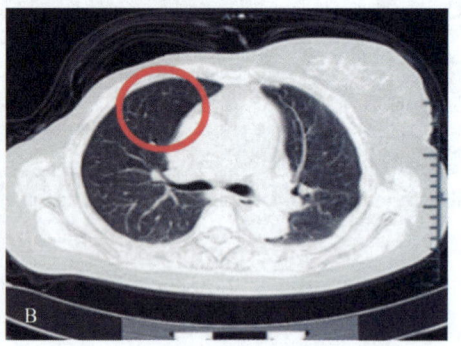

图 24-8　2020-02-20、2020-06-05 胸部 CT

注：A. 2020-02-20 胸部 CT，圈内为右肺病灶；B. 2020-06-05 胸部 CT，圈内为右肺病灶

图 24-9　2020-02-20、2020-06-05 上腹部 MRI

注：A. 2020-02-20 上腹部 MRI，圈内为肝转移灶射频消融后改变；B. 2020-06-05 上腹部 MRI，圈内为圈内为肝转移灶射频消融后改变

【病史及治疗续八】

➢ 2020-06-19 至 2020-09-09 患者继续行吡咯替尼（400 mg，每天 1 次）+长春瑞滨（90 mg，第 1、8 天，每 21 天为 1 个周期）治疗。治疗期间的不良反应有Ⅱ度腹泻及Ⅰ度骨髓功能抑制。疗效评估为 PD。PFS_3 为 9 个月。

➢ 2020-09-06 胸部 CT 显示肺转移灶稳定（图 24-10）。

➢ 2020-09-06 上腹部 MRI 显示肝右叶转移灶较 2020-06-05 进展（图 24-11）。

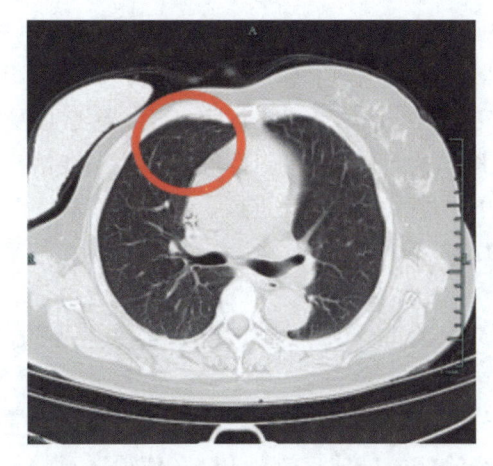

图 24-10　2020-09-06 胸部 CT
注：圈内为右肺病灶

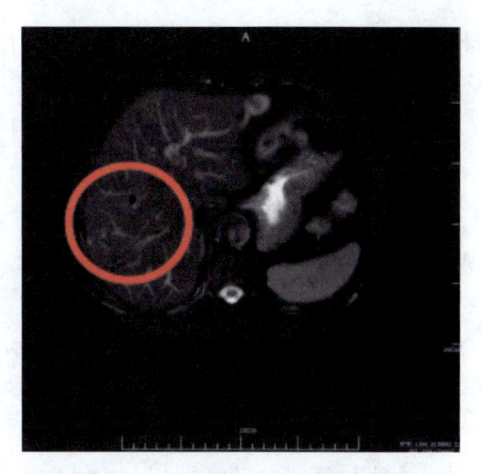

图 24-11　2020-09-06 上腹部 MRI
注：圈内为肝右叶病灶

➤ 2020-09-09 PET-CT 显示多发肋骨、椎体骨质破坏灶，FDG 代谢异常增高，考虑骨转移；肝右叶转移灶 FDG 代谢增高，考虑肝转移；右侧声门区 FDG 代谢增高，左侧声门区 FDG 代谢未见增高，考虑左侧声带麻痹伴右侧声带 FDG 代谢代偿性增高。

➤ 2020-09-09 全身评估显示血常规、肝功能、肿瘤标志物、心脏彩超等未见明显异常。诊断为右侧乳腺浸润性导管癌术后化疗后多发转移（右肺结节，肺门、纵隔多发淋巴结，肝右叶结节，骨质破坏），Ⅳ期，HER-2 阳性型。

【病史及治疗续九】

➤ 2020-09-21 至投稿前患者行恩美曲妥珠单抗（260 mg，第 1 天，每 21 天为 1 个周期）治疗。疗效评估为 PR。治疗期间的不良反应有Ⅰ度骨髓功能抑制。

➤ 2020-11-02 胸部 CT 显示右肺病灶稳定（图 24-12）。

➤ 2020-11-02 上腹部 MRI 显示肝右叶病灶较 2020-09-06 缩小（图 24-13）。

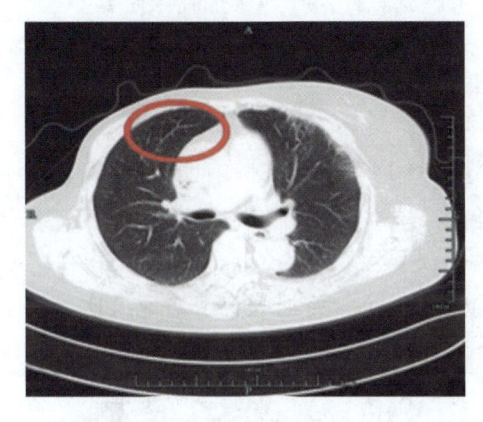

图 24-12　2020-11-02 胸部 CT
注：圈内为右肺病灶

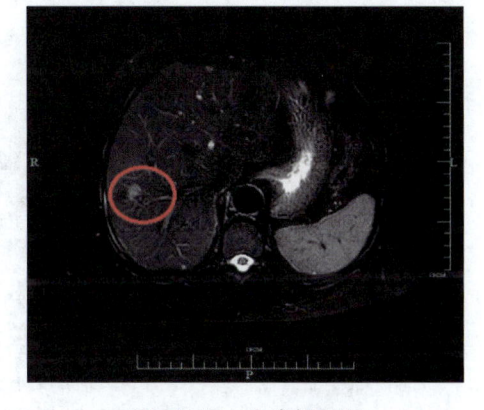

图 24-13　上腹部 MRI
注：圈内为肝右叶病灶

【专家点评】

本例患者的病理分期为 $cT_2N_0M_0$ 期，临床分期为Ⅱa期，分子分型为 HER-2 阳性型，术后行

EC×4-TH×4方案治疗，曲妥珠单抗辅助靶向治疗1年，之后发现左肺和右侧锁骨上淋巴结占位，行左肺病灶切除术、右侧锁骨上淋巴结穿刺活检，证实为乳腺癌转移，且分子分型仍为HER-2阳性型。本例患者一线治疗接受拉帕替尼+卡培他滨方案，PFS_1为20个月；二线治疗接受吡咯替尼+白蛋白紫杉醇方案，并接受替吉奥维持治疗，PFS_2为13个月，新发肝转移；三线治疗接受吡咯替尼+长春瑞滨方案，并行肝转移灶射频消融，9个月后肝转移灶进展、新发骨转移，改用恩美曲妥珠单抗治疗，疗效评估为PR，投稿前仍在治疗中。

本例患者有以下几点值得探讨之处。

1. 转移灶的再活检对于乳腺癌治疗方案的制订至关重要。本例患者在初次发生复发/转移时进行了淋巴结及肺部病灶的活检以明确病理，值得肯定。

2. 本文语言规范、表述清晰，对于患者的临床症状和体征、用药后的不良反应记录完善，且根据RECIST 1.1标准进行肿瘤评估，清晰标明每线治疗的最佳疗效及PFS。值得注意的是，本例患者肺部病灶切除后、肝部病灶射频消融后的情况无法作为可测量病灶评估疗效。

3. 本例患者在抗HER-2治疗12个月内发生复发，考虑为曲妥珠单抗原发性耐药。曲妥珠单抗治疗进展后，继续抑制HER-2通路能够持续带来生存获益。因此，一线曲妥珠单抗治疗病情进展后，推荐二线继续使用抗HER-2靶向治疗。基于最新的循证医学证据，对于转移后接受过一线至二线抗HER-2靶向治疗的转移性HER-2阳性乳腺癌患者，无论是否存在脑转移，推荐行图卡替尼联合曲妥珠单抗联合卡培他滨治疗。EMILIA研究的结果显示，与拉帕替尼联合卡培他滨相比，T-DM1可显著延长PFS及OS。当时，T-DM1尚未在国内上市。行以曲妥珠单抗为基础的治疗方案失败的患者，也可选用拉帕替尼或吡咯替尼联合卡培他滨治疗。我国自主研发的小分子TKI吡咯替尼联合卡培他滨对比拉帕替尼联合卡培他滨可以显著延长HER-2阳性晚期乳腺癌患者的PFS，无论患者既往是否使用过曲妥珠单抗，均能从中获益。

4. 本例患者的治疗中选择了吡咯替尼+长春瑞滨、白蛋白紫杉醇、替吉奥等多个药物的联用，且采用了吡咯替尼跨线治疗模式。既往有研究曾报道拉帕替尼联合长春瑞滨、白蛋白结合型紫杉醇的疗效和安全性，部分支持这样的选择。

5. 对于HER-2阳性复发/转移性乳腺癌患者三线及以上的治疗，PS评分较好的患者可选择既往未使用过的方案，无法耐受进一步治疗的患者可考虑姑息性治疗或参加临床研究。

（复旦大学附属肿瘤医院　王碧芸）

【指南背景】

1.《中国抗癌协会乳腺癌诊治指南与规范（2019年版）》　对于停用曲妥珠单抗<12个月或在曲妥珠单抗辅助治疗期间复发的患者，二线治疗可选择抗HER-2治疗。方案包括T-DM1。与拉帕替尼联合卡培他滨相比，T-DMI可以显著延长PFS及OS。

对于行以曲妥珠单抗为基础的治疗方案失败的患者，拉帕替尼联合卡培他滨比单用卡培他滨的至疾病进展时间延长，故也可选拉帕替尼联合卡培他滨。

我国自主研发的小分子TKI吡咯替尼联合卡培他滨对比拉帕替尼联合卡培他滨可以显著延长HER-2阳性晚期乳腺癌患者的PFS，无论患者既往是否使用过曲妥珠单抗，均能从中获益。因此，对于以抗HER-2治疗为基础治疗进展的患者，吡咯替尼联合卡培他滨也是一种优选方案。

2.《中国临床肿瘤学会（CSCO）乳腺癌诊疗指南2020》　HER-2阳性晚期乳腺癌患者使用曲妥珠单抗治疗进展后，继续抑制HER-2通路能够持续带来生存获益。因此，患者一线曲妥珠单抗治疗病情进展后，推荐二线继续使用抗HER-2靶向治疗。Ⅰ级推荐为吡咯替尼联合卡培他滨；Ⅱ级推荐为T-DM1、拉帕替尼联合卡培他滨；Ⅲ级推荐为吡咯替尼单药、TKI联合其他化疗、曲妥珠单抗联合其他化疗。

对于HER-2阳性复发/转移性乳腺癌患者的三线及以上治疗，PS评分较好的患者可以选择既往未使用过的方案，无法耐受进一步治疗的患者可考虑姑息性治疗或参加临床研究。

3. 2020年美国NCCN指南　HER-2阳性乳腺癌患者的一线治疗推荐药物为曲妥珠单抗、帕妥珠单抗联合多西他赛或紫杉醇。对于转移后接受过一线至二线抗HER-2靶向治疗的HER-2阳性转移性乳腺癌患者，无论是否存在脑转移，推荐行图卡替尼、曲妥珠单抗联合卡培他滨治疗。对于既往接受过二线及以上抗HER-2治疗的HER-2阳性转移性乳腺癌患者，可考虑使用trastuzumab deruxtecan（DS-8201）治疗。值得注意的是，对于既往存在间质性肺炎的患者，禁用该药。

4. ABC5指南　抗HER-2治疗应尽早（作为一线）提供给所有HER-2阳性转移性乳腺癌患者，除非其存在抗HER-2治疗的禁忌证。T-DM1是曲妥珠单抗治疗失败后首选的二线治疗方案。

（复旦大学附属肿瘤医院　王碧芸）

【循证背景】

1. PHENIX研究（$n=279$）　该研究是一项随机、多中心、双盲的Ⅲ期试验，评估了吡咯替尼+卡培他滨治疗既往接受曲妥珠单抗、紫杉类药物治疗的HER-2阳性晚期乳腺癌患者的疗效和安全性。结果显示，吡咯替尼+卡培他滨组患者的中位PFS相比安慰剂+卡培他滨组显著延长（11.1个月 vs. 4.1个月，$HR=0.18$，95%CI：0.13~0.26，$P<0.001$），ORR显著提高（68.6% vs. 16.0%，$P<0.001$）。该研究入组的患者均为既往接受曲妥珠单抗治疗的患者，无论曲妥珠单抗是否耐药，均可以从吡咯替尼联合卡培他滨中获益。该研究中最常见的3级及以上不良反应为腹泻（30.8% vs. 12.8%）和手足综合征（15.7% vs. 5.3%）。该研究入组了31例脑转移患者，吡咯替尼联合卡培他滨组的中位PFS为6.9个月，安慰剂联合卡培他滨的中位PFS为4.2个月。

2. 吡咯替尼Ⅱ期研究　该研究纳入既往接受紫杉类药物、蒽环类药物和（或）抗HER-2治疗后进展的HER-2阳性转移性乳腺癌患者，转移后不得接受超过二线化疗且未接受过抗HER-2 TKI治疗。所有纳入患者随机分配至拉帕替尼联合卡培他滨组及吡咯替尼联合卡培他滨组。结果显示，吡咯替尼联合卡培他滨组对比拉帕替尼联合卡培他滨组，ORR显著提高（78.5% vs. 57.1%，$P=0.01$），PFS显著延长（18.1个月 vs. 7.0个月，$P<0.0001$）。亚组分析的结果显示，无论患者既往是否使用曲妥珠单抗，都能从吡咯替尼的治疗中显著获益。

3. EMILIA研究（$n=991$）　该研究纳入既往接受过曲妥珠单抗和紫杉类药物联合治疗的局部晚期或转移性乳腺癌患者，这些患者在辅助治疗6个月内进展或在转移后治疗期间复发。所有纳入患者随机接受T-DM1或拉帕替尼联合卡培他滨治疗。结果显示，接受T-DM1治疗的患者比接受拉帕替尼联合卡培他滨治疗的患者中位PFS显著提高（9.6个月 vs. 6.4个月，$HR=0.65$，95%CI：0.55~0.77，$P<0.001$）；第2次期中分析的结果显示，T-DM1组的中位OS也显著提高（30.9个月 vs. 25.1个月，$HR=0.68$，95%CI：0.55~0.85，$P<0.001$）；且T-DM1组显示了良好的安全性，3~4级不良反应的发生率低于拉帕替尼联合卡培他滨组（41% vs. 57%）。

4. EGF100151研究（$n=399$）　该研究纳入既往接受过蒽环类药物、紫杉类药物和曲妥珠单抗治疗的HER-2阳性局部晚期或转移性乳腺癌患者。所有纳入患者随机分为拉帕替尼联合卡培他滨组及卡培他滨单药组。结果显示，拉帕替尼联合卡培他滨组相比于卡培他滨单药组，至疾病进展时间提高（$HR=0.57$，95%CI：0.43~0.77，$P<0.001$），且OS也有提高（$HR=0.78$，95%CI：0.55~1.12，$P=0.177$）。

5. HER2CLIMB研究（$n=612$）　图卡替尼是一种口服的小分子TKI，对HER-2具有高度的选择性，单独或与其他抗HER-2靶向治疗药物联合均具有抗肿瘤活性。该研究是一项随机、双盲、安慰剂对照试验，纳入612例既往接受过曲妥珠单抗、帕妥珠单抗和T-DM1治疗的HER-2阳性局部晚期或转移性乳腺癌患者。所有纳入患者随机接受图卡替尼+曲妥珠单抗+卡培他滨（图卡替尼联合组）或安慰剂+曲妥珠单抗+卡培他滨（对照组）。结果显示，图卡替尼联合组对比对照组，PFS显著延长（7.8个月 vs. 5.6个月，$HR=0.54$，95%CI：0.42~0.71，$P<0.001$），OS分别为21.9个月和17.4个月（$HR=0.66$，95%CI：0.50~0.88，$P=0.005$）。在脑转移患者中，图卡替尼联合组和对照组的PFS分别为7.6个月和5.4个月（$HR=0.48$，95%CI：0.34~0.69，$P<0.001$）。

6. DESTINY-Breast01研究（$n=253$）　DS-8201a是一种新型HER-2靶向抗体-细胞毒药物偶联剂，由人源化HER-2单克隆抗体、可切割的肽基连接体及拓扑异构酶Ⅰ抑制剂组成。该研究是一项全球、Ⅱ期、多中心、开放标签试验，纳入对T-DM1耐药/难治性HER-2阳性不可切除和（或）转移性乳腺癌患者，探索DS-8201a的有效性和安全性。在184例入组患者中，中位既往治疗线数为六线，所有患者既往均接受过曲妥珠单抗及T-DM1治疗。中位随访时间为11.1个月。结果显示，ORR为60.9%（95%CI：53.4~68.0），DCR为97.3%（95%CI：93.8~99.1），CBR为76.1%（95%CI：69.3~82.1），中位缓解时间为14.8个月（95%CI：13.8~16.9），中位PFS为16.4个月（95%CI：12.7至未达到），中位OS未达到。在安全性方面，最常见的3级及以上不良反应为消化道和血液毒性、中性粒细胞减少、贫血及恶心。药物相关间质性肺病的发生率为13.6%，这是此类抗体-药物偶联物（antibody-drug conjugate，ADC）的常见不良反应，在后期临床试验中需要重点关注。

（复旦大学附属肿瘤医院　王碧芸）

【核心体会】

对于HER-2阳性晚期乳腺癌曲妥珠单抗治疗失败的患者，二线治疗继续使用抗HER-2靶向治疗可考虑吡咯替尼联合卡培他滨、拉帕替尼联合卡培他滨及T-DM1等。期待后续有新药为HER-2阳性转移性乳腺癌患者提供更多的治疗选择。

（复旦大学附属肿瘤医院　王碧芸）

参 考 文 献

[1] 中国抗癌协会乳腺癌专业委员会. 中国抗癌协会乳腺癌诊治指南与规范（2019年版）. 中国癌症杂志，2019，29（8）：607-679.

[2] 中国临床肿瘤学会指南工作委员会. 中国临床肿瘤学会（CSCO）乳腺癌诊疗指南2020. 北京：人民卫生出版社，2020.

[3] Cardoso F, Paluch-Shimon S, Senkus E, et al. 5th ESO-ESMO international consensus guidelines for advanced breast cancer (ABC 5). Ann Oncol, 2020, 31 (12): 1623-1649.

[4] Yan M, Bian L, Hu XC, et al. Pyrotinib plus capecitabine for human epidermal factor receptor 2-positive metastatic breast cancer after trastuzumab and taxanes (PHENIX): a randomized, double [office1] -blind, placebocontrolled phase 3 study. Transl Breast Cancer Res, 2020, 1: 7.

[5] Ma F, Ouyang Q, Li W, et al. Pyrotinib or lapatinib combined with capecitabine in HER2-positive metastatic breast cancer with prior taxanes, anthracyclines, and/or trastuzumab: a randomized, phase Ⅱ study. J Clin Oncol, 2019, 37 (29): 2610-2619.

[6] Verma S, Miles D, Gianni L, et al. Trastuzumab emtansine for HER2-positive advanced breast cancer. N Engl J Med, 2012, 367 (19): 1783-1791.

[7] David C, Michelle C, Michael P, et al. A phase III randomized comparison of lapatinib plus capecitabine versus capecitabine alone in women with advanced breast cancer that has progressed on trastuzumab: updated efficacy and biomarker analyses. Breast Cancer Res Treat, 2008, 112 (3): 533-543.

[8] Murthy RK, Loi S, Okines A, et al. Tucatinib, trastuzumab, and capecitabine for HER2-positive metastatic breast cancer. N Engl J Med, 2020, 382 (7): 597-609.

[9] Modi S, Saura C, Yamashita T, et al. Trastuzumab deruxtecan in previously treated HER2-positive breast cancer. N Engl J Med, 2020, 382 (7): 610-621.